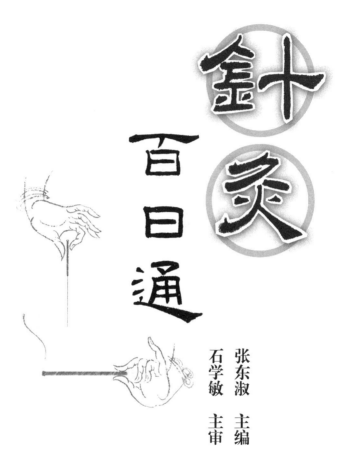

针灸百日通

张东淑 主编

石学敏 主审

化学工业出版社

·北京·

本书内容包括针灸理论、技术、治疗、保健等几方面，按十五周、七个阶段安排学习内容，循序渐进地介绍针灸学相关知识，由易到难、由浅入深；本书各章节重点知识附有记忆歌诀、总结图表；经络腧穴、刺法灸法配有图片；附录中还包括针灸歌赋名篇和针灸自测试题，具有较强的实用性和可读性；以使学习者在短时间内掌握针灸基础知识、刺灸技术要点和临证诊治要诀，顺利跨入针灸之门，也期望学习者能够通过对本书的学习，初步培养对针灸专业知识的兴趣，在今后的针灸学习中渐入佳境。

本书适用于中医、中西医结合、针灸专业的学生，针灸临床医生及从业者，以及针灸爱好者学习。

图书在版编目（CIP）数据

针灸百日通 / 张东淑主编 . —北京：化学工业出版社，2013.10（2022.8 重印）
  ISBN 978-7-122-18403-0

Ⅰ.①针⋯　Ⅱ.①张⋯　Ⅲ.①针灸学－基本知识
Ⅳ.① R245

中国版本图书馆 CIP 数据核字（2013）第 216170 号

责任编辑：邱飞婵　　　　　　　　文字编辑：王新辉
责任校对：徐贞珍　　　　　　　　装帧设计：关　飞

出版发行：化学工业出版社
　　　　　（北京市东城区青年湖南街 13 号　邮政编码 100011）
印　　刷：北京云浩印刷有限责任公司
装　　订：三河市振勇印装有限公司
850mm×1168mm　1/32　印张 11¾　字数 374 千字
2022 年 8 月北京第 1 版第 9 次印刷

购书咨询：010-64518888
售后服务：010-64518899
网　　址：http://www.cip.com.cn
凡购买本书，如有缺损质量问题，本社销售中心负责调换。

编写人员名单

主　编　张东淑

副主编　柴小雨　何子燊

主　审　石学敏

编　者（以姓氏汉语拼音为序）

柴小雨　冯欣茵　何嘉盛

何子燊　罗超华　苏妃妃

王明春　张东淑　钟　正

绘　图　马兴帆　张　洵　梁永俊

李梦飘　袁创基

前　言

　　笔者大学就读于针灸专业，后又攻读针灸学硕士、博士，2004年开始从事针灸临床、教学、科研工作，一路走过来，不知不觉已与"针灸"相伴17载，对它的热爱与付出，已很难用语言来形容。

　　2011年11月，针灸成为中医首个被联合国教科文组织列入"人类非物质文化遗产代表作名录"的项目，这标志着针灸作为我国具有独有知识产权的自然科学技术，已得到世界科学界的肯定，传播、继承、创新和发展中医针灸技术对我们中医针灸医生来说也显得更为迫切。

　　在长期的针灸学习和工作中，笔者感到制约中医针灸专业发展的因素有以下两个方面：①针灸临床队伍建设不规范，从业人员技术水平良莠不齐。现今国内外针灸临床队伍中，有不少人未曾学习中医理论，有的甚至连经络腧穴理论都没有学过，只知道在一些常用穴位上扎几针，侥幸取得一点治疗效果。以他们这样的专业素质，要取得好的临床效果，恐怕是很难的。②科普宣传严重滞后，很多人并不了解针灸。针灸医学有着悠久的历史和独特的医疗价值，对祖国医学的发展和昌盛做出了重要的贡献。令人遗憾的是，现在却还有很多人不了解、不相信针灸，患病后不知或不愿去接受针灸治疗，使针灸的医疗价值没有得到充分发挥。

　　而笔者在教学工作中也深深体会到，兴趣爱好是学习的最好老师，因此，要使针灸学习者、初级从业者更加系统地认识针灸的理论体系，熟悉针灸技术的特色与优势，掌握针灸对常见病的防治方法，首先要培养他们对针灸专业的兴趣和爱好，而这种初始的兴趣和爱好也需要进一步的引领和指导。本书正是基于这一思路，结合自己的教学体会、临床经验编写而成的。

本书包括针灸理论、技术、治疗、保健等方面的内容，以"百日"（十五周、七个阶段）为编写体例，循序渐进地介绍针灸学相关知识，由易到难、由浅入深；本书各章节重点知识附有记忆歌诀、总结图表；经络腧穴，刺法灸法配有图片；附录中还包括针灸歌赋名篇和针灸自测试题，具有较强的实用性和可读性；以使学习者在短时间内掌握针灸基础知识、刺灸技术要点和临证诊治要诀，顺利跨入针灸之门，也期望学习者能够通过对本书的学习，初步培养对针灸专业知识的兴趣，在今后的针灸学习中渐入佳境。

本书适用于中医、中西医结合、针灸专业的学生，针灸临床医生及从业者，以及针灸爱好者。

本书在编写过程中有幸得到天津中医药大学石学敏院士的亲自审阅和指导，在此谨向石院士为本书修改提供的金玉良言及对针灸后辈的扶持表示衷心的感谢，并致以崇高的敬意！

在本书即将出版之际，我还要向南方医科大学中医药学院的领导、同事们致以深深的谢意：感谢吕志平院长、潘清川副院长、肖炜副院长多次组织专家教授指导青年教师教学工作，使我从中受益匪浅；感谢针灸教研室王升旭主任从我工作以来给予的帮助、指导与信任，也正是他的宽容豁达给了我宽松的工作环境，使我可以心无旁骛地教学、临床、写书和思考问题；感谢针灸教研室黄泳教授一直以来对我的指导及帮助，她严谨的治学态度、丰富的治学和著述经验是我学习的榜样和楷模；感谢针灸教研室周国平教授、李求实副教授、陈静老师、杨路老师给予的关心和支持，是你们给了我深深的同事之爱，使我顺利地完成工作任务；我还要感谢那些在本书编写过程中提供协作的南方医科大学的学子们，谢谢你们！

由于编者能力有限，书中遗漏之处在所难免，恳请广大读者和同仁批评和指正！

南方医科大学中医药学院针灸教研室　张东淑

2013年6月　于广州

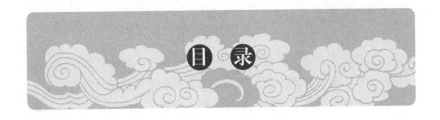

目 录

第三阶段

工欲善其事，必先利其器 / 163

第四阶段

纸上得来终觉浅，绝知此事要躬行 / 176

第五阶段

十年磨一剑，正是开锋期 / 207

第六阶段

得心应手，熟能生巧 / 315

第七阶段

常读附件胸了然，小心驶得万年船 / 326

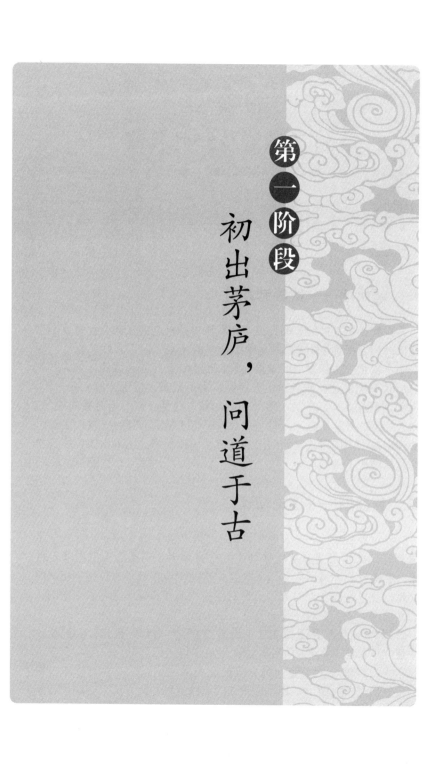

第一阶段

初出茅庐，问道于古

第一周
针灸源流及经典名篇

目的要求：

▶ 掌握历代重要针灸经典名篇及其贡献；
▶ 熟悉针灸学发展简史。

一、起始期——伏羲制九针

根据《帝王世纪》的记载，在我国原始社会的氏族公社时期，伏羲氏"尝百草而制九针"，是中医药学的鼻祖之一。其中"九针"的发明不仅是中医药发展的重要体现，也是针刺疗法起源的标志。九针的形状不同，且功效各异，或圆钝，用于熨烫、按压止血；或尖锐，用于点刺放血；或带刃，用于切割排脓，这是在新石器时代先进的、令人惊讶的外科用具。九针在医疗水平低下的新石器时代发挥了重大的作用，为中国古代文明的形成提供了医疗保障，也为中国传统医学的发展塑造了雏形。

二、创立期——理论初建

经过春秋战国、秦汉时期漫长的医学探索和经验积累，针灸学术思想开始初步形成。从长沙马王堆三号墓出土的医学帛书中《足臂十一脉灸经》和《阴阳十一脉灸经》这两本现存最早的与针灸相关的文献，可以看出在当时人们已经对经络的循行和灸法等有了一定的认识并已经形成了相对完整的经络系统知识。

《黄帝内经》是现存文献中最早的中医学著作，也是针灸理论体系建立的标志。《黄帝内经》已经形成了以十二经脉为主干，十五络脉、十二经筋、十二经别为分支的完整的经络系统，并对标本、根结、气街、四海做出了相关的论述，对腧穴、针灸方法、适应证和禁忌证等做出了详细说明。《黄帝内经》分《素问》、《灵枢》两部分，其中《灵枢》成书较早，主要论述针灸与经络系统，世称《针经》，而《素问》中的某些篇幅也对《灵枢》作出了一定程度的补充说明。《黄帝内经》的主要内容至今仍是学习针灸的核心。而在此后出现的《难经》是在《黄帝内经》的基础上对针灸经络系统的补充和发展。《难经》全书八十一难，提出了八会穴的概念，详细阐述了各种针刺手法，对中医针法的形成与发展产生了深远而重要的作用。

三、发展期——名家辈出

魏晋时期，皇甫谧在融汇了《黄帝内经》与《明堂孔穴针灸治要》的基础上，结合自身经验，编撰而成《针灸甲乙经》。《针灸甲乙经》发展和确定了349个腧穴的位置、主治、操作、针灸方法和宜忌等，是我国最早的针灸学专著，而且于公元6世纪传向日本、朝鲜等国，开创了针灸在世界范围内传播的先河。

隋唐时期，对针灸学术更有发展，针灸学科正式成为一门独立的专科，唐太医署里也开始专门招收学习针灸的学生。针灸名家辈出，如甄权、孙思邈、王焘等，这些针灸学家不断总结前人和自己的临证经验，著书立说。甄权针技高超，著《明堂人形图》，从其书名来看，无疑是一部专述经脉孔穴，文图兼备而以图为主的著作。药王孙思邈著《备急千金要方》，考证了明堂人形图——将人体腧穴用仰、伏、侧三人图表示，并将不同经脉用颜色来区分，使人一目了然，容易记忆，成为医史上最早的彩色经络穴位图；孙思邈还发明了同身寸取穴法，提出和肯定了"阿是穴"的作用，丰富了"以痛为腧"的概念。王焘的《外台秘要》则大量辑录了诸家的灸法。但他否定针法，认为"针能杀生人，不能起死人"，这种观点是片面的。

四、多样化期——流派纷呈，百家争鸣

针灸学在宋金元时期继续发展，北宋皇帝，尤其是宋太宗和宋仁宗都非常重视针灸等医疗事业，对针灸学的发展起了很大的促进作用。宋元时期针灸名著不断问世，这些针灸医书反映了各针灸流派的特色。

北宋，医官王惟一奉宋仁宗之诏命编著《铜人腧穴针灸图经》，考订了腧穴的主治，统一了腧穴的定位，是对经络腧穴一次规范化的

总结。此外,王惟一还设计铸造了两具针灸铜人模型,用于学习和考核,从而"使观者烂然而有第,疑者涣然而冰释"。

南宋,王执中的《针灸资生经》收集了大量民间治疗经验,并重视压痛点对诊断和治疗疾病的作用,极大地丰富了临床治疗的内容。

元代,针灸学者滑寿把任督二脉与十二经脉合并为十四经,著《十四经发挥》,使经络系统得到了进一步的完善。

为人所熟知的金元四大家同样精于针灸,他们的学术争鸣,也促进了针灸学术的发展,其著作中关于针灸学的论述也甚为精辟。如张从正的泻血疗法,朱震亨的阴虚用灸法、生阳以滋阴,李杲的从阴引阳、从阳引阴、疏导经气、调节阴阳,都给针灸学术发展增添了色彩。

五、集大成期——继承与创新

在经历了唐宋元等朝代的良好过渡之后,针灸学在明朝迎来了新一波的发展高峰,名家辈出,经典云集,期间为针灸学做出贡献的有高武和杨继洲。

高武在研究宋元两代的针灸古籍时发现了所记载的穴位存在不少错误,并且认为男女儿童身上的穴位是有所差别的,于是重新设计铸造了男、女、儿童三座铜人,作教学定位之用。高武还著有《针灸聚英》和《针灸节要》,其中《针灸聚英》记载收录了多首歌诀,对后世影响甚大。

《针灸大成》是杨继洲在其原著《卫生针灸玄机秘要》的基础上,对已往针灸医籍进行广泛的收集整理,再结合自身多年的临床经验编著而成的。书内论述了经络、穴位、针灸手法与适应证等,还介绍了针药结合综合治疗的病例与经验,是明代众多著作中影响最大的一部,也成为后世学习、研究针灸的重要参考文献。

此外,李时珍著有《奇经八脉考》,对《十四经发挥》进行了补充。

在这个时期,针灸开始传播到欧洲,法国成为欧洲传播针灸学术的主要国家。

六、停滞期——逆境图存

与在明朝的蓬勃发展大相径庭的是,针灸的发展在清代却是举步维艰。在17世纪中叶到18世纪,针灸还是比较受重视的,但19世纪以后，清朝统治者对针灸疗法进行了蛮横的排斥和打击，他们搬出"针刺、火灸，究非奉君之所宜"的谬论，在太医院取消了针灸科。尽管如此，清朝依然有著作面世，其中《医宗金鉴·刺灸心法要诀》是比较有代表性的著作。而之后的民国时期也曾下令废除中医。针灸以其简便效廉的优势依然在民间得到了一定的发展，其中，以承淡安先生为代表的著名学者通过办针灸学社、刊物和承办针灸学校等方式为振兴针灸事业做出了巨大的贡献。

七、新生期——重获新生、备受瞩目

艰难地度过停滞期，针灸疗法获得了新生。新中国诞生以后，针灸疗法获得飞跃发展。不少古代针灸学著作得到校注再版，同时还出版了大量的针灸学新书。各省陆续建立了针灸研究机构。高等中医学院设置针灸学教研室或针灸系，讲授针灸学课程，培养针灸专门人才，不少西医类院校也设立了针灸专业。我国广大的从事针灸治疗以及科研的人员，遵循古为今用的方针，应用神经生物学、分子生物学、解剖学等现代科学方法，对针灸学进行了整理和研究，使古老的针灸疗法得到了更好的继承与发扬，发展并创造了指针、鼻针、耳针、面针、火针、腕踝针、腹针、靳三针等多种多样的治疗方法。

在这期间，值得一提的是针刺麻醉（简称针麻）的发明。1959年以后，针麻陆续成功地应用于胸壁、四肢、腹腔、心脏内直视手术以及脑瘤切除等许多大小手术，并且取得了良好的疗效。它简便、安全、适应范围广，对人体的生理功能损害少，手术后恢复快，避免了使用药物麻醉的副作用。有些患者由于种种原因不适合使用药物麻醉，在针刺麻醉下顺利完成了手术。

1979年12月，WHO向全世界推荐43种疾病应用针灸治疗。德国、美国、英国等国家也先后兴起了针灸热，目前全世界有120多个国家和地区应用针灸治疗疾病。

迄今，我国的针灸疗法已获得了很大的发展，取得了较大的成就。但是，对于针灸学中穴位与经络的实质、针灸治病与针刺麻醉的原理等，都还有待于从理论上给予科学阐明。2010年11月，针灸成为中医首个被联合国教科文组织列入"人类非物质文化遗产代表作名录"的项目，这标志着针灸作为我国具有独有知识产权的自然科学技术，已得到世界科学界的肯定，继承创新发展中医针灸技术对我国针灸学者来说也变得更为迫切。

　　总之，针灸医学经过数千年的发展，如今正彰显出强大的生命力，我们有责任对其进行更深入的研究，使之不断地向前发展。

　　针灸学发展简史、历代针灸经典名篇及其贡献总结见表1-1、表1-2。

表1-1　针灸学发展简史

年代	时期	特点	代表作（物）
商周	起始	伏羲制九针	砭石的出现
秦汉	创立	理论初建	《黄帝内经》、《难经》
魏晋唐	发展	名家辈出	《针灸甲乙经》、《备急千金要方》
宋金元	多样化	百家争鸣	《铜人腧穴针灸图经》、《针灸资生经》
明中期	集大成	继承与创新	《针灸聚英》、《针灸大成》
明清	停滞	逆境图存	《医宗金鉴·刺灸心法要诀》
新中国成立后	新生	重获新生	20世纪80年代初，各中医院校培养针灸学硕士、博士；2010年，针灸申遗成功

表1-2　历代重要针灸著作

篇名	作者或出处	成书年代	地位	贡献
《足臂十一脉灸经》《阴阳十一脉灸经》	长沙马王堆汉墓出土	早于《黄帝内经》	现存最早的针灸学文献	载有灸法，而未论及针法，论述了十一条经脉，对经络的形态、走向、所主病症有了初步的认识
《黄帝内经》	并非一人一时之手笔	战国至秦汉	针灸理论体系建立的标志	全面总结秦汉以前的医学成就，为中医理论的形成奠定了基础。记述了大量针灸内容，尤以其中《灵枢》部分，对经络学说、穴位、针刺方法、适应证与禁忌证，论述较详
《难经》	作者不详，传说为扁鹊所作	战国	《黄帝内经》针灸理论的充实与发展	提出八会穴的概念，详细阐述了各种针刺手法
《针灸甲乙经》	皇甫谧	西晋	我国最早的针灸学专著	对古代针灸疗法进行了系统归纳和整理，确定了当时的腧穴总数和穴位。论述了针灸的理论、操作、适应证与禁忌证等

篇名	作者或出处	成书年代	地位	贡献
《铜人腧穴针灸图经》	王惟一	北宋	经络腧穴规范化总结	对腧穴归经、定位、主治病症进行了统一和规范
《针灸资生经》	王执中	南宋	内容丰富的针灸临床治疗学	很重视临床应用，提出不可拘泥于人神禁忌的主张，纠正了古书中的许多错误
《十四经发挥》	滑寿	元代	研究经络学说的重要参考	首次将奇经八脉中的任、督二脉与十二经脉并称为十四经
《针灸聚英》	高武	明代	强调针灸歌赋的针灸学专著	汇集明以前各家针灸学说及医理、歌赋等内容，并阐述了自己的学术见解
《针灸大成》	杨继洲	明代	明代之前的针灸学精华	博采众家之长，强调临床实践，主张针灸药并重，丰富了针刺手法等
《医宗金鉴·刺灸心法要诀》	吴谦	清代	清代学习针灸的教科书	以歌诀和绘图为主论述针灸之学，收集了清朝以前有关针灸学的重要知识

小　结

1.针灸学发展简史——起始、创立、发展、多样化、集大成、停滞、新生

2.历代针灸经典名篇及其贡献：

《阴阳十一脉灸经》、《足臂十一脉灸经》——现存最早的针灸学文献

《黄帝内经》——针灸理论体系建立的标志

《难经》——《黄帝内经》针灸理论的充实与发展

《针灸甲乙经》——我国最早的针灸学专著

《铜人腧穴针灸图经》——经络腧穴规范化总结

《针灸大成》——明代之前的针灸学精华

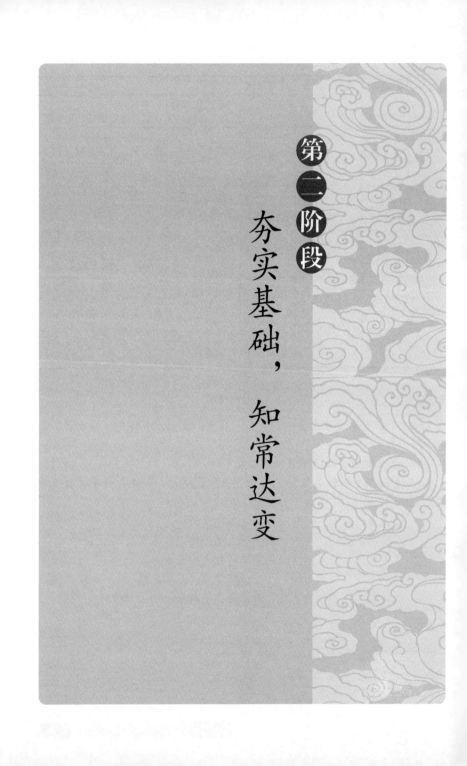

第二阶段

夯实基础，知常达变

第二周
经络腧穴概述及研究

一、经络——行"气"之道

目的要求：

▶ 掌握经络的概念与经络系统的组成；
　十二经脉的命名、分布、走向与交接、流注次序四大规律；
　奇经八脉命名及其与十二经脉的区别；
　经络学说的临床应用；

▶ 熟悉经络的生理功能；经络的标本、根结、气街、四海；

▶ 了解经络的实质研究。

（一）经络的概念与经络系统的组成

1. 经络（Meridians and Collaterals）的概念

经络是人体内运行气血、沟通内外的路径，经是直行的主干，络是侧行的分支。

$$\left.\begin{array}{l} 经——直行的主干 \\ 络——侧行的分支 \end{array}\right\} 运行气血、沟通内外的路径——经络$$

为更好地理解经络的概念，还要了解下述三个问题。

（1）经络的实质　有关经络实质的研究向来都是针灸学基础研究的重点与难点，20世纪50～70年代，发现了循经感传现象，即针刺、电脉冲及其他方法刺激穴位时，人体出现酸胀麻等特殊感觉，从受刺激的穴位开始，沿古典医籍记载的经脉循行路线传导的现象。80年代，经络研究客观显示了经络生物物理学特性如循经低电阻特性、循经声传导特性等。90年代，经络研究重点为经络运行气血和物质基础的研究。经过多年的努力，学术界达成了共识，认为经络现象是客观存在的，经络是人体生理综合调整系统。

目前各种解释经络现象和阐述经络实质的假说基本上可以分为三大类[1]。一是神经论，主张经络现象是神经系统的一种功能表现，并无独立的经络结构。神经论目前已涉及从皮层、脊髓到外周传入的各个神经层次以及自主神经。二是体液论，认为经络就是已知的脉管或间隙性结构，包括早期的血脉论、淋巴管论、间隙体液论等，以细胞内液为介质的细胞缝隙连接假说也可包括其中。三是能量论，认为经络是某种电磁波或电子能量的优势传递渠道。这三类论点涵盖了人体信息传递的三种基本形式：神经传递、体液传递和能量传递。这些假说是某一时期对经络这种复杂生命现象的认识，可能从某个侧面反映了经络的实质，但都还不能对经络现象及针灸作用的种种规律作出十分圆满的解释，故有关经络实质的研究还有待于我们进一步的研究和探索。

（2）经络与腧穴的关系　如果说经络如同错综复杂的铁路线，腧穴就如同分布在铁路线上的站点。两者密切联系，腧穴是人体脏腑经络之气输注于体表的部位，经络通过腧穴来反应和实现功能。

（3）经络与脏腑的关系　脏腑如同深埋在内的树根，经络如同伸展在外的树干，两者是密切联系的，只有树根营养充足，树干才能枝繁叶茂，反之，树根已经腐朽，那么树干也必定面临枯萎的命运。所以，经络和脏腑关系密切，经络是脏腑气血盛衰的外在反映。

2.经络系统的组成

经络系统包括经脉和络脉（图2-1）。

经脉包括十二正经（十二经脉、十二经别、十二经筋和十二皮部）和奇经八脉（督脉、任脉、冲脉、带脉、阳维脉、阴维脉、阳跷脉、阴跷脉）。其中十二正经包括主要组成部分——十二经脉，以及附属于十二经脉的十二经别（十二经脉别行深入体腔的支脉，起到加强十二经脉与体腔脏腑联系的作用）、十二经筋（十二经脉之气输布于筋骨关节的体系，起到联络筋

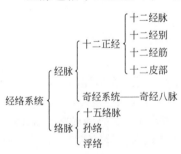

图2-1　经络系统的组成

骨、关节的作用）、十二皮部（十二经脉功能活动反映于体表的部位，居于人体最表层，起到保卫机体、抵御外邪的作用）。奇经八脉指别道奇行的经脉，共有8条，故称奇经八脉。

　　络脉是指经脉的分支，经脉在体表别出一条分支，走向与它相表里的经脉，即为络脉，十二经脉和奇经八脉中的任、督二脉各有一条络脉，再加上脾经在胸胁部有一个大的分支——脾之大络，合称十五络脉；起到加强表里两经联系的作用。络脉组成部分中还有孙络（细小的络脉）和浮络（浮现于体表的络脉）。

记忆歌诀

（1）经络系统组成多，十二经脉奇经数；
　　　经别经筋与皮部，十五络脉和孙络。
（2）四十二　｜一十五
　　　奇经八脉｜浮孙数
　　　经脉　　　络脉

（二）十二经脉（Twelve Meridians）

- 十二经脉的组成；
- 十二经脉的命名；
- 十二经脉的分布规律；
- 十二经脉的走向与交接规律；
- 十二经脉的流注次序。

1.十二经脉的组成（图2-2）

《素问·阴阳别论》载："四经应四时，十二从应十二月，十二月应十二脉。"即根据天人相应的观点，经脉由十二条组成。十二经脉包括手三阳经（手阳明大肠经、手太阳小肠经和手少阳三焦经）、手三阴经（手太阴肺经、手少阴心经和手厥阴心包经）、足三阳经（足阳明胃经、足太阳膀胱经和足少阳胆经）、足三阴经（足太阴脾经、足少阴肾经和足厥阴肝经）。

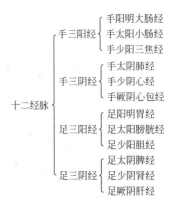

图2-2　十二经脉的组成

2.十二经脉的命名

十二经脉的命名由三部分组成，即手/足、阴/阳、脏/腑，如图2-3所示。

（1）手/足——经脉体表的循行路线　循行于上肢的经脉以"手"命名，循行于下肢的经脉以"足"命名。举例说明：手太阴肺经在体表循行于上肢故以"手"命名，足阳明胃经在体表循行于下肢故以"足"命名。

（2）阴/阳——经脉阴阳属性及其消长变化规律　循行于肢体内侧和六脏（属阴）的经脉以"阴"经命名；循行于肢体外侧和六腑（属阳）的经脉以"阳"经命名。举例说明：手太阴肺经在体表循行于上肢内侧，体内属肺脏，故以"阴"经命名，足阳明胃经在体表循行于下肢外侧，体内属胃腑，故以"阳"经命名。

阴经和阳经又根据阴阳气血的多少分别以"三阴三阳"命名（图2-4）。

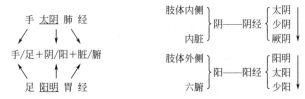

图2-3　十二经脉命名原则　　图2-4　经脉阴阳属性及消长变化规律

《素问·阴阳类论》："阴阳之气，各有多少，名曰三阴三阳"，故将阴经、阳经推衍为三阴经、三阳经。阴经可分为三阴：阴气最盛者为太阴，阴气稍少者为少阴，阴气最少者为厥阴（《灵枢·阴阳系日月》"此两阴交尽，故曰厥阴"）。阳经亦可分为三阳：阳气最盛者为阳明（《灵枢·阴阳系日月》"此两阳合于前，故曰阳明"），阳气较盛者为太阳，阳气最少者为少阳。

三阴三阳根据阴阳气血的多少，还存在着相互对立的配偶关系，即太阴和阳明（阴阳气最盛）、少阴和太阳（阴阳气次之）、厥阴和少阳（阴阳气最少）。这三组阴经、阳经互为表里，对称地分布在肢体的内侧、外侧，如手太阴肺经分布于上肢内侧前缘，手阳明大肠经分布于与肺经相表里的上肢外侧前缘。

（3）脏/腑——经脉在体内属络的脏腑　脏/腑表示十二经脉在体

内循行所属络的脏腑。举例说明：手太阴肺经与手阳明大肠经两条经脉互为表里，手太阴肺经在体内循行属肺，络大肠；而手阳明大肠经在体内循行属大肠，络肺。故肺和大肠两对脏腑也构成表里关系。属络的意义即为属——直接联系，络——互为表里（图2-5）。

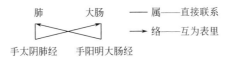

图2-5 经脉体内属络的脏腑

3.十二经脉的分布规律

解剖体位和经络体位的区别如下。

解剖体位——患者垂手直立，手掌在前，手背向后；双足并拢，足尖朝前。

经络体位——患者垂手直立，拇指在前，小指在后；足趾在前，足跟在后。

（1）阴经分布规律——四肢内侧和胸腹（属阴）

三阴经在四肢的分布规律是：

太阴在前
厥阴在中 ｝四肢
少阴在后

（2）阳经分布规律——四肢外侧和头面、躯干（属阳）

三阳经在四肢的分布规律是：

阳明在前
少阳在中 ｝四肢
太阳在后

（3）十二经脉在体表（头面、躯干和四肢）对称分布 如手太阴肺经分布于左侧上肢内侧前缘，在右侧上肢内侧前缘同样有手太阴肺经分布。

记忆歌诀

太阴在前厥阴中，少阴内侧后面行，
外侧为阳阳明前，少阳太阳前后从。

4.十二经脉的走向与交接规律（图2-6）

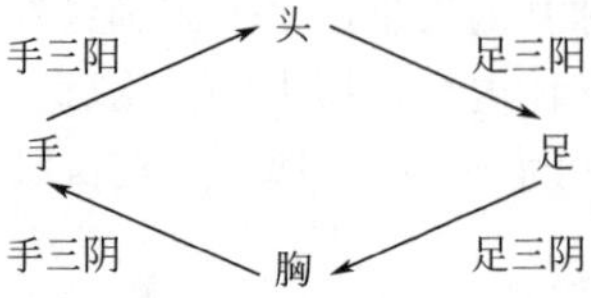

走向：手之三阴胸走手，

        手之三阳手走头，

        足之三阳头走足，

        足之三阴足走胸。

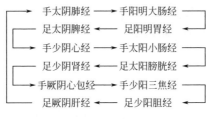

图2-6　十二经脉走向与交接规律

十二经脉走向规律：阴升阳降（直立、双臂上举位）

┌ 阴经起于下部，但向上行走
└ 阳经起于上部，却向下行走

交接：胸部阴经相互衔，阳经交接于头面，表里阴阳在肢端。

举例说明：①相互衔接的阴经与阴经在胸中交接，如足太阴脾经与手少阴心经在心中交接；②同名的阳经与阳经在头面部交接，如手阳明大肠经与足阳明胃经在鼻旁交接；③相表里的阴经和阳经在四肢末端交接，如手太阴肺经与手阳明大肠经在食指端交接。

5.十二经脉的流注次序（图2-7）

图2-7　十二经脉流注次序

关于十二经脉的气血流注，有两个问题。

（1）为什么肺经为十二经脉流注次序中的首个经脉？

手太阴肺经起于中焦，而中焦为脾胃所居，脾胃为气血生化之源，故十二经脉气血流注从手太阴肺经开始。

（2）经脉气血流注到十二经脉中的足厥阴肝经之后，气血的流注是否停止？

十二经脉的气血流注从肺经开始逐经相传，至肝经而终，但气血的流注并未停止，而是再由肝经复传于肺经，由此循环无端，周而复始，将气血灌注周身，维持人体正常的生命活动。

记忆方法：（1）按照三阴三阳衍化顺序，将十二经脉分为三组：

太阴 　　少阴 　　厥阴 　　先手后足

阳明 　　太阳 　　少阳 　　先手后足

用E勾边法即描记出十二经脉流注次序图（详见图2-7）

（2）十二经脉流注次序歌诀

一肺二大三胃经，四脾五心六小肠；

七膀八肾九心包，三焦胆肝相连行。

（三）奇经八脉（Eight Extra Meridians）

● 命名；

● 奇经八脉与十二经脉的区别；

● 奇经八脉的作用。

1.奇经八脉的命名

奇经八脉包括八条经脉，分别为督脉、任脉、冲脉、带脉、阴跷脉、阳跷脉、阴维脉和阳维脉。其命名与功能密切相关。

（1）督即总督，督脉循行于后正中线及头项部，为手足六阳经循经所过部位，故可调节全身阳经经气，称为"阳脉之海"，以督命名。

（2）任即总任、妊养，任脉循行于前正中线，胸腹部为手足六阴经循行所过部位，故可调节全身阴经经气，称为"阴脉之海"，以任命名。

（3）冲即要冲，冲脉循行过程中与肾经并行，与胃经、任脉、督脉均有联系，脾胃为后天之本，为气血生化之源，而肾为先天之本，藏有元阴元阳，任督二脉分别为"阴脉之海"、"阳脉之海"，所以中医学认为，冲脉为十二经气血之要冲，称为"十二经之海"、"血海"，故以冲命名。

（4）带即约束，带脉环腰一周，可约束全身纵行诸经的经气，有如束带，故以带命名。

（5）维有"维系"之意，阴维脉循行于下肢内侧、胸腹，且与任脉在咽喉部相交会，阳维脉循行于下肢外侧、头项部，在头部与督脉相交汇，故可维系六阴经、六阳经经气，以维命名。

（6）跷有"跷捷"之意，主肢体运动，阴跷脉循行于足跟内侧，到达目内眦，阳跷脉循行于足跟外侧，到达目外眦，可调节肢体运动，司眼睑开合，故以跷命名（图2-8）。

命名	—→	功能
冲脉	——	要冲
任脉	——	总任
督脉	——	总督
带脉	——	约束
阴维脉 阳维脉	}	维系
阴跷脉 阳跷脉	}	肢体运动

图2-8　奇经八脉的命名

2.奇经八脉与十二经脉的区别

（1）不直接隶属于十二脏腑，无表里配伍关系　奇经八脉之所以称为"奇经"，即因为其不直接隶属于脏腑，也没有表里相合关系，与十二经脉不同，故称为"奇经八脉"。

（2）除任、督二脉外无专穴专线　奇经八脉中任、督二脉各有其所属的腧穴，与十二经脉并称为"十四经"，而奇经八脉中的其他经脉无专穴专线，而是与十四经中的经脉并行。

3.奇经八脉的作用

（1）密切与加强十二经脉的联系　奇经八脉中带脉横向循行，其余经脉纵向循行，纵横交错地分布于十二经脉之间，起到密切与加强十二经脉之间联系、统摄有关经脉气血的作用，如任脉为"阴脉之海"、督脉为"阳脉之海"、冲脉为"十二经之海"、"血海"。

（2）调节十二经脉的气血　十二经脉如同江河湖泊，奇经八脉就如同水库，当十二经脉气血充盛时，就蓄积在奇经八脉之中；反之则渗灌进入十二经脉之中。

关于奇经八脉，有两个问题。

（1）何谓"一源三歧"？

奇经八脉中的任脉、督脉、冲脉均起自胞中，同出会阴，分别循行于人体的前后正中线和腹部两侧，故称为"一源三歧"。

（2）奇经八脉除任、督二脉外，其余经脉均无专有穴位，那么如果这些经脉气血瘀滞，产生疾病，该如何治疗？

借用奇经八脉与十二经脉交会之穴位治疗。如带脉失约而产生妇女带下的病变，可采用带脉和足少阳胆经的交会穴"带脉"来治疗。

（四）经络的标本（Root and Branch of Meridian）、根结（Position of starting and ending of Meridian-Qi）、气街（Meridian-Qi Street）、四海（Four Seas）

（1）标本 $\begin{cases} 标——树梢，与人体头面胸背部位相应 \\ 本——树根，与人体四肢下端相应 \end{cases}$

即经脉腧穴分布部位的上下对应关系

（2）根结 $\begin{cases} 根——经气之所出，四肢末端的井穴 \\ 结——经气之所归，头、胸、腹部 \end{cases}$

即经气起始、归结的部位，经气两极间的联系

临床应用：标本、根结是指经络之气血的纵向流注形式。标本和根结同出于《灵枢》，都是突出强调四肢末端与头面五官和胸腹内五脏六腑的联系，均是察外而知内，是整体诊断的一部分。如无论原穴、络穴、五输穴、下合穴、八脉交会穴等特定穴均位于四肢，故调其根，治本澄源，可使内在脏腑阴阳气血归于平衡，从而使疾病痊愈，这就是标本、根结理论在针灸临床中的应用，故元·窦汉卿《标幽赋》曰："更穷四根三结，依标本而刺无不痊。"

$$(3)\ 气街 \begin{cases} 头气有街——止之于脑 \\ 胸气有街——止之膺与背俞 \\ 腹气有街——止之背俞，与冲脉于脐左右之动脉者 \\ 胫气有街——止之于气街, 与承山踝上以下 \end{cases}$$

即经脉之气聚集通行的横向通路

$$(4)\ 四海 \begin{cases} 髓海在脑——头部 \\ 气海在膻中——胸部 \\ 水谷之海在胃——上腹部 \\ 血海在冲脉——下腹部 \end{cases}$$

即人体气血精髓等精微物质汇聚之所

临床应用：气街、四海是指经络之气血的横向流注形式。根据"气在头者，止之于脑"，以及内脏之气汇集于胸膺腹背的原理，提示临床针灸取穴可以按头、面、耳、眼部等五官疾患取头部腧穴，而内脏器官疾患可以取胸膺腹背的有关腧穴，也体现了背俞穴、募穴的具体应用。《灵枢·海论》曰："气海有余者气满胸中息，面赤。气海不足，则气少不足以言。血海有余，则常想其身大，怫然不知其所病。血海不足亦常想其身小，狭然不知其所病。水谷之海有余，则腹满。水谷之海不足，则饥不受谷食。髓海有余，则轻劲多力，自过其度。髓海不足，则脑转耳鸣，胫酸眩冒，目无所见，懈怠安卧。守其输，而调其虚实。"临床上可根据四海有余、不足的证候进行辨证施治。

（五）经络的生理作用

1.运行气血、营养全身

经络犹如人体四通八达的通道，有运行气血、布散周身的作用。

《灵枢·本藏》曰："经脉者，所以行气血而营阴阳，濡筋骨，而利关节者也。"

2.联系脏腑、沟通内外

（1）沟通脏腑与体表联系　脏腑如同树根，经络如同树干，将脏腑的气血功能盛衰反应于体表。

（2）沟通经络之间的联系　奇经八脉纵横交错地分布在十二经脉之间，起到沟通联系十二经脉的作用。

3.抗御病邪、保卫机体

（1）经络系统中十二经脉的附属部分十二皮部，位于人体最外层，可起到抵御外邪入侵的目的。

（2）经络能够运行气血，布散周身，而气血是人体生命活动的物质基础，能使人体维持正常功能，人体气血充盛，才能免受外邪侵袭，所以经络间接起到抵御外邪的作用。

（六）经络学说的临床应用

1.说明病理变化

（1）放射痛　如胆囊炎、胆结石患者疼痛经常放射到肩背部，心脏病患者疼痛会放射到小指尺侧，根据经脉循行分布理论，胆经循行经过肩部，小指尺侧为心经的循行起点，可以从一定程度上说明这些放射痛出现的原理。

（2）疾病传变　如患者往往先有心烦口渴、失眠、口舌生疮等症状，然后出现小便短少赤涩、尿道灼痛，甚至尿血，舌红苔黄，脉数的证候，根据经络学说理论，这是心火移热于小肠的表现，心经与小肠经互为表里，而疾病出现表里两经的传变。

如便秘日久的患者容易出现皮肤疾患如痤疮、色斑等症状，根据经络学说理论，同样是由于互为表里的大肠经与肺经出现疾病的传变。

2.指导疾病诊断

（1）辨证归经　以头痛为例，根据疼痛部位结合头部经脉分布的特点辨证归经，前额痛往往与阳明经有关，后枕痛则与太阳经密切相关，侧头痛与少阳经相关，巅顶痛多为督脉或厥阴经病变。

（2）阳性反应点　某些腧穴往往是某些疾病的阳性反应点所在，可在一定程度上指导疾病的诊断，如天宗穴为肩周炎患者的阳性反应点；肩井穴为乳腺炎患者的阳性反应点；次髎穴为慢性盆腔炎、痛经等妇科疾患的阳性反应点。患者在阳性反应点处可能出现明显的压痛，或结节、条索等反应物或皮肤色泽、温度等的变化。

3.指导疾病治疗

（1）指导针灸治疗　经络学说在针灸治疗中对腧穴的选取、针灸方法的选用均有着重要的指导意义，临证应用中既可根据患者证候和经脉循行特点先辨证归经，再以本经腧穴为主要施术部位，进行针灸治疗；亦可根据十二皮部的理论，将发于皮肤的疾病如顽癣、带状疱疹等采用皮肤针叩刺局部的方法治疗，可激发、调节经络脏腑功能，达到治疗目的。

（2）指导药物治疗　中药方剂中"引经药"的应用就以经络学说为指导，根据患者证候与经络循行辨证归经，在方剂中运用"引经药"治疗，往往可以达到事半功倍的效果。医家沈石顽说："引经之药，剂中用为向导，则能接引众药，直入本经，用力寡而获效捷也。"如治疗少阳经头痛可使用归少阳经的柴胡作为"引经药"治疗。

小　结

1.经络的概念与经络系统的组成
2.十二经脉的命名及三大规律
3.奇经八脉命名及其与十二经脉的区别
4.经络的标本、根结、气街、四海理论
5.经络的生理功能、经络学说的临床运用

二、腧穴——藏"气"之穴

目的要求：

▶ 掌握腧穴的定位方法；
▶ 熟悉腧穴的概念、腧穴的分类、腧穴的主治作用；
▶ 了解腧穴的命名；特定穴的定义、种类、主治特点。

（一）腧穴的概念

腧穴（Acupoint）是人体脏腑经络之气输注于体表的特殊部位，也是疾病的反应点和针灸施术的部位。

为更好地理解腧穴的概念，还要了解下面几个问题。

1.腧穴的特性

（1）低阻高导　1955年首先由日本的中古义雄报道，认为穴位为"良导点"；国内许多研究人员也开展了大量的穴位电阻的研究工作，基本肯定了穴位的低阻（高导电量）特性。利用穴位的这一特性，科学家们还发明了用于穴位检测的仪器，当把电极放在穴位所在的部位时，仪器可发出蜂鸣声来检测穴位所在。

（2）密集的血管神经及神经感受装置　与非穴区比较，穴位都是血管、神经束、神经支、游离神经末梢或各种神经感受器的集中区。当我们临床针刺穴位时，往往容易产生酸、麻、重、胀、痛等针感，这是由于针刺刺激神经多引起麻感；针刺血管多引起痛感；针刺肌腱、骨膜多引起酸感；针刺肌肉多引起酸胀感，所以才会引起这些我们针灸中称之为"得气"的感觉。

（3）目前的研究还证实或推测穴位具有红外辐射特性、超微弱发光特性、超声波特性等。

2.腧穴的临床应用

腧穴既可作为临床诊断疾病的阳性反应点，也是治疗疾病的施术部位。诊断疾病主要是利用腧穴局部的压痛、脱屑、条索、结节等阳性反应或皮肤色泽、温度等的变化；治疗疾病则可根据病情在腧穴局部采用按揉、针刺、艾灸等方法。如急慢性胃炎引起胃痛的患者，往往在足阳明胃经郄穴——梁丘处出现压痛等阳性反应，在此处行针刺、艾灸等方法则可治疗胃痛。

3.腧穴的形态结构

实验研究证实，穴位是一个多层次的立体结构，不同层次分布有不同的组织结构，这也符合我们临床根据不同疾病、疾病不同阶段、不同穴位的区别，针刺的深度则不同的原则，患者产生的感觉也不尽相同。我们可以将穴位想象成一个立体圆柱体的形态，不同部位根据其分布部位的面积大小，则穴位圆柱体的直径也不尽相同，一般认为[2]，位于肢端穴位的直径≤0.3cm；手足部穴位的直径≤0.5cm；躯干四肢部穴位的直径≤1cm；臀部、腹部穴位的直径≤1.5cm；穴位的深度则根据其部位、人体胖瘦程度而不同。

（二）腧穴的分类

根据腧穴的名称、定位等因素，将腧穴分为三类：经穴、经外奇穴、阿是穴（表2-1）。

（1）十四经穴（Acupoints of Fourteen Meridians）　是指归属于十二经脉、任督二脉的穴位，定位、定名、定经；清代李学川《针灸逢源》定经穴为361个，一直沿用至今；根据1996年世界卫生组织制定的《针灸腧穴定位的国际标准》，亦认定十四经穴为361个。

（2）经外奇穴（Extra points）　不归于十四经的穴位，定名、定位、不定经；不归入十四经的原因：①十四经穴确定之后根据临床实践发现的穴位，来不及归经；②有多个刺激点组成的穴位，无法归经。

（3）阿是穴（Ashi points）：根据疾病的压痛点、敏感点、阳性反应点确定的穴位，不定名、不定位、不定经。

表2-1　三类腧穴特点及区别

分类	特点	数目
十四经穴	定名、定位、定经	361
经外奇穴	定名、定位、不定经	约60个
阿是穴（天应穴）	不定名、不定位、不定经	不定

（三）腧穴的命名

腧穴的名称多是古人结合自然界现象和医学理论，采用取类比象的方法命名。而腧穴的名称往往与它的定位、主治或者刺灸法有着密切的联系，正如《千金翼方》中所说："凡诸孔穴，名不徒设，皆有深意"，故了解腧穴的命名可以帮助我们更好地掌握腧穴的定位、主治及刺灸法。下面举例说明腧穴的命名规律：

1.穴名与腧穴定位的联系

举例：合谷、曲池、太溪、太渊、极泉、八髎（上髎、次髎、中髎、下髎）、肩髎

若腧穴名称中含有谷、池、溪、渊、泉等字样，则该穴多位于四肢躯干凹陷处，如位于拇食指之间的合谷、肘横纹凹陷中的曲池、跟腱与内踝之间的太溪、桡动脉凹陷中的太渊、腋窝正中的极泉等，均可从其穴名推测该穴处于凹陷之处；若腧穴以"髎"字命名，则该穴往往位于骨旁或骨之空隙，如骶后孔中之"八髎"穴、肩峰后下方凹

陷之肩髎穴等。

2.穴名与功能主治的联系

举例：风门、风池、神门、神庭、听宫、听会

以"风"命名之穴位如风门、风池穴均主治风疾，可疏散外风或平息内风；以"神"命名之穴位如神门、神庭穴，均可宁心安神，治疗失眠、健忘、痴呆、癫狂痫等神志病症；以"听"命名之穴位如听宫、听会穴，针之均有聪耳之功，用于治疗耳疾。

3.穴名与刺灸注意事项的联系

举例：人迎、大迎、冲阳、冲门

以冲、迎命名的穴位多位于动脉搏动处，针刺时宜避开动脉。如人迎在颈部，颈总动脉搏动处；大迎在下颌角前方，当面动脉搏动处；冲阳在足背最高处，足背动脉搏动处；冲门在腹股沟外侧，当髂外动脉搏动处的外侧。

（四）腧穴的主治作用

1.近治作用（Local and Nearby therapeutic effect）

近治作用是腧穴主治规律的共性，即"腧穴所在，主治所及"，是指腧穴均可以治疗其所在部位局部或邻近的脏腑组织器官的病症。

腧穴的近治作用在临床应用非常广泛，如"头痛医头、脚痛医脚"，侧头部的穴位如率谷、太阳均可以治疗偏头痛；外踝处的穴位如昆仑、申脉均可以治疗外踝扭伤。

2.远治作用（Remote therapeutic effect）

远治作用是十四经腧穴的主治规律，尤其是十二经脉四肢肘膝关节以下的腧穴，远治作用比较突出，即"经脉所过，主治所及"。是指腧穴具有治疗其远隔部位的脏腑组织器官病症的作用。

腧穴的远治作用在临床中对疾病治疗有非常重要的指导意义，如明代徐凤所著《四总穴歌》"肚腹三里留，腰背委中求，头项寻列缺，面口合谷收"就是腧穴远治作用规律的反映，足三里之所以可以治疗肚腹部的疾患是因为足三里为足阳明胃经的合穴，而胃经循行经过腹部，故足三里常用来治疗便秘、泄泻、腹痛等疾患；再如合谷穴善于治疗面瘫、牙痛等面口部疾病，是由于合谷穴为手阳明大肠经的原穴，而大肠经循行经过面口部。

3.特殊作用（Special therapeutic effect）

特殊作用是某些腧穴的主治特点，主要包括两个方面：双向良性调整作用、相对特异性作用。

（1）双向良性调整作用　是指同一腧穴对机体不同的病理状态，可以起到两种相反而有效的治疗作用。双向：既有抑制又有兴奋的作用，机体处于亢进的病理状态时，腧穴发挥抑制作用；机体处于低下的功能状态时，腧穴发挥兴奋作用；良性：不管兴奋还是抑制，均调整机体朝正常的生理状态转化。如临床研究证实，天枢既可以治疗泄泻，又可以治疗便秘，对胃肠道功能具有双向良性调整作用。

（2）相对特异性作用　是指腧穴与非穴点、某一腧穴与其他穴位相比，对某一种（类）疾病的特异性治疗作用。如至阴穴是纠正胎位的要穴。据灸法矫正胎位协作组报道[3]，对妊娠期29～40周的各类胎位异常孕妇至阴穴施灸3～5次，在2069例中有1869例的异常胎位得到纠正，占总治疗例数的90.3%。艾灸至阴穴已成为临床中西医妇科最常用的纠正胎位的方法。

（五）腧穴的定位方法

1.骨度分寸定位法（Acupoint located method by bone proportional cun）

骨度分寸定位法最早见于《灵枢·骨度》，古人认为，人有高矮、胖瘦之分，如果使用固定的尺寸去折量腧穴的位置，那么每个人所取穴位的位置就相差甚远了。所以提出使用患者一定骨节的长度、宽度为依据，确定一定的尺寸，来折量腧穴的位置（表2-2，图2-9～图2-12）。

表2-2　常用骨度分寸表

部位	起止点	折量寸	度量法
头部	前发际正中至后发际正中	12寸	直寸
	眉间（印堂）至前发际正中	3寸	直寸
	后发际正中至大椎穴（第7颈椎棘突下）	3寸	直寸
	前额两额角（头维）之间	9寸	横寸
	耳后两乳突（完骨）之间	9寸	横寸

部位	起止点	折量寸	度量法
躯干部	胸骨上窝（天突穴）至胸剑联合中点（歧骨）	9寸	直寸
	胸剑联合中点（歧骨）至脐中	8寸	直寸
	脐中至耻骨联合上缘（曲骨）	5寸	直寸
	两乳头之间	8寸	横寸
	肩胛骨内侧缘至后正中线	3寸	横寸
四肢部	腋前纹头至肘横纹	9寸	直寸
	肘横纹至腕横纹	12寸	直寸
	耻骨联合上缘至股骨内上髁上缘	18寸	直寸
	胫骨内侧髁至内踝尖	13寸	直寸
	髀枢至膝中（股骨大转子至腘横纹）	19寸	直寸
	腘横纹至外踝尖	16寸	直寸
	臀横纹至腘横纹	14寸	直寸

记忆歌诀

头部——额角发际间九寸，前后发际为十二，十八大椎至眉心。

躯干部——肩胛骨间距离六，两乳之间共八寸；歧骨至脐量八寸，脐至曲骨作为五。

四肢——腋前至肘定为九，肘腕十二寻横纹；髀枢至膝量十九，膝中外踝定十六；内侧十八又十三；辅骨上下有区分。

（注：歧骨指胸剑联合中点；髀枢指股骨大转子；内辅骨上廉指股骨内上髁；内辅骨下廉指胫骨内侧髁。）

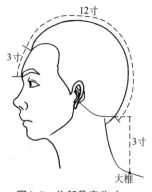

图2-9 头部骨度分寸-1

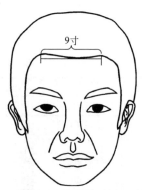

图2-10 头部骨度分寸-2

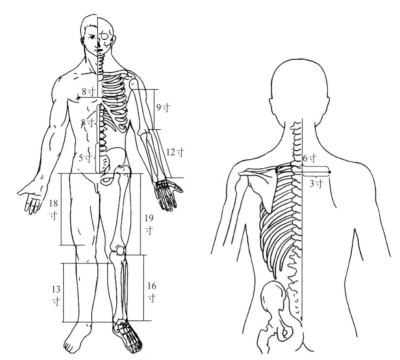

图2-11 躯干部（胸腹）及四肢部骨度分寸　　　图2-12 躯干部（背部）骨度分寸

关于骨度分寸法，有两个问题。

（1）骨度分寸中"寸"的含义？

这里的"寸"并不是指1寸≈3.33厘米，而是"比例"的意思，即根据患者一定骨节的长度、宽度为依据，确定一定的尺寸比例，来折量腧穴的位置。

（2）特殊情况下如何取穴？

如果临床中在运用骨度分寸法取穴时遇到特殊情况则需合理选择、合理组合，如秃顶的患者如何根据骨度分寸法选取位于头部前发际正中上1寸的上星穴，因利用"前发际正中至后发际正中折量为12寸"的方法无法选取，可以结合头部三种直寸，则"眉心至大椎穴为18寸"，使用这个尺寸选取即可解决问题了。

2.解剖标志定位法（Acupoint located method by anatomical landmark）

解剖标志定位法是根据人体体表具有特征的解剖标志为依据，确定腧穴位置的方法。分为固定标志和活动标志。

（1）固定标志 指的是固定位置不变的标志，比如脐、眉毛、指甲等，如眉中穴位于眉毛正中，可采用固定标志法选取。

（2）活动标志 指的是其位置会随着人体体位的改变而改变的标志，比如颞下颌关节会随着嘴巴的开合而活动，那么颞下颌关节处的穴位就有张口和闭口取穴的区别，如听宫穴位于耳屏前，下颌骨髁突的后方，张口呈凹陷处；而下关穴位于颧弓与下颌切迹所形成的凹陷中，宜闭口取穴。

3.手指同身寸定位法（Acupoint located method by finger cun）

手指同身寸定位法是根据患者手指的长度或宽度作为尺寸折量标准来取穴的方法。常用的手指同身寸法可分为3种（图2-13～图2-15）。

（1）中指同身寸 以患者中指中节桡侧两端纹头之间的距离作为1寸。

（2）拇指同身寸 以患者拇指指间关节的宽度作为1寸。

（3）横指同身寸 令患者食指、中指、无名指、小指并拢，以中指中节横纹为准，四指横量的宽度作为3寸，又称"一夫法"。

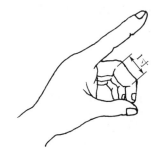 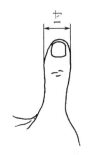 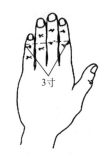

图2-13 中指同身寸　　　图2-14 拇指同身寸　　图2-15 横指同身寸

关于手指同身寸法，有两个问题。

（1）手指同身寸以医生还是患者的手指为准？

应以患者的手指为准，在临床中如果不方便使用患者的手指来折量穴位所在的位置，则可依据患者手指的长度或宽度，在医生手指长度、宽度的基础上适当增加或减少一定的距离来折量出穴位的位置。

（2）指寸定位法折量与骨度分寸法折量是否存在差异？

有许多学者进行了相关的研究，有人报道[4]，先记录受测者三种手指同身寸法与头面、躯干、上下肢的一些代表性的骨度分寸法的长度数据，然后将其均折量为"1寸"，研究发现，三种手指同身寸法与不同部位的骨度折量定位法取穴相比，大多数部位具有差异。如果临床中出现两种方法取穴有差异的情况，因骨度折量定位法更能准确地反映出穴位局部的尺寸比例，故应以骨度分寸法为准。

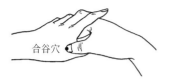

图2-16　合谷穴简便取穴法

4.简便取穴法（Simple method of locating acupoint）

简便取穴法指简便易行的取穴方法，常作为取穴的辅助方法。

举例说明：

（1）一手拇指尖关节横纹放在另一手拇指、食指之间指蹼缘上，拇指尖下方即为合谷穴（图2-16）。

（2）患者两手臂自然下垂而立，于股外侧中指尖到达处即为风市穴（图2-17）。

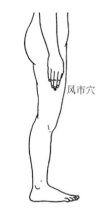

图2-17　风市穴简便取穴法

运用腧穴定位方法取穴的要领：

（1）合理选择、合理组合不同选穴方法；

（2）以骨度分寸法为准。

（六）特定穴（Specific Points）

十四经穴中，除具有经穴的共同主治特点外，还有具有特殊性能和治疗作用的腧穴，被称之为"特定穴"，其对针灸临床有重要意义。

特定穴的种类及主治特点如下。

（1）五输穴（Five Shu Points）　是十二经脉分布在四肢肘膝关节以下的穴位。从四肢末端向肘膝关节方向依次排列。《灵枢·九针十二原》曰："所出为井，所溜为荥，所注为输，所行为经，所入为合"，把经气的流注取类比象作自然界的水流：经脉经气起始之处为井穴，位于肢端；经脉经气小且浅之处为荥穴，位于掌指、跖趾关节之前；经气由小变大、由浅入深之处为输穴，位于掌指、跖趾关节之后；经气较大、较深之处为经穴，位于腕踝关节以上；经气充盛、汇合进入脏腑之处为合穴，位于肘膝关节附近。

五输穴的主治范围广泛，远治作用突出，其临床应用还可按其主病特点选用。

《灵枢》："病在脏者，取之井；病变于色者，取之荥；病时间时甚者，取之输；病变于音者，取之经；经满而血者，病在胃及以饮食不节得病者，取之于合。"

《难经》："井主心下满，荥主身热，输主体重节痛，经主喘咳寒热，合主逆气而泄。"

根据古代文献记载结合临床实际，五输穴主病特点可归纳如下：

井穴——多位于手指、足趾末端，善治脏腑急症，如中风神识昏迷，可选十二井穴点刺出血；

荥穴——多位于掌指或跖趾关节之前方，善治热证，如胃火牙痛、口臭针刺胃经荥穴内庭泻胃火；

输穴——多位于掌指或跖趾关节之后方，治疗反复发作性关节病，如痛风针刺脾经输穴太白；

经穴——多位于腕踝关节以上，善治咳喘、寒热等，咳嗽气喘可选用肺经经穴经渠；

合穴——多位于肘、膝关节附近，善治气机不利、气机上逆引起的腹痛、吐泻等疾患，呕吐、泄泻可选胃经合穴足三里。

井荥输原经合歌

少商鱼际与太渊；经渠尺泽肺相连。

商阳二三间合谷；阳溪曲池大肠牵。

厉兑内庭陷谷胃；冲阳解溪三里随。

隐白大都太白脾；商丘阴陵泉要知。

少冲少府属于心；神门灵道少海寻。

少泽前谷后溪腕；阳谷小海小肠经。

至阴通谷束京骨；昆仑委中膀胱属。

涌泉然骨与太溪；复溜阴谷肾所宜。

中冲劳宫心包络；大陵间使传曲泽。

关冲液门中渚焦；阳池支沟天井找。

窍阴侠溪临泣胆；丘墟阳辅阳陵泉。

大敦行间太冲看；中封曲泉属于肝。

（2）原穴（Yuan-primary Point）：为脏腑之原气经过、留止的部位，多位于肘、膝关节以下。《黄帝内经》曰"五脏六腑有疾者，皆取其原也"，指出原穴善治本经所属脏腑疾患。例如，合谷穴就是手阳明大肠经的原穴，临床上善于治疗腹痛、腹泻等大肠病症。

十二原穴歌

> 肺原太渊肾太溪，心包大陵太白脾；
> 心原神门肝太冲，小肠腕骨焦阳池；
> 膀胱京骨冲阳胃，大肠合谷胆丘墟。

（3）络穴（Luo-connecting Point）：为十五络脉从经脉分出部位的腧穴，多位于四肢肘膝关节以下。例如，列缺穴就是手太阴肺经的络穴，除了可以主治肺经的咳嗽、感冒等疾患外，还可以主治大肠经的头项部疾患。故金代医家窦杰在《针经指南》中云："若刺络穴，表里皆活。"

十五络穴歌

> 肺络列缺偏大肠，脾络公孙胃丰隆；
> 小肠支正心通里，膀胱飞扬肾大钟；
> 心包内关三焦外，肝络蠡沟胆光明；
> 脾之大络是大包，任络鸠尾督长强。

（4）郄穴（Xi-cleft Point）　为经气深聚的部位。善治急症，如急性胃痛可针刺胃经郄穴梁丘，往往起到立竿见影的止痛作用。针灸临床素有"阳经郄穴多治痛，阴经郄穴多治血"的说法。

十六郄穴歌

> 郄是孔隙义，气血深藏聚；
> 疾病反应点，临床能救急；
> 阳维郄阳交，阴维筑宾居；
> 阳跷走跗阳，阴跷交信毕；
> 肺郄孔最大温溜，
> 脾郄地机胃梁丘；
> 心郄阴郄小养老，
> 膀胱金门肾水泉；
> 心包郄门焦会宗，
> 胆郄外丘肝中都。

（5）背俞穴（Back Shu Point）　为脏腑之气输注于背腰部的穴位；背俞穴位于背部，按脏腑高低顺序上下排列，属阳。根据《素问·阴阳应象大论》"从阴引阳，从阳引阴"的理论，俞穴善治脏病、虚证。

十二背俞穴歌

十二背俞要记牢，肺三厥四心五找；

九肝十胆十一脾，十二胃俞下三焦；

十四肾俞膈大肠，十八十九肠膀胱。

（6）募穴（Front Mu point）　为脏腑之气汇聚于胸腹部的穴位；募穴位于腹部，所募脏腑的附近，属阴。根据《素问·阴阳应象大论》"从阴引阳，从阳引阴"的理论，募穴善治腑病、实证。

十二募穴歌

大肠天枢肺中府，小肠关元心巨阙；

膀胱中极肾京门，肝募期门胆日月；

胃募中脘脾章门，三焦募在石门穴；

膻中气会何经募，心主厥阴心包络。

临床上俞穴和募穴往往配伍应用，称为俞募配穴法，用于治疗脏腑病变。如临床常见的肥胖症，中医认为与脾、胃、肾等脏腑关系密切，故可选用脾俞—章门、胃俞—中脘、肾俞—京门这几对俞募配伍治疗。

（7）下合穴（Lower He-sea Point）　为六腑之气下合于足三阳经的腧穴；《灵枢·邪气脏腑病形》"合治内腑"，即下合穴是治疗六腑病变的要穴。比如腹痛、腹泻，可取大肠经下合穴上巨虚治疗。

下合穴歌

胃经下合三里乡，

上下巨虚大小肠；

膀胱委中胆阳陵，

三焦下合属委阳。

（8）八会穴（Eight Influential Points）　为脏腑、气血、筋脉、骨髓八种精气会聚之处的穴位；明代医家袁坤厚说："治病所取，总不外腑、脏、筋、髓、血、骨、脉、气八者而已，从诸穴之中，分测所会之处，即可分治所属之病。"比如筋肉、关节相关病变，如膝关节炎、中风下肢瘫痪，可取筋会阳陵泉治疗；骨病如颈椎病、腰椎间盘突出症，可取骨会大杼穴治疗。

八会穴歌

腑会中脘脏章门，筋会阳陵髓绝骨；

骨会大杼血膈俞，气会膻中脉太渊。

（9）八脉交会穴（Eight Confluent Points）　为十二经脉与奇经八脉相通的8个腧穴；《医学入门》说："周身三百六十穴统于手足六十六穴，六十六穴又统于八穴"，即言八脉交会穴的重要性。临床既可单独运用治疗各自相通奇经病症，如督脉病证见腰脊强痛，可选与督脉相通的后溪穴治疗；又可配伍运用，治疗两脉相合部位病症，如内关、公孙两穴均为八脉交会穴，可配合治疗冲脉、阴维脉相合部位——胃心胸的疾患，故临床内关、公孙配伍是治疗胃痛、呃逆等疾患的要穴。

八脉交会穴歌

公孙冲脉胃心胸，内关阴维下总同；

临泣胆经连带脉，阳维目锐外关逢；

后溪督脉内眦项，申脉阳跷络亦通；

列缺任脉行肺系，阴跷照海膈喉咙。

（10）交会穴（Crossing Point）　为两经或多经相交会处的穴位，如三阴交可主治肝、脾、肾三脏的疾病。

特定穴的种类及主治特点见表2-3。

表2-3　特定穴的种类及主治特点

名称	内容	主治特点
五输穴	井、荥、输、经、合	应用广泛，远治作用突出
原穴	十二原	经脉所属脏腑疾病
络穴	十五络（十二络脉、任脉、督脉、脾之大络）	表面两经疾病
俞穴	六脏六腑各有一个背俞穴	脏腑病
募穴	六脏六腑各有一个募穴	脏腑病
八会穴	脏、腑、气、血、筋、脉、骨、髓	脏、腑、气、血、筋、脉、骨、髓相关的病症
郄穴	十六郄（十二经脉、阴维脉、阳维脉、阴跷脉、阳跷脉）	急症
下合穴	六腑各有一个下合穴	六腑病

名称	内容	主治特点
八脉交会穴	十二经脉与奇经八脉相通的8个腧穴	所在经脉疾病以及交会的奇经八脉的疾病
交会穴	两经或数经相交会的腧穴	所在经脉疾病以及交会的经脉的疾病

附：俞、输、腧辨析

俞——用船运送 ⎫
输——用车运送 ⎬ 均指运行气血的穴位 ⎰ "背俞穴"
　　　　　　　⎭　　　　　　　　　　⎱ "五输穴"

腧——"俞"的今字，最能代表"腧穴"的含义

小　结

1.腧穴的概念

2.腧穴的分类 ⎰ 十四经穴
　　　　　　⎨ 经外奇穴
　　　　　　⎩ 阿是穴

3.腧穴的命名

4.腧穴的主治作用 ⎰ 近治作用
　　　　　　　　⎨ 远治作用
　　　　　　　　⎩ 特殊作用

5.腧穴的定位方法 ⎧ 骨度分寸定位法
　　　　　　　　⎨ 解剖标志定位法
　　　　　　　　⎨ 手指同身寸定位法
　　　　　　　　⎩ 简便取穴法

6.特定穴：特定穴的种类及主治特点

参考文献

[1] 张维波.现代经络研究中的三个主要研究思路——兼论循经感传现象的机理.中国中医基础医学杂志，2001，7（6）：446-448.

[2] 肖永俭，肖沛.腧穴体表面积探讨.山东中医药大学学报，1999，23（1）：11-17.

[3] 赵善祥.针灸至阴穴矫正胎位.中医年鉴，1984，（1）：300.

[4] 陈俊琦，何文卓，林伟容.三种同身寸和骨度分寸法定位取穴的比较.中国现代医生，2007，45（20）：19-20.

第三周
经络系统主干线——十二经脉

一、手太阴肺经（The Lung Meridian of Hand–Taiyin，LU）及其主要腧穴

目的要求：

▶ 掌握：手太阴肺经的经脉循行；尺泽穴、列缺穴、少商穴的定位、主治以及刺灸法。

▶ 熟悉：手太阴肺经主治概要；太渊穴、孔最穴的定位、主治以及刺灸法。

（一）经脉循行

● 体内：起于中焦，属肺、络大肠。

● 体表：从胸前沿上肢内侧前缘下行，止于拇指桡侧端。腕后支脉走向食指桡侧端，与手阳明大肠经相接（图2-18）。

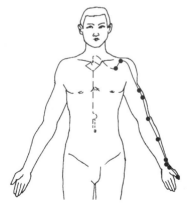

图2-18　手太阴肺经循行示意

经脉循行原文：

《灵枢·经脉》：肺手太阴之脉，起于中焦，下络大肠，还循胃口，上膈属肺，从肺系横出腋下，下循臑内，行少阴心主之前，下肘中，循臂内上骨下廉，入寸口，上鱼，循鱼际，出大指之端；其支者，从腕后直出次指内廉，出其端。

（二）主治概要

● 肺系疾患：咳嗽、气喘、咽喉肿痛。
● 经脉循行部位病症：上肢不遂、手腕痛。

（三）常用腧穴

重点腧穴：尺泽穴、孔最穴、列缺穴、太渊穴、少商穴

1. 尺泽穴（LU5）

【定位】在肘横纹中，肱二头肌腱桡侧凹陷处（图2-19）。

【主治】
- 近治作用——肘臂挛痛、上肢瘫痪
- 远治作用——感冒、咳嗽、气喘
- 特殊作用——急性吐泻

肺系疾患要穴

【刺灸法】直刺0.8～1.2寸，或点刺放血（图2-20）。

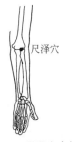

图2-19 尺泽穴定位图

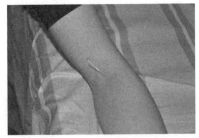

图2-20 尺泽穴刺灸图

2. 孔最穴（郄穴）（LU6）

【定位】在前臂掌面桡侧，尺泽穴与太渊穴连线上，腕横纹上7寸处（图2-21）。

【主治】
- 近治作用——肘臂挛痛
- 远治作用——咳嗽、气喘、咽喉肿痛等肺系疾患
- 特殊作用——咯血

治疗咯血要穴

【刺灸法】直刺0.5～1.0寸（图2-22）。

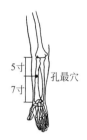

图2-21　孔最穴定位图

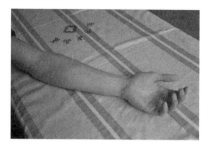

图2-22　孔最穴实图刺灸图

3.列缺穴（LU7）

【定位】在前臂桡侧缘，桡骨茎突上方，腕横纹上1.5寸（图 2-23）。

【简便取穴】两手张开虎口，垂直交叉，一侧食指压于另一侧的 腕后桡侧高突处，当食指尖所处赤白肉际的凹陷处。

【主治】$\begin{cases} 近治作用——手臂挛痛 \\ 远治作用——感冒、咳嗽、气喘 \\ 特殊作用——头项疾患 \end{cases}$

头项疾患要穴

【刺灸法】向上斜刺0.5～0.8寸（图2-24）。

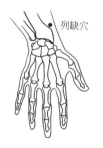

图2-23　列缺穴定位图

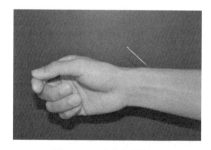

图2-24　列缺穴刺灸图

4.太渊穴（LU9）

【定位】在腕掌侧横纹桡侧端，桡动脉的桡侧凹陷中（图2-25）。

【主治】 {
  近治作用——腕臂痛
  远治作用——咳嗽、气喘等肺系疾患
  特殊作用——无脉症
}

【刺灸法】避开桡动脉，直刺0.3～0.5寸；禁化脓灸（图2-26）。

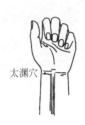

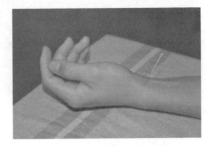

图2-25　太渊穴定位图　　　　　　图2-26　太渊穴刺灸图

5.少商穴（LU 11）

【定位】在拇指末节桡侧，距指甲角0.1寸（图2-27）。

【主治】咽喉肿痛。

急救穴之一

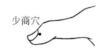

图2-27　少商穴定位图

咽喉肿痛要穴

【刺灸法】浅刺0.1寸；或点刺出血（图2-28）。

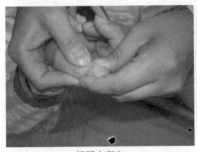

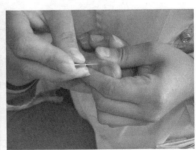

挤压少商穴　　　　　　　　　　　点刺少商穴

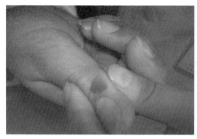
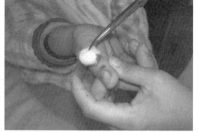

挤压出血   75%酒精棉球擦拭，放血1～2ml

图2-28　少商穴刺灸图

（四）手太阴肺经腧穴一览（表2-4）

表2-4　手太阴肺经腧穴定位、主治与刺灸法

穴位名称	定位	主治	刺灸法
中府穴（LU1）	在胸前壁外上方，前正中线旁开6寸，平第1肋间隙	①咳嗽、气喘、胸满痛等肺部病症；②肩背痛	向外斜刺或平刺0.5～0.8寸，不可向内深刺，以免伤及肺脏，引起气胸
云门穴（LU2）	在胸前壁外上方，肩胛骨喙突上方，前正中线旁开6寸，锁骨下窝凹陷处	①咳嗽、气喘、胸痛等肺部病症；②肩背痛	向外斜刺0.5～0.8寸，不可向内深刺，以免伤及肺脏，引起气胸
天府穴（LU3）	在前臂内侧面，肱二头肌桡侧缘，腋前纹头下3寸处	①咳嗽、气喘、鼻衄等肺系病症；②瘿气；③上臂痛	直刺0.5～1寸
侠白穴（LU4）	在前臂内侧面，肱二头肌桡侧缘，腋前纹头下4寸，或肘横纹上5寸处	①咳嗽、气喘等肺系病症；②干呕；③上臂痛	直刺0.5～1寸
尺泽穴（LU5）	在肘横纹中，肱二头肌腱桡侧凹陷处	①肘臂挛痛、上肢瘫痪；②感冒、咳嗽、气喘；③急性吐泻	直刺0.8～1.2寸，或点刺出血
孔最穴（LU6）	在前臂掌面桡侧，尺泽穴与太渊穴连线上，腕横纹上7寸处	①肘臂挛痛；②咳嗽、气喘、咽喉肿痛等肺系疾患；③咯血	直刺0.5～1寸
列缺穴（LU7）	在前臂桡侧缘，桡骨茎突上方，腕横纹上1.5寸	①手臂挛痛；②感冒、咳嗽、气喘；③头项疾患	斜刺0.5～0.8寸

穴位名称	定位	主治	刺灸法
经渠穴（LU8）	在前臂桡侧缘，桡骨茎突与桡动脉之间凹陷处，腕横纹上1寸	①咳嗽、气喘、胸痛、咽喉肿痛等肺系病症；②手腕痛	避开桡动脉，直刺0.3～0.5寸
太渊穴（LU9）	在掌侧横纹桡侧端，桡动脉的桡侧凹陷中	①腕臂痛；②咳嗽、气喘等肺系疾患；③无脉症	避开桡动脉，直刺0.3～0.5寸
鱼际穴（LU10）	在手拇指本节（第1掌指关节）后凹陷处，约当第1掌骨中点桡侧，赤白肉际处	①咳嗽、咯血、咽干、咽喉肿痛、失音等肺系热性病症；②小儿疳积	直刺0.5～0.8寸
少商穴（LU11）	在拇指末节桡侧，距指甲角0.1寸	①咽喉肿痛；②急救穴之一	浅刺0.1寸，或点刺出血

小　结

经脉循行：起自中焦，从胸部沿上肢内侧前缘循行至手大指之端，体内属肺络大肠。

重点腧穴：尺泽穴、列缺穴、少商穴、中府穴、孔最穴、太渊穴。

取穴要点：

肘横纹中肱二头肌腱桡侧凹陷取尺泽穴；

桡骨茎突上方，腕横纹上1.5寸取列缺穴；

拇指桡侧指甲角旁0.1寸取少商穴。

主治作用：

尺泽穴为肺系疾患要穴；孔最穴为咯血效穴；

列缺穴治头项病；少商穴治咽喉痛。

刺灸方法：

少商穴治疗咽喉痛时，用放血疗法。

歌　诀

经脉歌

手太阴肺中焦生，下络大肠复上行；

过膈属肺从肺系，横出腋下臂内通；

肘臂寸口上鱼际，大指内侧爪甲终；

支脉还从腕后出，直走次指阳明经。

经穴歌（11穴）

手太阴肺十一穴，中府云门天府诀；

侠白之下是尺泽，孔最下行接列缺；

更有经渠与太渊，鱼际少商如韭叶。

常用腧穴歌

尺泽穴

合穴尺泽肘纹中，急慢惊风咽喉痛，咳喘咯血胸胀满，

急性吐泻肘挛平。

孔最穴

郄穴孔最肘后七，吐血失音咳喘急，咽肿头痛肘臂麻，

发汗退热消痔疾。

列缺穴

络穴列缺治头项，腕旁寸半指尖中，项强头痛身偏瘫，

牙痛喉痹尽相通。

太渊穴

脉会太渊寸口处，动脉桡侧凹陷中，手腕无力无脉症，

咳嗽气喘胸痛留。

少商穴

少商善治咽喉痛，拇指甲角桡侧行，昏迷癫狂儿惊风，

咳嗽鼻衄与发热。

二、手阳明大肠经（The Large Intestine Meridian of Hand-Yangming，LI）及其主要腧穴

目的要求：

▶ 掌握：手阳明大肠经的经脉循行；合谷穴、曲池穴的定位、主治、刺灸方法。

▶ 熟悉：手阳明大肠经主治概要；肩髃穴、迎香穴定位、主治、刺灸方法。

（一）经脉循行

● 体内：络肺，属大肠。面部支脉进入下牙龈，绕上唇。
● 体表：从食指桡侧端沿上肢外侧前缘上行，经肩颈上颜面，在人中沟交叉到对侧，在鼻翼旁与足阳明胃经相接（图2-29）。

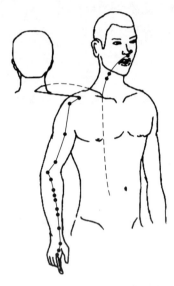

图2-29　手阳明大肠经循行示意

经脉循行原文：

《灵枢·经脉》：大肠手阳明之脉，起于大指次指之端，循指上廉，出合谷两骨之间，上入两筋之中，循臂上廉，入肘外廉，上臑外前廉，上肩，出髃骨之前廉，上出于柱骨之会上，下入缺盆络肺，下膈属大肠。其支者：从缺盆上颈贯颊，入下齿中；还出挟口，交人中，左之右，右之左，上挟鼻孔。

（二）主治概要

● 肠胃病：腹痛、腹胀、泄泻、便秘。
● 头面五官病：牙痛、头痛、鼻衄、口眼歪斜。
● 热病：感冒发热、中暑。
● 皮肤病：瘾疹、湿疹。

● 经脉循行部位病症：肩臂痛、上肢不遂。

（三）常用腧穴

重点腧穴：合谷穴、曲池穴、肩髃穴、迎香穴

1.合谷穴（LI4）

【定位】手背，第1、第2掌骨之间，当第2掌骨桡侧的中点凹陷处（图2-30）。

【简便取穴】以一手的拇指指间关节横纹放于另一手拇指、食指指间的指蹼缘上，当拇指尖下。

【主治】
- 近治作用——手指麻木、屈伸不利：颈椎病、中风、类风湿关节炎等
- 远治作用
  - 头面部疾病：口眼㖞斜、牙痛、鼻衄
  - 感冒发热及预防
- 特殊作用——痛证：头痛、腹痛、痛经

面口疾患要穴、痛证要穴

【刺灸法】直刺0.5～1寸，孕妇禁针（图2-31）。

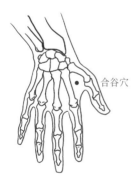

图2-30　合谷穴示意图

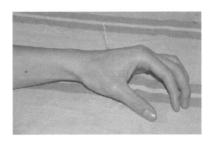

图2-31　合谷穴刺灸图

2.曲池穴（LI11）

【定位】屈肘，成直角时，在肘横纹外侧端，当尺泽与肱骨外上髁连线中点（图2-32）。

备注：前臂微屈时，位于尺泽穴与肱骨外上髁连线的中点。

大幅度前屈时，正当肘横纹的外侧端。

【主治】 { 近治作用——上肢痿痹、手臂肿痛

远治作用 { 胃肠病：腹痛、吐泻

热证：咽喉肿痛、发热

皮肤病：风疹、湿疹

特殊作用——高血压

全身祛风退热要穴

【刺灸法】直刺1～1.5寸（图2-33）。

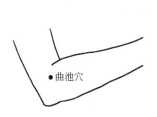

图2-32　曲池穴定位图

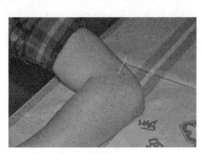

图2-33　曲池穴刺灸图

3.肩髃穴（LI14）

【定位】在肩部，三角肌上，臂外展或平举时，当肩峰前下方凹陷处（图2-34）。

【主治】肩臂痛、上肢不遂。

肩臂痛要穴

【刺灸法】直刺或向下斜刺0.8～1.5寸（图2-35）。

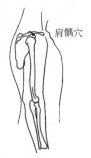

图2-34　肩髃穴定位图

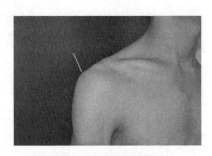

图2-35　肩髃穴刺灸图

4.迎香穴（LI 20）

【定位】鼻翼外缘中点，旁开约0.5寸，当鼻唇沟中（图2-36）。

【主治】 { 近治作用——鼻塞、慢性鼻炎

特殊作用——呃逆

鼻部疾患要穴

【刺灸法】略向内上方斜刺或平刺0.3～0.5寸，禁灸（图2-37）。

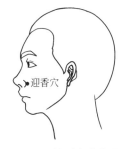

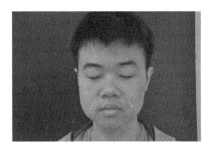

图2-36　迎香穴定位图　　　　　图2-37　迎香穴刺灸图

（四）手阳明大肠经腧穴一览（表2-5）

表2-5　手阳明大肠经腧穴定位、主治与刺灸法

穴位名称	定位	主治	刺灸法
商阳穴（LI1）	食指末节桡侧，指甲角旁约0.1寸	①牙痛、咽喉肿痛等五官疾患；②热病、昏迷等热证、急症	浅刺0.1寸，或点刺出血
二间穴（LI2）	微握拳，当食指桡侧，第2掌指关节前凹陷中	①鼻衄、牙痛等五官疾患；②热病	直刺0.2～0.3寸
三间穴（LI3）	微握拳，在食指桡侧，第2掌骨桡侧后凹陷中	①牙痛、咽喉肿痛等五官疾患；②腹胀、肠鸣等肠腑病症；③嗜睡	直刺0.3～0.5寸
合谷穴（LI4）	在手背，第1、第2掌骨间，当第2掌骨桡侧的中点处	①手指麻木、屈伸不利：颈椎病、中风、类风湿关节炎等；②口眼歪斜、牙痛、鼻衄；③感冒发热及预防；④头痛、腹痛、痛经	直刺0.5～1寸，孕妇不宜针
阳溪穴（LI5）	腕背横纹桡侧，手拇指向上翘起时，当拇短伸肌腱与拇长伸肌腱之间的凹陷中	①手腕痛；②头痛、目赤肿痛、耳聋等头面五官疾患	直刺0.5～0.8寸

穴位名称	定位	主治	刺灸法
偏历穴（LI6）	屈肘，在阳溪穴与曲池穴连线上，腕横纹上3寸处	①耳鸣、鼻衄等五官疾患；②手臂酸痛；③腹部胀满；④水肿	直刺或斜刺0.5～0.8寸
温溜穴（LI7）	屈肘，在前臂背面桡侧，在阳溪穴与曲池穴连线上，腕横纹上5寸处	①急性肠鸣、腹痛等肠腑病症；②疔疮；③头痛、面肿、咽喉肿痛等头面病症；④肩背酸痛	直刺0.5～1寸
下廉穴（LI8）	在前臂背面桡侧，在阳溪穴与曲池穴连线上，肘横纹下4寸处	①肘臂痛；②头痛、眩晕、目痛；③腹胀、腹痛	直刺0.5～1寸
上廉穴（LI9）	在前臂背面桡侧，阳溪穴与曲池穴连线上，肘横纹下3寸处	①肘臂痛、半身不遂、手臂麻木等上肢病症；②头痛；③肠鸣腹痛	直刺0.5～1寸
手三里穴（LI10）	在阳溪穴与曲池穴连线上，肘横纹下2寸处	①手臂无力、上肢不遂等上肢病症；②腹痛、腹泻；③牙痛、颊肿	直刺0.8～1.2寸
曲池穴（LI11）	屈肘，成直角时，在肘横纹外侧端，当尺泽与肱骨外上髁连线中点	①上肢痿痹、手臂肿痛；②腹痛、吐泻；③咽喉肿痛、发热；④风疹、湿疹；⑤高血压	直刺0.5～1寸
肘髎穴（LI12）	在臂外侧，屈肘，曲池穴外上方1寸，当肱骨边缘处	肘臂部疼痛、麻木、挛急等局部病症	直刺0.5～1寸
手五里穴（LI13）	在臂外侧，曲池穴与肩髃穴连线上，曲池穴上3寸处	①肘臂挛痛；②瘰疬	避开动脉，直刺0.5～1寸
臂臑穴（LI14）	在臂外侧，曲池穴与肩髃穴连线上，曲池穴上7寸处，三角肌止点处	①肩臂疼痛不遂、颈项拘挛等肩、颈项病症；②瘰疬；③目疾	直刺或向上斜刺0.8～1.5寸
肩髃穴（LI15）	在肩部，肩峰端下缘，三角肌上，臂外展或平举时，当肩峰前下方凹陷处	肩臂痛、上肢不遂	直刺或向下斜刺0.8～1.5寸。肩周炎宜向肩关节直刺，上肢不遂宜向三角肌方向斜刺
巨骨穴（LI16）	在肩上部，锁骨肩峰端与肩胛冈之间凹陷处	①肩臂挛痛、臂不举等局部病症；②瘰疬、瘿气	直刺，微斜向外下方，进针0.5～1寸。直刺不可过深，以免刺入胸腔造成气胸

穴位名称	定位	主治	刺灸法
天鼎穴 （LI17）	在颈外侧部，胸锁乳突肌后缘，当喉结旁，扶突穴与缺盆穴连线的中点	①暴喑气喘、咽喉肿痛、吞咽困难等咽喉病症；②瘰疬、瘿气	直刺 0.5～0.8寸
扶突穴 （LI18）	在颈外侧部，结喉旁，当胸锁乳突肌的前后缘之间	①咽喉肿痛、暴喑、吞咽困难、呃逆等咽喉病症；②瘿气、瘰疬；③咳嗽、气喘；④颈部手术针麻用穴	直刺0.5～0.8寸，注意避开颈动脉，不可过深。一般不使用电针，以免引起迷走神经反应
口禾髎穴 （LI19）	在上唇部，平水沟穴当鼻孔外缘直下	鼻塞、鼻衄、口歪、口噤等局部病症	直刺或斜刺0.3～0.5寸
迎香穴 （LI20）	在鼻翼外缘中点，旁开约0.5寸，当鼻唇沟中	①鼻塞、慢性鼻炎；②呃逆；③胆道蛔虫症	略向内上方斜刺或平刺0.3～0.5寸

小　结

经脉循行：①起于手部沿上肢外侧前缘，经肩、颈到达头面部，体内属大肠、络肺；②在人中沟交叉到对侧；③入下齿中。

重点腧穴：合谷穴、曲池穴、肩髃穴、迎香穴。

取穴要点：

第1、第2掌骨间取合谷穴；

肘横纹外侧端与肱骨外上髁之间取曲池穴；

臂外展或平举时，肩峰前下方凹陷取肩髃穴；

鼻翼外缘中点旁，鼻唇沟中取迎香穴。

主治作用：

合谷穴治面口疾患、痛证；曲池穴治皮肤病；迎香治鼻炎。

刺灸方法：

合谷穴孕妇禁针；迎香穴禁灸。

歌　诀

经脉歌

阳明之脉手大肠，次指内侧起商阳，循指上廉出合谷，

两筋歧骨循臂上，入肘外廉循臑外，肩端前廉柱骨旁，

从肩下入缺盆内，络肺下膈属大肠，支从缺盆直上颈，
斜贯颊前下齿当，环出人中交左右，上夹鼻孔注迎香。

经穴歌（20穴）

手阳明穴起商阳，二间三间合谷藏，阳溪偏历复温溜，
下廉上廉三里长，曲池肘髎五里近，臂臑肩髃巨骨当，
天鼎扶突禾髎接，鼻旁五分号迎香。

常用腧穴歌

合谷穴

头面五官诸样病，合谷歧骨之间行，肘臂筋缓感冒症，
腹痛经闭连头风。

曲池穴

屈肘纹头取曲池，肘肩风痹痛难支，高压吐泻肠下痢，
目赤咽肿风疹思。

肩髃穴

肩髃肩端举臂空，善能退热又祛风，半身不遂成瘫痪，
瘾疹遍身一片红。

迎香穴

能疗鼻窍号迎香，面瘫口歪是妙方，呃逆胆道蛔虫症，
刺向鼻根功效强。

三、足阳明胃经（The Stomach Meridian of Foot-Yangming，ST）及其主要腧穴

目的要求：

▶ 掌握：足阳明胃经的经脉循行；天枢穴、足三里穴、丰隆穴、内庭穴的定位、主治及刺灸法。

▶ 熟悉：足阳明胃经主治概要；承泣穴、四白穴、地仓穴、颊车穴、下关穴、头维穴、伏兔穴、梁丘穴的定位、主治及刺灸法。

（一）经脉循行

● 体表：起于鼻旁，上行至鼻根部，沿目中线下行，入上齿，环绕口唇，至口角旁，循下颌向外至下颌角，折返向上，过耳前，至额角发际。

● 在胸部沿第二侧线，即乳中线或锁骨中线（距前正中线4寸）下行。

● 在腹部沿第二侧线（距前正中线2寸）下行。

● 在大腿沿髂前上棘与髌骨外侧缘连线下行。

● 在小腿沿胫骨前缘外1寸下行（除丰隆穴外）。

● 在足部沿踝横纹中点与足次趾外侧端连线循行。足上支脉从足背部分出，进入足大趾内侧，与足太阴脾经相接（图2-38）。

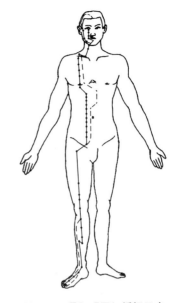

图2-38　足阳明胃经循行示意

● 体内：从咽喉部入缺盆，下膈，属胃，络脾。

经脉循行原文：

《灵枢·经脉》：胃足阳明之脉，起于鼻之交頞中，旁纳太阳之脉，下循鼻外，入上齿中，还出夹口，环唇，下交承浆，却循颐后下廉，出大迎，循颊车，上耳前，过客主人，循发际，至额颅。

其支者：从大迎前下人迎，循喉咙，入缺盆，下膈，属胃络脾。

其直者：从缺盆下乳内廉，下夹脐，入气街中。

其支者：起于胃口，下循腹里，下至气街中而合。以下髀关，抵伏兔，下膝髌中，下循胫外廉，下足跗，入中指内间。

其支者：下廉三寸而别，下入中指外间。

其支者：别跗上，入大指间，出其端。

（二）主治概要

● 胃肠病：胃痛、呕吐、腹胀、泄泻、便秘。

● 头面五官病：头痛、口眼歪斜、牙痛、面痛。

● 热病：发热、中暑。

- 神志病：癫狂痫。
- 经脉循行部位病症：乳痛、疝气、膝痛、下肢痿痹。

（三）常用腧穴

本经共45穴。

重点腧穴：承泣穴、四白穴、地仓穴、颊车穴、下关穴、头维穴、天枢穴、伏兔穴、梁丘穴、足三里穴、丰隆穴、内庭穴。

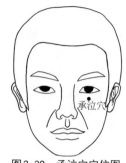

图2-39 承泣穴定位图

1. 承泣穴（ST1）

【定位】在面部，目正视，瞳孔直下，当眼球与眶下缘之间（图2-39）。

【主治】
- 目赤肿痛、迎风流泪、夜盲、近视等目疾
- 口眼㖞斜、面肌痉挛等面部疾患

【刺灸法】嘱患者闭目，医者押手轻轻固定眼球，刺手持针，于眶下缘和眼球之间缓慢直刺0.5～1寸，不宜提插捻转，以防刺破血管引起血肿；禁灸（图2-40）。

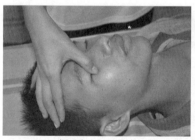

押手向上固定眼球

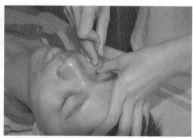

刺手持针在眶下缘与眼球之间直刺0.5~1寸

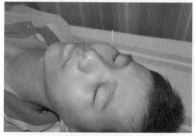

留针期间不宜提插捻转

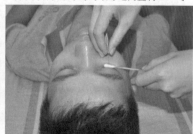

出针时宜用消毒棉签按压，以防皮下出血

图2-40 承泣穴刺灸图

2. 四白穴（ST2）

【定位】在面部，目正视，瞳孔直下，当眶下孔凹陷处（图2-41）。

【主治】
- 目赤痛痒、目翳、近视等目疾
- 口眼歪斜、三叉神经痛等面部病症

目疾要穴、保护视力要穴

【刺灸法】直刺或微向上斜刺0.3～0.5寸，不可深刺，以免伤及眼球，不可过度提插捻转（图2-42）。

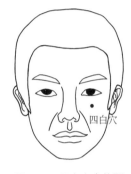

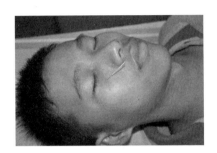

图2-41 四白穴定位图　　　　图2-42 四白穴刺灸图

3. 地仓穴（ST4）

【定位】在面部，口角旁约0.4寸，上直对瞳孔（图2-43）。

【主治】口角歪斜、流涎、三叉神经痛。

【刺灸法】斜刺或平刺0.5～0.8寸；可向颊车穴透刺（图2-44）。

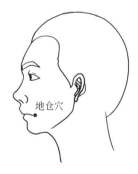

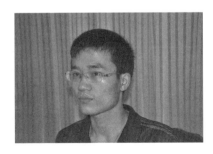

图2-43 地仓穴定位图　　　　图2-44 地仓穴刺灸图

4.颊车穴（ST6）

【定位】在面颊部，下颌角前上方约一横指，当咀嚼时咬肌隆起，按之凹陷处（图2-45）。

【主治】口角歪斜、牙痛、牙关不利等局部病症。

齿痛要穴

【刺灸法】直刺0.3～0.5寸，或平刺0.5～1.0寸，可向地仓穴透刺（图2-46）。

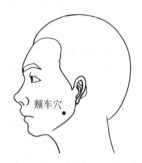

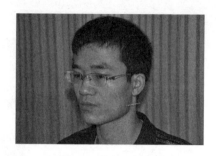

图2-45 颊车穴定位图 　　　　图2-46 颊车穴刺灸图

5.下关穴（ST7）

【定位】在面部耳前，下颌骨髁突前方，当颧弓与下颌切迹所形成的凹陷中，合口有孔，张口即闭，宜闭口取穴（图2-47）。

【主治】{ 牙关不利、三叉神经痛、牙痛、口眼歪斜等面口疾患
耳鸣、耳聋、聤耳等耳疾

【刺灸法】直刺0.5～1.0寸；留针时不可做张口动作，以免折针（图2-48）。

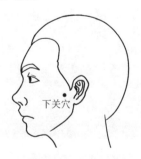

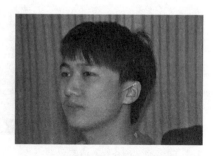

图2-47 下关穴定位图 　　　　图2-48 下关穴刺灸图

6.头维穴（ST 8）

【定位】在头侧部，当额角发际上0.5寸，头正中线旁开4.5寸（图2-49）。

【主治】头痛、目眩、目赤肿痛等头目疾患。

【刺灸法】平刺0.5～1.0寸（图2-50）。

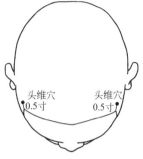

图2-49　头维穴定位图

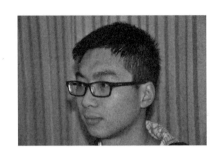

图2-50　头维穴刺灸图

7.天枢穴（ST25）（大肠募穴）

【定位】腹中部，脐中旁开2寸（图2-51）。

【主治】
- 胃肠病要穴——腹痛、腹胀、便秘、泄泻
- 妇科病要穴——月经不调、痛经

胃肠病、妇科病要穴

【刺灸法】直刺1.0～1.5寸；孕妇禁针灸（图2-52）。

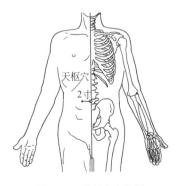

图2-51　天枢穴定位图

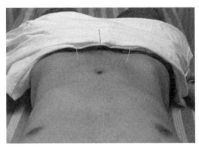

图2-52　天枢穴刺灸图

8.伏兔穴（ST32）

【定位】在髂前上棘与髌骨外缘的连线上，髌骨外上缘上6寸（图2-53）。

【主治】 { 近治作用——腰膝冷痛、下肢痿痹
远治作用——疝气 }

【刺灸法】直刺1.0～2.0寸（图2-54）。

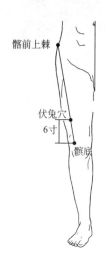

髂前上棘

伏兔穴

6寸

髌底

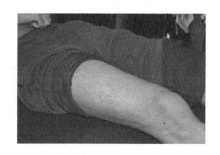

图2-53　伏兔穴定位图　　　　　图2-54　伏兔穴刺灸图

9.梁丘穴（ST34）（郄穴）

【定位】屈膝，在髂前上棘与髌骨外缘的连线上，髌骨外上缘上2寸（图2-55）。

【主治】 { 近治作用——膝髌肿痛、下肢不遂
远治作用——乳痈、乳痛等乳疾
特殊作用——急性胃病 }

急性胃痛要穴

【刺灸法】直刺1.0～1.2寸（图2-56）。

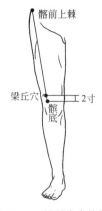

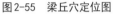

图 2-55 梁丘穴定位图

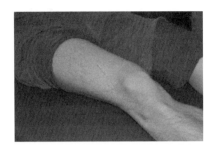

图 2-56 梁丘穴刺灸图

10. 足三里穴（ST36）（合穴，胃下合穴）

【定位】在小腿前外侧，犊鼻穴下3寸，胫骨前嵴外一横指处（图2-57）。

【简便取穴法】伸膝时用同侧虎口卡住髌骨上缘，食指尖下即为足三里穴所在（图2-58）。

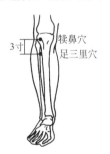

图 2-57 足三里穴定位图

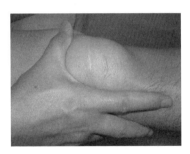

图 2-58 足三里穴简便取穴法

【主治】
近治作用——下肢疾患，如下肢瘫痪、膝痛等

远治作用——胃肠病，如胃痛、呕吐、呃逆、腹痛、泄泻、便秘

特殊作用——强壮作用，治疗体虚瘦弱、心悸、气短

调理脾胃要穴、强壮保健要穴

【刺灸法】直刺1.0～2.0寸（图2-59）。

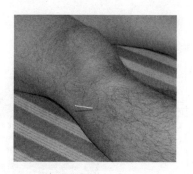

图2-59　足三里穴刺灸图

11. 丰隆穴（ST40）（络穴）

【定位】小腿前外侧，外踝尖上8寸，距胫骨前缘两横指（图 2-60）。

【主治】
近治作用——下肢疾患，如下肢痿痹
远治作用——胃肠病，如呕吐、便秘
特殊作用——痰证，如咳嗽、痰多、眩晕、癫狂痫等

全身祛痰要穴

【刺灸法】直刺1.0～1.5寸（图2-61）。

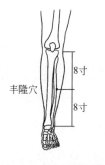

图2-60　丰隆穴定位图

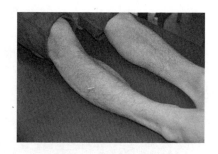

图2-61　丰隆穴刺灸图

12. 内庭穴（ST44）（荥穴）

【定位】足背，第2、第3趾间，趾蹼缘后方赤白肉际处（图 2-62）。

【主治】

近治作用——足背肿痛、趾跖关节痛

远治作用
吐酸、便秘、泄泻等胃肠病
齿痛、咽喉肿痛、鼻衄等五官病症

特殊作用——热证

清泻胃火要穴

【刺灸法】直刺或斜刺0.5～0.8寸（图2-63）。

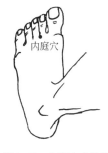

图2-62　内庭穴定位图

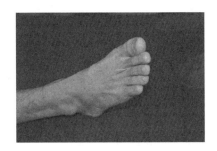

图2-63　内庭穴刺灸图

（四）足阳明胃经腧穴一览（表2-6）

表2-6　足阳明胃经腧穴定位、主治与刺灸法

穴位名称	定位	主治	刺灸法
承泣穴 （ST1）	在面部，目正视，瞳孔直下，当眼球与眶下缘之间	①目赤肿痛、迎风流泪、夜盲、近视；②眼睑瞤动、口喎、面肌痉挛	嘱咐患者闭目，医者押手轻轻固定眼球，刺手持针，于眶下缘和眼球之间缓慢直刺0.5～1寸，不宜提插捻转，以防刺破血管引起血肿；禁灸
四白穴 （ST2）	在面部，目正视，瞳孔直下，当眶下孔凹陷处	①目赤肿痛、目翳、眼睑瞤动、近视；②面痛、口喎、三叉神经痛；③头痛、眩晕	直刺或微向上斜刺0.3～0.5寸，不可深刺
巨髎穴 （ST3）	在面部，目正视，瞳孔直下，平鼻翼下缘处，当鼻唇沟外侧	口喎、面痛、牙痛、鼻衄、眼睑瞤动、三叉神经痛	直刺0.3～0.5寸

穴位名称	定位	主治	刺灸法
地仓穴（ST4）	在面部，口角旁约0.4寸，上直对瞳孔	口喝、流涎、三叉神经痛	斜刺或平刺0.5～0.8寸，或向迎香穴、颊车穴方向透刺1.5～2.0寸
大迎穴（ST5）	在下颌角前方，咬肌附着部的前缘，当面动脉搏动处	颊肿、牙痛、口喝	避开动脉，斜刺0.3～0.5寸
颊车穴（ST6）	在面颊部，下颌角前上方约一横指，当咀嚼时咬肌隆起，按之凹陷处	口喝、颊肿、齿痛、牙关不利	直刺0.3～0.5寸，或向地仓方向透刺1.5～2.0寸
下关穴（ST7）	在面部耳前方，当颧弓与下颌切迹所形成的凹陷中	①耳聋、耳鸣、聤耳；②齿痛、口喝、面痛、牙关不利、三叉神经痛	直刺0.5～1.0寸
头维穴（ST8）	在头侧部，当额角发际上0.5寸，头正中线旁4.5寸	头痛、眩晕、目痛	平刺0.5～1寸
人迎穴（ST9）	在颈部，喉结旁1.5寸，当颈总动脉之后，胸锁乳突肌的前缘	①咽喉肿痛、胸满喘息；②瘰疬、瘿气；③高血压	避开动脉直刺0.3～0.8寸；慎灸
水突穴（ST10）	在颈部，胸锁乳突肌的前缘，当人迎穴与气舍穴连线的中点	①咳嗽、哮喘；②咽喉肿痛、瘿瘤、瘰疬	直刺0.3～0.8寸
气舍穴（ST11）	在颈部，当锁骨内侧段的上缘，胸锁乳突肌的胸骨头和锁骨头之间	①咳嗽，哮喘；②呃逆；③咽喉肿痛、瘿瘤、瘰疬；④颈项强痛	直刺0.3～0.5寸，穴下为颈总动脉，不可深刺
缺盆穴（ST12）	在锁骨上窝中央，距前正中线4寸	①咳嗽、哮喘、缺盆中痛、咽喉肿痛；②瘰疬、颈肿	直刺或斜刺0.3～0.5寸，不可深刺以防刺伤胸膜引起气胸；《类经图翼》：孕妇禁针
气户穴（ST13）	在胸部，当锁骨中点下缘，距前正中线4寸	咳嗽、哮喘、呃逆、胸胁胀满	斜刺或平刺0.5～0.8寸
库房穴（ST14）	在胸部，当第1肋间隙，距前正中线4寸	咳嗽、哮喘、咳唾脓血、胸胁胀痛	斜刺或平刺0.5～0.8寸
屋翳穴（ST15）	在胸部，当第2肋间隙，距前正中线4寸	①咳嗽、哮喘；②胸胁胀痛；③乳痈	斜刺或平刺0.5～0.8寸
膺窗穴（ST16）	在胸部，当第3肋间隙，距前正中线4寸	①咳嗽、哮喘；②胸胁胀痛；③乳痈	斜刺或平刺0.5～0.8寸

穴位名称	定位	主治	刺灸法
乳中穴（ST17）	在胸部，当第4肋间隙，距前正中线4寸（乳头中央）	无	不针不灸，只做胸腹部穴位的定位标志
乳根穴（ST18）	在胸部，当第5肋间隙，距前正中线4寸	①咳嗽、哮喘；②胸闷、胸痛；③乳痛、乳汁少	斜刺或平刺0.5～0.8寸
不容穴（ST19）	在上腹部，当脐中上6寸，距前正中线2寸	呕吐、胃痛、腹胀、食欲不振	直刺0.5～1.0寸；过饱者禁针，肝大者慎针或禁针，不宜大幅度提插
承满穴（ST20）	在上腹部，当脐中上5寸，距前正中线2寸	胃痛、腹胀、食欲不振	直刺0.5～1.0寸；过饱者禁针，肝大者慎针或禁针，不宜大幅度提插
梁门穴（ST21）	在上腹部，当脐中上4寸，距前正中线2寸	胃痛，呕吐，食欲缺乏，腹胀，泄泻	直刺0.5～1.0寸；过饱者禁针，肝大者慎针或禁针，不宜大幅度提插
关门穴（ST22）	在上腹部，当脐中上3寸，距前正中线2寸	腹痛、腹胀、肠鸣、泄泻、水肿	直刺0.5～1.0寸
太乙穴（ST23）	在上腹部，当脐中上2寸，距前正中线2寸	①胃痛；②心烦、癫狂	直刺0.8～1.2寸
滑肉门穴（ST24）	在上腹部，当脐中上1寸，距前正中线2寸	①胃痛、呕吐；②癫狂、吐舌	直刺0.8～1.2寸
天枢穴（ST25）	在腹中部，脐中旁开2寸	①腹胀肠鸣、绕脐腹痛、便秘、泄泻、痢疾；②癥瘕、月经不调、痛经	直刺1.0～1.5寸
外陵穴（ST26）	在下腹部，当脐中下1寸，距前正中线2寸	①腹痛、疝气；②痛经	直刺1.0～1.5寸
大巨穴（ST27）	在下腹部，当脐中下2寸，距前正中线2寸	①腹胀；②小便不利；③疝气；④遗精、早泄	直刺1.0～1.5寸
水道穴（ST28）	在下腹部，当脐中下3寸，距前正中线2寸	①水肿、小便不利；②腹胀；③疝气；④痛经、不孕	直刺1.0～1.5寸
归来穴（ST29）	在下腹部，当脐中下4寸，距前正中线2寸	①腹痛、疝气；②闭经、月经不调、阴挺、带下	直刺1.0～1.5寸

穴位名称	定位	主治	刺灸法
气冲穴（ST30）	在腹股沟稍上方，当脐中下5寸，距前正中线2寸	①腹痛、疝气；②阳痿、阴肿、月经不调、不孕	直刺0.5～1.0寸，不宜灸
髀关穴（ST31）	在大腿前面，当髂前上棘与髌骨外缘的连线上，屈股时，平会阴，居缝匠肌外侧凹陷处	下肢痿痹、腰膝冷痛、腹痛	直刺1.0～2.0寸
伏兔穴（ST32）	在大腿前面，当髂前上棘与髌骨外缘的连线上，髌骨外上缘上6寸	①腰膝冷痛、下肢痿痹；②脚气病；③疝气	直刺1.0～2.0寸
阴市穴（ST33）	在大腿前面，当髂前上棘与髌骨外缘的连线上，髌骨外上缘上3寸	①疝气；②下肢痿痹、屈伸不利	直刺1.0～1.5寸
梁丘穴（ST34）	在大腿前面，当髂前上棘与髌骨外缘的连线上，髌骨外上缘上2寸	①膝关节肿痛，下肢不遂；②急性胃痛；③乳痈	直刺1.0～1.2寸
犊鼻穴（ST35）	屈膝，在膝部，髌韧带外侧凹陷中	膝膑肿痛	屈膝90°，向后内斜刺1.0～1.5寸
足三里穴（ST36）	在小腿前外侧，当犊鼻穴下3寸，胫骨前嵴外一横指（中指）处	①下肢痿痹、脚气、膝痛；②胃痛、呕吐、噎膈、腹胀、腹痛、肠鸣、消化不良、泄泻、便秘、痢疾；③乳痈；④虚劳羸瘦、心悸气短、头晕、失眠；⑤癫狂	直刺1.0～2.0寸
上巨虚穴（ST37）	足三里穴下3寸	①下肢痿痹、脚气病；②肠中切痛、肠痈、泄泻、便秘	直刺1.0～2.0寸
条口穴（ST38）	在小腿前外侧，当上巨虚穴下2寸	①下肢痿痹、跗肿、转筋；②肩臂痛	直刺1.0～1.5寸，可透刺承山穴
下巨虚穴（ST39）	在小腿前外侧，当上巨虚穴下3寸	①下肢痿痹；②腹痛，泄泻，痢疾；③乳痈	直刺1.0～1.5寸
丰隆穴（ST40）	在小腿前外侧，当外踝尖上8寸，条口穴外，距胫骨前嵴两横指（中指）	①下肢痿痹；②咳嗽、痰多、哮喘、眩晕、癫狂痫	直刺1.0～1.5寸
解溪穴（ST41）	在足背与小腿交界处的横纹中央凹陷处，当踇长伸肌腱与趾长伸肌腱之间	①下肢痿痹、足踝肿痛；②腹胀、便秘；③头痛、眩晕；④癫狂	直刺0.5～1.0寸

穴位名称	定位	主治	刺灸法
冲阳穴 （ST42）	在足背最高处，当姆长伸肌腱与趾长伸肌腱之间，足背动脉搏动处	①足痿无力；②胃痛、腹胀；③口喎、面肿、牙痛	避开动脉，直刺0.3～0.5寸
陷谷穴 （ST43）	在足背，当第2、第3跖骨结合部前方凹陷处	①足背肿痛、足痿无力；②目赤肿痛、面浮水肿；③肠鸣腹痛	直刺0.5～1.0寸
内庭穴 （ST44）	在足背，当第2、第3趾间缝纹端	①足背肿痛；②腹痛、腹胀、便秘、痢疾；③牙痛、咽喉肿痛、口喎、鼻衄等五官热证	直刺或斜刺0.5～0.8寸
厉兑穴 （ST45）	在足第二趾末节外侧，距趾甲角0.1寸	①足背肿痛；②牙痛、咽喉肿痛、鼻衄等五官热证；③癫狂	浅刺0.1～0.2寸，或用三棱针点刺放血

小　结

经脉循行：①起自头部，沿躯干部循行至下肢（胸部距前正中线4寸，腹部距前正中线2寸），循下肢外侧前缘到达足部，体内属胃络脾；②胸腹部沿第二侧线下行；③入上齿中。

重点腧穴：天枢穴、足三里穴、丰隆穴、内庭穴、承泣穴、四白穴、地仓穴、颊车穴、下关穴、头维穴、伏兔穴、梁丘穴。

取穴要点：

脐中旁开2寸取天枢穴；犊鼻穴下3寸，胫骨前缘旁开一横指取足三里穴；外踝尖上8寸，距胫骨前嵴两横指取丰隆穴。

主治作用：

四白穴为目疾要穴；天枢穴既能治疗便秘，又能治疗泄泻；足三里穴治疗下肢疾患、胃肠病，为保健要穴；丰隆穴为全身祛痰要穴；内庭穴善治热证。

刺灸方法：

承泣穴紧靠眶缘进针，不宜提插捻转；天枢穴孕妇禁针灸。

歌　诀

经脉歌

胃足阳明交鼻起，下循鼻外入上齿，还出挟口绕承浆，

颐后大迎颊车里。耳前发际至额颅，支下人迎缺盆底，
下膈入胃络脾宫，直者缺盆下乳内。一支幽门循腹中，
下行直合气冲逢，遂由髀关抵膝膑，胫外中趾内间同。
一支下行注三里，前出中趾外间通，一支别走足跗趾，
大趾之端经尽矣。

经穴歌（45穴）

四十五穴足阳明，承泣四白巨髎经，地仓大迎颊车对，
下关头维和人迎；水突气舍连缺盆，气户库房屋翳屯，
膺窗乳中接乳根，不容承满及梁门；关门太乙滑肉门，
天枢外陵大巨寸，水道归来气冲穴，髀关伏兔走阴市；
梁丘犊鼻足三里，上巨虚连条口位，下巨虚穴上丰隆，
解溪冲阳陷谷中；下行内庭历兑穴，大趾次趾之端终。

常用腧穴歌

四白穴
瞳下一寸名四白，头目诸疾属其责，浅针直刺切莫深，
进针半寸向上斜。

地仓穴
口角旁开有地仓，唇缓不收流涎长，齿痛颊肿口歪斜，
透刺颊车效更良。

颊车穴
下颌角前一指间，咬肌隆起是颊车，齿痛颊肿口舌偏，
牙关紧闭透刺良。

下关穴
下关耳前合口空，面齿疼痛耳聋鸣，牙关不利口眼歪，
上关直下骨空中。

头维穴
头维发角五分中，头部戴冠之维名，目眩流泪眼不明，
斜刺沿皮医头风。

天枢穴
天枢平脐二寸开，呕吐腹泻兼便秘，痛经闭经绕脐痛，

大肠募穴功效宏。

梁丘穴

胃之郄穴号梁丘，髌骨外缘二寸留，乳痈膝肿肢不遂，
胃脘疼痛定寻求。

足三里穴

强壮保健有三里，胃肠疾病见奇绩，头晕耳鸣下肢痹，
虚劳羸瘦精神奕。

丰隆穴

头痛眩晕痰多嗽，呕吐便秘水不流，下肢痿痹神志病，
祛痰要穴丰隆求。

内庭穴

阳明郁热火上炎，头面五官俱占全，便秘胃酸复泻痢，
足背肿痛内庭痊。

四、足太阴脾经（The Spleen Meridian of Foot–Taiyin，SP）及其主要腧穴

目的要求：

▶ 掌握：足太阴脾经的经脉循行；三阴交穴、阴陵泉穴、血海穴的定位、主治以及刺灸法。

▶ 熟悉：足太阴脾经主治概要；隐白穴、公孙穴、地机穴的定位、主治以及刺灸法。

（一）经脉循行

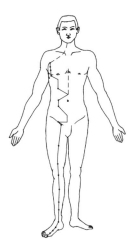

图 2-64　足太阴脾经循行示意

● 体内：属脾络胃，上膈，经过咽，止于舌。分支注心中与手少阴心经交接。

● 体表：起于足大趾，循行于小腿内侧的中间，至内踝上 8 寸之后循行于小腿内侧的前缘，经膝股部内侧前缘，上腹部，分布于胸腹部第 3 侧线，止于腋下大包穴（图 2-64）。

经脉循行原文：

《灵枢·经脉》：脾足太阴之脉，起于大趾之端，循趾内侧白肉际，过核骨后，上内踝前廉，上腨内，循胫骨后，交出厥阴之前，上膝股内前廉，入腹属脾络胃，上膈，挟咽，连舌本，散舌下。

其支者：复从胃，别上膈，注心中。

脾之大络：名曰大包，出渊腋下三寸，布胸胁。

（二）主治概要

● 脾胃病：腹胀、腹痛、泄泻、便秘、胃痛。

● 妇科、前阴病：月经不调、崩漏、小便不利、遗尿。

● 经脉循行部位病症：下肢痿痹、胸胁痛。

（三）常用腧穴

本经共21穴。

重点腧穴：隐白穴、公孙穴、三阴交穴、地机穴、阴陵泉穴、血海穴

1.隐白穴（SP1）

【定位】在足大趾末节内侧，距趾甲角0.1寸（图2-65）。

【主治】 近治作用——脚气、足肿
远治作用——腹胀、泄泻
特殊作用 神志病：癫狂
血证：月经过多、崩漏、尿血、便血

妇科血证要穴

【刺灸法】浅刺0.1寸（图2-66）。

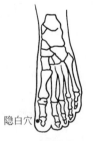

图2-65 隐白穴定位图

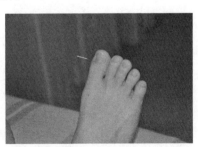

图2-66 隐白穴刺灸图

2.公孙穴（SP4）

【定位】在足内侧缘，当第1跖骨基底部的前下方，赤白肉际处（图2-67）。

【主治】
- 近治作用——足跗肿痛
- 远治作用——脾胃肠腑病：胃痛、呃逆、呕吐、腹痛、泄泻
- 特殊作用
  - 心胸病：心烦失眠、胸闷
  - 冲脉病症：奔豚气

胃心胸疾患要穴

【刺灸法】直刺0.5～1.2寸（图2-68）。

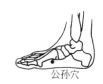

图2-67　公孙穴定位图

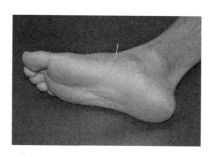

图2-68　公孙穴刺灸图

3.三阴交穴（SP6）

【定位】在小腿内侧，内踝尖上3寸，胫骨内侧缘后方（图2-69）。

【主治】
- 近治作用——下肢痿痹
- 远治作用
  - 脾胃病：腹胀、泄泻
  - 生殖泌尿系统疾病：遗精、不孕、小便不利
  - 妇科病：月经不调、痛经、带下、滞产
- 特殊作用
  - 阴虚诸症：失眠、眩晕、腰膝酸软
  - 高血压病

妇科病要穴、滋阴活血要穴

【刺灸法】直刺1.0～1.5寸，孕妇禁针（图2-70）。

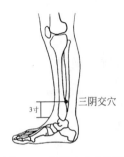

图2-69　三阴交穴定位图

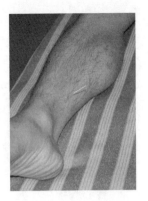

图2-70　三阴交穴刺灸图

4.地机穴（SP8）

【定位】在小腿内侧，当内踝尖与阴陵泉穴的连线上，阴陵泉穴下3寸（图2-71）。

【主治】
- 近治作用——下肢痿痹
- 远治作用
  - 脾胃病：腹痛、腹泻
  - 水湿证：小便不利、水肿
  - 妇科病：痛经、崩漏、月经不调

痛经要穴

【刺灸法】直刺1.0～1.5寸（图2-72）。

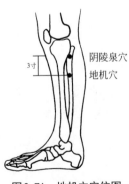

图2-71　地机穴定位图

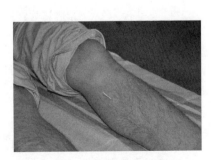

图2-72　地机穴刺灸图

5.阴陵泉穴（SP9）

【定位】在小腿内侧，当胫骨内侧髁后下方凹陷处（图2-73）。

【主治】
- 近治作用——膝痛、下肢痿痹
- 远治作用——水湿证：腹胀、水肿、泄泻、小便不利或失禁

水湿证要穴

【刺灸法】直刺1.0～2.0寸（图2-74）。

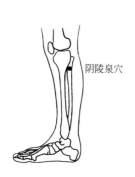

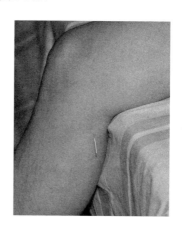

图2-73　阴陵泉穴定位图　　　　图2-74　阴陵泉穴刺灸图

6.血海穴（SP10）

【定位】屈膝，在大腿内侧，髌骨内上缘上2寸，当股四头肌内侧头的隆起处（图2-75）。

【主治】
- 近治作用——下肢痿痹
- 远治作用——月经病：月经不调、痛经、闭经、崩漏
- 特殊作用——血热性皮肤病：湿疹、风疹、丹毒、神经性皮炎

清泻血热要穴

【刺灸法】直刺1.0～1.5寸（图2-76）。

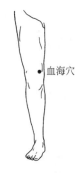

图2-75 血海穴定位图

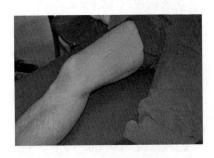

图2-76 血海穴刺灸图

（四）足太阴脾经腧穴一览（表2-7）

表2-7 足太阴脾经腧穴定位、主治与刺灸法

穴位名称	定位	主治	刺灸法
隐白穴（SP1）	在足大趾末节内侧，距趾甲角0.1寸	①月经过多、崩漏；②尿血、便血；③癫狂、多梦、惊风；④腹胀、泄泻	浅刺0.1寸
大都穴（SP2）	在足内侧缘，当足大趾本节（第1跖趾关节）后下方赤白肉际凹陷处	①腹胀、胃痛、泄泻、便秘；②热病无汗	直刺0.3～0.5寸
太白穴（SP3）	在足内侧缘，第1跖骨小头后缘，赤白肉际处	①胃痛、腹胀、腹痛、泄泻、痢疾、便秘、纳呆；②体重节痛	直刺0.5～1.0寸
公孙穴（SP4）	在足内侧缘，当第1跖骨基底的前下方，赤白肉际处	①胃痛、呕吐、腹胀、腹痛、泄泻、痢疾；②心痛、胸闷；③奔豚气	直刺0.5～1.2寸
商丘穴（SP5）	在足内踝前下方凹陷中，当舟骨结节与内踝尖连线的中点处	①腹胀、泄泻、便秘；②足踝肿痛；③黄疸	直刺0.5～0.8寸
三阴交穴（SP6）	在小腿内侧，当足内踝尖上3寸，胫骨内侧缘后方	①肠鸣腹胀、泄泻、便秘；②月经不调、不孕、阴挺、滞产；③遗精、阳痿、遗尿；④失眠、心悸、高血压；⑤下肢痿痹；⑥阴虚诸症	直刺1.0～1.5寸，孕妇禁针
漏谷穴（SP7）	在小腿内侧，当内踝尖与阴陵泉穴的连线上，内踝尖上6寸，胫骨内侧缘后方	①腹胀、肠鸣；②小便不利、遗精；③下肢痿痹	直刺1.0～1.5寸

穴位名称	定位	主治	刺灸法
地机穴 （SP8）	在小腿内侧，当内踝尖与阴陵泉穴的连线上，阴陵泉穴下3寸	①腹痛、泄泻；②水肿、小便不利；③月经不调、痛经、崩漏	直刺1.0～1.5寸
阴陵泉穴 （SP9）	在小腿内侧，当胫骨内侧髁后下方凹陷处	①腹胀、水肿、黄疸、泄泻、小便不利；②膝痛	直刺1.0～2.0寸
血海穴 （SP10）	屈膝，在大腿内侧，髌骨内上缘上2寸，当股四头肌内侧头的隆起处	①月经不调、经闭、痛经；②湿疹、瘾疹、丹毒	直刺1.0～1.5寸
箕门穴 （SP11）	在大腿内侧，当血海穴与冲门穴连线上，血海穴直上6寸	①小便不通、遗尿；②腹股沟肿痛	直刺0.5～1.0寸
冲门穴 （SP12）	在腹股沟外侧，距耻骨联合上缘中点3.5寸，当髂外动脉搏动处的外侧	①腹痛、疝气；②崩漏、带下	直刺0.5～1.0寸
府舍穴 （SP13）	在下腹部，当脐中下4寸，冲门穴外上方0.7寸，距前正中线4寸	腹痛、积聚、疝气	直刺1.0～1.5寸
腹结穴 （SP14）	在下腹部，大横穴下1.3寸，距前正中线4寸	①腹痛、便秘、泄泻；②疝气	直刺1.0～2.0寸
大横穴 （SP15）	仰卧，在腹中部，距脐中4寸	泄泻、便秘、腹痛	直刺1.0～2.0寸
腹哀穴 （SP16）	在上腹部，当脐中上3寸，距前正中线4寸	腹痛、便秘、泄泻、消化不良	直刺1.0～1.5寸
食窦穴 （SP17）	在胸外侧部，当第5肋间隙，距前正中线6寸	①腹胀、反胃、食入即吐；②胸胁胀痛；③水肿	斜刺或向外平刺0.5～0.8寸，深部为肺脏，不可深刺
天溪穴 （SP18）	在胸外侧部，当第4肋间隙，距前正中线6寸	①胸胁胀痛、咳嗽；②乳痈、乳汁少	斜刺或向外平刺0.5～0.8寸，不可深刺
胸乡穴 （SP19）	在胸外侧部，当第3肋间隙，距前正中线6寸	胸胁胀痛	斜刺或向外平刺0.5～0.8寸，不可深刺
周荣穴 （SP20）	在胸外侧部，当第2肋间隙，距前正中线6寸	①咳喘、气逆；②胸胁胀痛	斜刺或向外平刺0.5～0.8寸，不可深刺
大包穴 （SP21）	在侧胸部，腋中线上，当第6肋间隙处	①咳喘；②胸胁胀痛、岔气；③全身疼痛、四肢无力	斜刺或向外平刺0.5～0.8寸，不可深刺

小　结

经脉循行：①从足部出发，在内踝上8寸之前循行于肝经的后面，内踝上8寸之后循行于下肢内侧前缘上至胸腹部，体内属脾络胃；②胸腹部循行于第3侧线（胸部距离前正中线6寸，腹部距离前正中线4寸）。

重点腧穴：三阴交穴、阴陵泉穴、血海穴、隐白穴、公孙穴、地机穴。

取穴要点：

内踝尖上3寸取三阴交穴；胫骨内侧髁下方凹陷取阴陵泉穴；

髌骨内上缘上2寸取血海；第1跖骨基底部前下方取公孙穴。

主治作用：

三阴交穴为妇科病要穴、滋阴活血要穴；阴陵泉穴为水湿证要穴；血海穴为清泻血热要穴；隐白穴为治疗崩漏之要穴；地机穴为治疗痛经之要穴。

刺灸方法：

三阴交孕妇禁针。

歌　诀

经脉歌

太阴脾起足大趾，上循内侧白肉际，核骨之后内踝前，
上腨循胫至膝里，股内前廉入腹中，属脾络胃与膈通，
挟喉连舌散舌下，支络以胃注心宫。

经穴歌

足太阴经脾中州，隐白在足大趾头，大都太白公孙盛，
商丘三阴交可求，漏谷地机阴陵泉，血海箕门冲门开，
府舍腹结大横排，腹哀食窦连天溪，胸乡周荣大包尽，
二十一穴太阴全。

常用腧穴歌

隐白穴

隐白井穴足内侧，脾虚失统多出血，腹胀便溏兼癫狂，
鬼穴十三把名列。

公孙穴

公孙蹈趾基底寻，通于冲脉络穴云，通脉和胃健中焦，
逆气里急效如神。

三阴交穴

内踝三寸三阴交，育阴补益肝脾肾，下肢痿痹月经病，
失眠遗精兼癃闭。

地机穴

脾经郄穴名地机，月经不调痛经宜，遗精水肿尿不通，
腹痛腹泻功效奇。

阴陵泉穴

脾经合穴阴陵泉，健脾利湿功效专，小便不利或失禁，
黄疸膝痛针之痊。

血海穴

脾经血海膝内侧，活血祛瘀善治血，痛经闭经妇科疾，
瘾疹湿疹亦可医。

五、手少阴心经（The Heart Meridian of Hand–Shaoyin，HT）及其主要腧穴

目的要求：

▶ 掌握：手少阴心经的经脉循行；神门穴的定位、主治以及刺灸法。

▶ 熟悉：手少阴心经的主治概要；极泉穴、少海穴的定位、主治以及刺灸法。

（一）经脉循行

● 体表：起于腋窝，沿上肢内侧后缘下行，入掌内，止于小指桡侧端（交小肠经）（图2-77）。

● 体内：起于心中，属心络小肠，联系心系、肺、咽及目系。

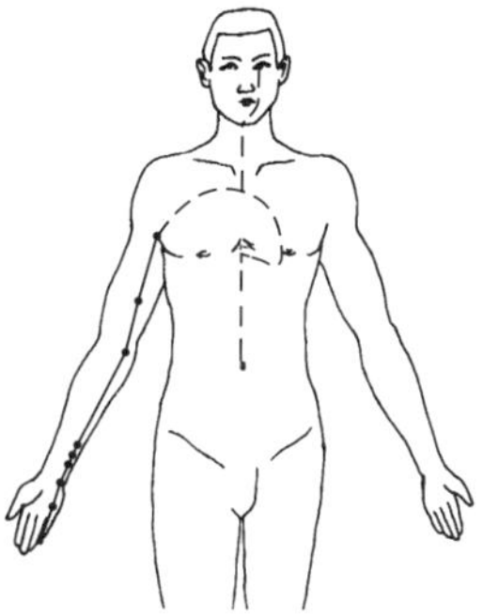

经脉循行原文：

《灵枢·经脉》：心手少阴之脉，起于

图2-77 手少阴心经循行示意

心中，出属心系，下膈络小肠；其支者，从心系上挟咽，系目系；其直者，复从心系却上肺，下出腋下，下循臑内后廉，行太阴、心主之后，下肘内，循臂内后廉，抵掌后锐骨之端，入掌内后廉，循小指之内出其端。

（二）主治概要

- 心病：心痛、心悸。
- 神志病：癔症、癫狂痫、失眠、健忘。
- 经脉循行部位病症：肩臂痛、胸胁痛、肘臂挛痛。

（三）常用腧穴

本经共9穴。

重点腧穴：极泉穴、少海穴、神门穴。

1.极泉穴（HT1）

【定位】腋窝正中，腋动脉搏动处（图2-78）。

【主治】{ 近治作用——上肢痿痹、肩臂疼痛、臂丛神经损伤
         远治作用——心痛、心悸等心疾

上肢痿痹要穴

【刺灸法】避开腋动脉，直刺或斜刺0.3～0.5寸（图2-79）。

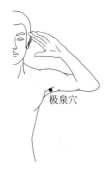
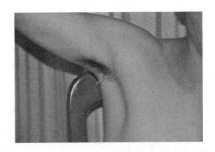

图2-78　极泉穴定位图　　　　图2-79　极泉穴刺灸图

2.少海穴（HT3）

【定位】屈肘，在肘横纹内侧端与肱骨内上髁连线的中点处（图2-80）。

【主治】 近治作用——肘臂挛痛、臂麻手颤
　　　　 远治作用——心痛、心悸、癔症

【刺灸法】直刺0.5～1寸（图2-81）。

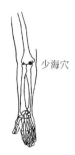

图2-80　少海穴定位图

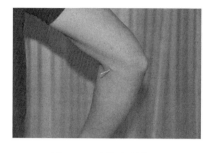

图2-81　少海穴刺灸图

3.神门穴（HT7）

【定位】在腕部，腕掌横纹尺侧端，尺侧腕屈肌腱的桡侧凹陷处（图2-82）。

【主治】 近治作用——腕臂痛
　　　　 远治作用——心烦、健忘、失眠、痴呆、癫狂痫

安神要穴

【刺灸法】直刺0.3～0.5寸，不宜深刺，以免伤及神经和血管（图2-83）。

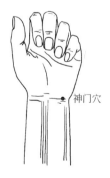

图2-82　神门穴定位图

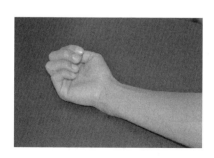

图2-83　神门穴刺灸图

（四）手少阴心经腧穴一览（表2-8）

表2-8　手少阴心经腧穴定位、主治与刺灸法

穴位名称	定位	主治	刺灸法
极泉穴 （HT1）	腋窝正中，腋动脉搏动处	①心痛、心悸；②肩臂疼痛、胁肋疼痛、臂丛神经损伤；③腋臭；④瘰疬	避开腋动脉，直刺或斜刺0.3～0.5寸
青灵穴 （HT2）	在臂内侧，当极泉穴与少海穴的连线上，少海穴上3寸，肱二头肌的内侧缘	①头痛；②胁痛、肩臂疼痛	直刺0.5～1寸
少海穴 （HT3）	屈肘，在肘横纹内侧端与肱骨内上髁连线的中点处	①心痛、癔症；②肘臂挛痛、臂麻手颤；③头项痛、腋胁痛；④瘰疬	直刺0.5～1寸
灵道穴 （HT4）	在前臂掌侧，当尺侧腕屈肌腱的桡侧缘，腕横纹上1.5寸	①心痛、悲恐善笑；②暴喑；③肘臂挛痛	直刺0.3～0.5寸，不宜深刺；留针时不可做屈腕动作
通里穴 （HT5）	在前臂掌侧，当尺侧腕屈肌腱的桡侧缘，腕横纹上1寸	①暴喑、舌强不语；②心悸、怔忡；③腕臂痛	直刺0.3～0.5寸，不宜深刺；留针时不可做屈腕动作
阴郄穴 （HT6）	在前臂掌侧，当尺侧腕屈肌腱的桡侧缘，腕横纹上0.5寸	①心痛、惊悸；②吐血、衄血；③骨蒸盗汗	避开动、静脉，直刺0.3～0.5寸；留针时不可做屈腕动作
神门穴 （HT7）	在腕部，腕掌横纹尺侧端，尺侧腕屈肌腱的桡侧凹陷处	①心痛、心烦、惊悸、失眠、健忘、阿尔茨海默病、癫狂痫；②胸胁痛；③高血压病	避开动、静脉，直刺0.3～0.5寸；留针时不可做屈腕动作
少府穴 （HT8）	在手掌面，第4、第5掌骨之间，握拳时，当小指端与无名指端之间	①心悸、胸痛；②阴痒、阴痛；③小指挛痛；④痈疡	直刺0.3～0.5寸
少冲穴 （HT9）	在手小指末节桡侧，距指甲角0.1寸	①心悸、心痛、癫狂、昏迷；②热病；③胸胁痛	浅刺0.1寸；或点刺出血

小 结

经脉循行：从胸部出发，沿上肢内侧后缘下行至小指桡侧端，体内属心络小肠。

重点腧穴：神门穴、极泉穴、少海穴。

取穴要点：

极泉位于腋窝正中；少海穴位于肘横纹内侧端与肱骨内上髁连线的中点；神门穴位于腕掌横纹尺侧端，尺侧腕屈肌腱的桡侧凹陷处。

主治作用：

神门穴安神作用极佳。

刺灸方法：

神门穴不宜深刺，以免伤及血管及神经。

歌 诀

经脉歌

手太阴脉起心中，下膈直与小肠通，支者还从心系走，
直上喉咙系目瞳。直者上肺出腋下，臑后肘内少海从，
臂内后廉抵掌中，锐骨之端注少冲。

经穴歌

九穴心经手少阴，极泉青灵少海从，灵道通里阴郄随，
神门少府少冲寻。

常用腧穴歌

极泉穴

心经极泉腋下寻，上肢瘘痹肩臂痛，心痛心悸诸心疾，
避开动脉勿深刺。

少海穴

心经合穴少海是，屈肘内侧横纹间，肘臂挛痛善医治，
心疾瘾症亦可寻。

神门穴

原穴神门腕横纹，宁心安神功效宏，心烦惊悸兼失眠，
健忘痴呆癫狂痫。

六、手太阳小肠经（The Small Intestine Meridian of Hand-Taiyang，SI）及其主要腧穴

目的要求：

▶ 掌握：手太阳小肠经的经脉循行；少泽穴、后溪穴、腕骨穴、天宗穴、颧髎穴的定位、主治以及刺灸法。

▶ 熟悉：手太阳小肠经的主治概要；听宫穴的定位、主治以及刺灸法。

（一）经脉循行

● 体表：起于小指尺侧端，沿着上肢外侧后缘，至肩关节后方，绕行肩胛部，再沿着颈部上行面部，至外眼角，止于耳前（图2-84）。

● 体内：沿着食管，到胃，络心，属小肠。面部支脉至内眼角与足太阳膀胱经相接。

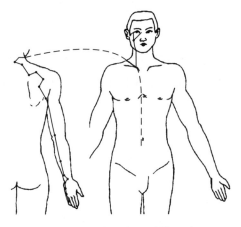

图2-84　手太阳小肠经循行示意

经脉循行原文：

《灵枢·经脉》：小肠手太阳之脉，起于小指之端，循手外侧上腕，出踝中，直上循臂骨下廉，出肘内侧两筋之间，上循臑外后廉，出肩解，绕肩胛，交肩上，入缺盆，络心，循咽下膈，抵胃，属小肠。

其支者：从缺盆循颈上颊，至目锐眦，却入耳中。

其支者：别颊上䪼，抵鼻，至目内眦，斜络于颧。

（二）主治概要

● 头面五官病：头痛、牙痛、耳鸣耳聋、视物模糊、咽喉痛。
● 热病：发热、中暑。
● 神志病：癫狂痫。
● 经脉循行部位病症：肘臂痛、肩背痛、颈项强痛。

（三）常用腧穴

本经共19穴。

重点腧穴：少泽穴、后溪穴、天宗穴、颧髎穴、听宫穴。

1.少泽穴（SI1）

【定位】小指尺侧指甲角旁约0.1寸（图2-85）。

【主治】
- 近治作用——手指麻木、疼痛
- 远治作用——头痛、咽喉肿痛、视物模糊等头面五官病
- 特殊作用
  - 昏迷、中暑等急症
  - 乳痛、缺乳等乳疾

通乳要穴

【刺灸法】浅刺0.1寸或点刺出血。孕妇慎用（图2-86）。

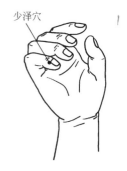

图2-85　少泽穴定位图

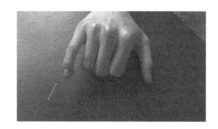

图2-86　少泽穴刺灸图

2.后溪穴（SI3）

【定位】在手掌尺侧，微握拳，当第5掌指关节后的掌指横纹头赤白肉际（图2-87）。

【主治】 近治作用——手指及肘臂挛痛
         远治作用——耳聋、视物模糊、目赤肿痛、盗汗、疟疾
         特殊作用——头项强痛、腰背痛

头项痛、腰背痛要穴

【刺灸法】直刺0.5～1寸，或向合谷方向透刺（图2-88）。

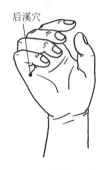

图2-87　后溪穴定位图

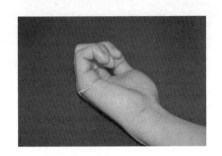

图2-88　后溪穴刺灸图

3. 天宗穴（SI11）

【定位】在肩胛部，当肩胛骨冈下窝中央凹陷处，与第4胸椎相平（图2-89）。

【主治】肩臂疼痛、气喘、乳痈。

肩周炎要穴

【刺灸法】直刺或斜刺0.5～1寸，遇到阻力不可强行进针（图2-90）。

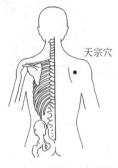

图2-89　天宗穴定位图

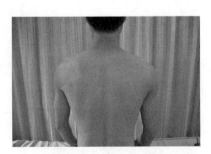

图2-90　天宗穴刺灸图

4.颧髎穴（SI18）

【定位】在面部，目外眦直下，颧骨下缘凹陷处（图2-91）。

【主治】口眼歪斜、面肌痉挛、牙痛、三叉神经痛。

【刺灸法】直刺0.3～0.5寸，斜刺或平刺0.5～1寸（图2-92）。

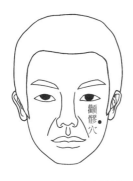 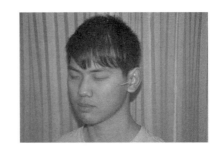

图2-91　颧髎穴定位图　　　　　　图2-92　颧髎穴刺灸图

5.听宫穴（SI19）

【定位】在面部，耳屏前，下颌骨髁突的后方，张口时呈凹陷处（图2-93）。

【主治】耳鸣、耳聋、聤耳等耳疾；牙痛、癫狂痫。

【刺灸法】张口，直刺0.5～1寸。留针时宜保持一定的张口姿势（图2-94）。

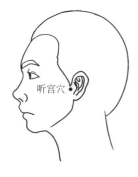 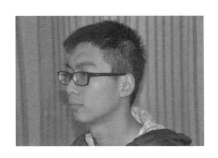

图2-93　听宫穴定位图　　　　　　图2-94　听宫穴刺灸图

（四）手太阳小肠经腧穴一览（表2-9）

表2-9　手太阳小肠经腧穴定位、主治与刺灸法

穴位名称	定位	主治	刺灸法
少泽穴（SI1）	小指尺侧指甲角旁约0.1寸	①手指麻木、疼痛；②头痛、目翳、咽喉肿痛、耳聋耳鸣；③乳痈、乳汁少；④昏迷、热病	浅刺0.1寸或点刺出血。孕妇慎用
前谷穴（SI2）	在手尺侧，微握拳，当小指本节（第5掌指关节）前的掌指横纹头赤白肉际处。	①头痛、目痛、耳鸣、咽喉肿痛；②乳少	直刺0.3～0.5寸
后溪穴（SI3）	在手掌尺侧，微握拳，当小指本节（第5掌指关节）后的掌指横纹头赤白肉际处。	①手指、手臂挛急；②目赤、耳聋、咽喉肿痛；③癫狂痫；④头项强痛、腰背痛	直刺0.5～1寸。或者向合谷方向透刺
腕骨穴（SI4）	在手掌尺侧，当第5掌骨基底与三角骨之间赤白肉际处	①手指及手腕挛痛；②头项强痛、耳鸣、目翳；③黄疸、消渴、热病、疟疾	直刺0.3～0.5寸
阳谷穴（SI5）	腕背横纹尺侧端尺骨茎突前凹陷处	①腕臂痛；②头痛、目眩、耳鸣耳聋；③热病；④癫狂痫	直刺0.3～0.5寸
养老穴（SI6）	在前臂背面尺侧，当尺骨茎突桡侧凹陷中	①肩、背、肘、臂酸痛；②目视不明	以掌心向胸姿势，直刺0.5～0.8寸
支正穴（SI7）	在前臂背面尺侧，当阳谷穴与小海穴的连线上，阳谷穴上5寸	①头痛，项强，手臂酸痛；②热病；③癫狂	直刺0.5～0.8寸
小海穴（SI8）	微屈肘，在肘内侧，当尺骨鹰嘴与肱骨内上髁之间的凹陷处	①肘臂疼痛；②癫痫	直刺0.3～0.5寸
肩贞穴（SI9）	在肩关节后下方，臂内收时腋后纹头上1寸（指寸）	①肩背疼痛、手臂麻痛；②瘰疬	直刺或斜刺1～1.5寸，不宜向胸深刺
臑俞穴（SI10）	在肩部，当腋后纹头直上，肩胛骨下缘凹陷中	①肩背疼痛；②瘰疬	直刺或斜刺0.5～1.5寸，不宜向胸深刺
天宗穴（SI11）	在肩胛部，当肩胛骨冈下窝中央凹陷处，与第4胸椎相平	①肩胛疼痛；②乳痈；③气喘	直刺或斜刺0.5～1寸

穴位名称	定位	主治	刺灸法
秉风穴 （SI12）	在肩胛部，肩胛骨冈上窝中央，天宗穴直上，举臂有凹陷处	肩胛疼痛、手臂酸麻	直刺或斜刺0.5～0.8寸
曲垣穴 （SI13）	在肩胛部，肩胛骨冈上窝内侧端，当臑俞穴与第2胸椎棘突连线的中点处	肩胛、背部疼痛	直刺或向外下方斜刺0.5～0.8寸
肩外俞穴 （SI14）	在背部，当第1胸椎棘突下旁开3寸	肩背疼痛、颈项强急	向外斜刺0.5～0.8寸
肩中俞穴 （SI15）	在背部，当第7颈椎棘突下旁开2寸	①咳嗽、气喘、咯血；②肩背疼痛	向外斜刺0.5～0.8寸
天窗穴 （SI16）	在颈外侧部，胸锁乳突肌的后缘，扶突穴后，与喉结相平	①耳鸣、耳聋、咽喉肿痛、暴喑；②颈项强痛	直刺或向下斜刺0.5～1寸
天容穴 （SI17）	在颈外侧部，当下颌角的后方，胸锁乳突肌的前缘凹陷中	①耳鸣、耳聋、咽喉肿痛；②颈项肿痛	直刺0.5～1寸，不宜深刺
颧髎穴 （SI18）	在面部，当目外眦直下，颧骨下缘凹陷处	口㖞、眼睑瞤动、牙痛、颊肿、面肌痉挛、三叉神经痛	直刺0.3～0.5寸或斜刺0.5～1寸
听宫穴 （SI19）	在面部，耳屏前，下颌骨髁突后方，张口时呈凹陷处	①耳鸣、耳聋、聤耳等耳疾；②齿痛	张口，直刺0.5～1寸

小　结

经脉循行：①从手部出发沿上肢外侧后缘循行，上肩至头面部，体内属小肠络心；②绕行肩胛部；③十二经脉中唯一既到达目锐眦又到达目内眦的经脉。

重点腧穴：后溪穴、少泽穴、天宗穴、颧髎穴、听宫穴。

取穴要点：

第5掌指关节后，远侧掌横纹头赤白肉际取后溪穴；肩胛骨冈下窝中央取天宗穴；目外眦直下，颧骨下缘取颧髎穴；耳屏前，下颌骨髁状突后方取听宫穴。

主治作用：

后溪为治疗头项痛、腰背痛要穴；天宗为治疗肩臂痛要穴。

刺灸方法：听宫穴宜张口进针。

歌　诀

经脉歌

　　手太阳经小肠脉，小指之端起少泽，循手外廉出踝中，
循臂骨出肘内侧。上循臑外出后廉，直过肩解绕肩胛，
交肩下入缺盆内，向腋络心循咽喉。下膈抵胃属小肠，
一支缺盆贯颈颊，至目锐眦缺入耳，一支别颊上至顺。
抵鼻升至目内眦，斜络于颧别络接。

经穴歌

　　手太阳穴一十九，少泽前谷后溪数，腕骨阳谷养老接，
支正小海外辅肘，肩贞臑俞接天宗，臑外秉风曲垣守，
肩外俞连肩中俞，天窗巧与天容偶。锐骨之尖上颧髎，
听宫耳前珠上走。

常用腧穴歌

　　少泽穴

　　小指外侧居少泽，乳少乳痈咽喉肿，头痛目翳神不清，
耳聋耳鸣亦能医。

　　后溪穴

　　后溪通督手太阳，耳聋目赤头项强，扭伤腰痛神志病，
手臂挛急治亦良。

　　天宗穴

　　天宗冈下窝中央，肩臂疼痛反应点，乳痈气喘效相当，
直刺一寸功效良。

　　听宫穴

　　耳前听宫聪耳窍，耳屏前方凹陷中，耳鸣耳聋兼齿痛，
张口针刺莫忘掉。

七、足太阳膀胱经（The Bladder Meridian of Foot–Taiyang，BL）及其主要腧穴

目的要求：

▶ 掌握：足太阳膀胱经的经脉循行；睛明穴、肾俞穴、委中穴、至阴穴的定位、主治以及刺灸法。

▶ 熟悉：足太阳膀胱经的主治概要；熟悉攒竹穴、大杼穴、肺俞穴、心俞穴、膈俞穴、肝俞穴、脾俞穴、胃俞穴、大肠俞穴、次髎穴、承山穴、昆仑穴的定位、主治以及刺灸法。

（一）经脉循行

● 体内：络肾，属膀胱，联络脑。

● 体表：起于目内眦，上额，循头顶，夹督脉下项，分成两支，沿脊柱旁开1.5寸及3寸、循大腿后侧下行，汇合于腘窝正中，沿小腿后侧、足外侧下行，在小趾外侧端与足少阴肾经相接（图2-95）。

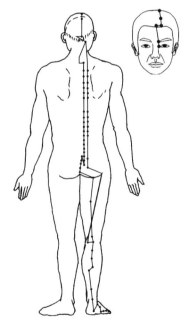

图2-95　足太阳膀胱经循行示意

经脉循行原文：

《灵枢·经脉》：膀胱足太阳之脉，起于目内眦，上额，交巅。

其支者，从巅至耳上角。其直者，从巅入络脑，还出别下项，循肩膊内，挟脊抵腰中，入循膂，络肾，属膀胱。

其支者，从腰中，下挟脊，贯臀，入腘中。其支者，从膊内左右别下贯胛，挟脊内，过髀枢，循髀外后廉下合腘中，以下贯踹内，出外踝之后，循京骨至小指外侧。

（二）主治概要

● 脏腑病：背俞穴主治相应的脏腑和有关的组织器官病症。

● 神志病：癫狂痫、失眠、健忘。

● 经脉循行部位病症：头痛、目疾、项强、背腰痛、下肢痿痹。

（三）常用腧穴

本经共67穴。

重点腧穴：睛明穴、攒竹穴、大杼穴、肾俞穴、次髎穴、委中穴、承山穴、昆仑穴、至阴穴。

1.睛明穴（BL1）

【定位】在面部，目内眦角稍上方凹陷处（图2-96）。

【主治】
$\begin{cases} \text{近治作用——目疾：近视、夜盲、视物糊、目赤肿痛、} \\ \qquad\qquad\qquad\text{上睑下垂} \\ \text{远治作用——急性腰痛} \end{cases}$

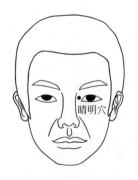

图2-96 睛明穴定位图

治疗眼病要穴

【刺灸法】嘱患者闭目，医者押手轻轻固定眼球，刺手持针，于眶缘和眼球之间缓慢直刺0.5～1寸（图2-97）。不宜提插捻转，以防刺破血管引起血肿；不宜灸。

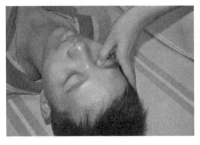 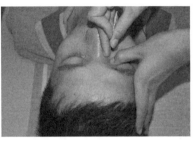

(a)押手固定眼球 　　　　(b)刺手持针沿眶缘和眼球之间直刺0.5~1寸

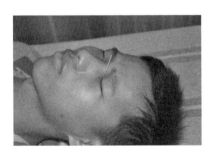

(c)留针期间不宜提插捻转

图2-97　睛明穴刺灸图

2.攒竹穴（BL2）

【定位】在面部，当眉头凹陷中，眶上切迹处（图2-98）。

【主治】近治作用——头痛、眉棱骨痛、视物不明、
目赤肿痛、眼睑下垂、口眼歪斜等
特殊作用——呃逆

治疗呃逆常用穴

【刺灸法】平刺0.5～0.8寸；禁灸（图2-99）。

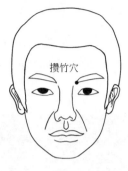

图2-98　攒竹穴定位图

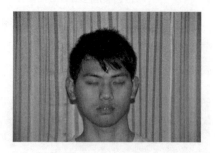

图2-99　攒竹穴刺灸图

3.大杼穴（BL11）（八会穴之骨会）

【定位】在背部，第1胸椎棘突下，旁开1.5寸（图2-100）。

【主治】 { 近治作用——项强、肩背痛
　　　　　　 远治作用——咳嗽

治疗骨病要穴

【刺灸法】斜刺0.5～0.8寸，不宜深刺（图2-101）。

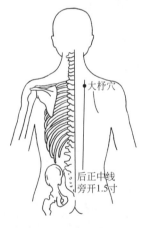

图2-100　大杼穴定位图

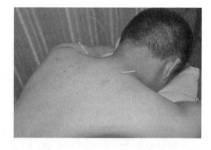

图2-101　大杼穴刺灸图

4.肾俞穴（BL23）（肾之背俞穴）

【定位】在腰部，第2腰椎棘突下，旁开1.5寸（图2-102）。

【主治】
- 生殖疾患：遗精阳痿、月经不调、不孕不育
- 大小便疾患：遗尿、小便不利、五更泄泻
- 肾不纳气病症：咳喘少气
- 耳疾：耳鸣耳聋
- 腰背痛：腰膝酸软

善治肾脏疾患及其相关组织器官病变

【刺灸法】直刺0.5～1寸（图2-103）。

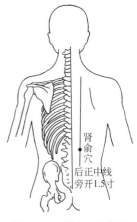

图2-102　肾俞穴定位图

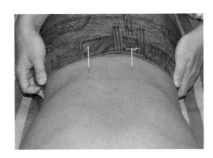

图2-103　肾俞穴刺灸图

附　常用背俞穴列表

腧穴	特定穴	定位	主治	刺灸法
肺俞（BL13）	五脏之背俞穴	第3胸椎棘突下，旁开1.5寸	相应脏腑病症及有关组织器官病症	胸椎旁开背俞穴斜刺0.5～0.8寸；腰椎旁开背俞穴直刺0.5～1寸；骶椎旁开背俞穴直刺0.8～1.2寸。
心俞（BL15）		第5胸椎棘突下，旁开1.5寸		
肝俞（BL18）		第9胸椎棘突下，旁开1.5寸		
脾俞（BL20）		第11胸椎棘突下，旁开1.5寸		
肾俞（BL23）		第2腰椎棘突下，旁开1.5寸		
膈俞（BL17）	八会穴之血会	第7胸椎棘突下，旁开1.5寸	血证要穴	
胃俞（BL21）	六腑之背俞穴	第12胸椎棘突下，旁开1.5寸	相应脏腑病症及有关组织器官病症	
大肠俞（BL25）		第4腰椎棘突下，旁开1.5寸		
膀胱俞（BL28）		第2骶椎棘突下，旁开1.5寸		

5. 次髎穴（BL32）

【定位】在骶部，第2骶后孔中，约当髂后上棘下与后正中线之间（图2-104）。

【主治】
- 腰骶痛、下肢痿痹
- 妇科病：月经不调、痛经、带下
- 前阴病：小便不利、遗精

治疗痛经经验穴

【刺灸法】直刺1～1.5寸（图2-105）。

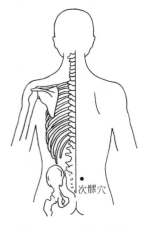

图2-104　次髎穴定位图

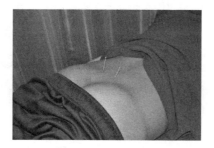

图2-105　次髎穴刺灸图

6. 委中穴（BL40）（合穴，膀胱下合穴）

【定位】腘横纹中点，当股二头肌腱与半腱肌腱的中间（图2-106）。

【主治】
- 近治作用——下肢痿痹
- 远治作用——腰痛(腰背委中求)
- 特殊作用
  - 腹痛、吐泻
  - 小便不利、遗尿
  - 丹毒

腰痛要穴；善清血分热毒

【刺灸法】直刺0.5～1寸，或点刺出血（图2-107）。

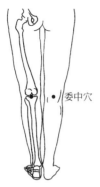

图2-106 委中穴定位图

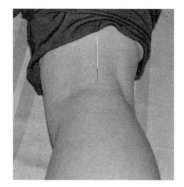

图2-107 委中穴刺灸图

7. 承山穴（BL57）

【定位】在小腿后面正中，腓肠肌两肌腹之间凹陷的顶端处，约在委中穴与昆仑穴之间中点（图2-108）。

【主治】{ 近治作用——腰腿拘急、疼痛
        远治作用——痔疾、便秘

治疗痔疾要穴

【刺灸法】直刺1～2寸；不宜作过强的刺激，以免引起腓肠肌痉挛（图2-109）。

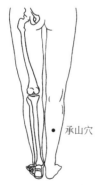

图2-108 承山穴定位图

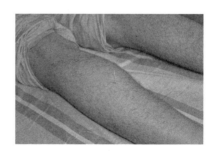

图2-109 承山穴刺灸图

8. 昆仑穴（BL60）（经穴）

【定位】在足部外踝后方，当外踝尖与跟腱之间的凹陷处（图2-110）。

【主治】
- 近治作用——足踝肿痛
- 远治作用
  - 头痛项强、腰骶疼痛
  - 癫痫
- 特殊作用——滞产

【刺灸法】直刺0.5～0.8寸。注意：孕妇禁用，经期慎用（图2-111）。

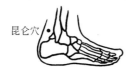

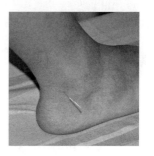

图2-110　昆仑穴定位图　　　　图2-111　昆仑穴刺灸图

9.至阴穴（BL67）（井穴）

【定位】足小趾末节外侧，距趾甲角0.1寸（图2-112）。

【主治】
- 远治作用——鼻塞、鼻衄、头痛、目痛
- 特殊作用——胎位不正、滞产

矫正胎位、催产要穴

【刺灸法】浅刺0.1寸；矫正胎位用灸法（图2-113）。

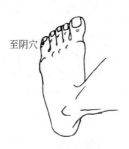

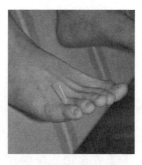

图2-112　至阴穴定位图　　　　图2-113　至阴穴刺灸图

（四）足太阳膀胱经腧穴一览（表2-10）

表2-10　足太阳膀胱经腧穴定位、主治与刺灸法

穴位名称	定位	主治	刺灸法
睛明穴（BL1）	在面部，目内眦角稍上方凹陷处	①视物不明、近视、夜盲、色盲目翳、目赤肿痛、迎风流泪；②急性腰痛	嘱患者闭目，医者押手轻轻固定眼球，刺手持针，于眶缘和眼球之间缓慢直刺0.5～1寸。不宜提插捻转，以防刺破血管引起血肿；不宜灸
攒竹穴（BL2）	在面部，当眉头凹陷中，眶上切迹处	①眉棱骨痛、目视不明、目赤肿痛；②面瘫、面痛；③呃逆	平刺0.5～0.8寸
眉冲穴（BL3）	在头部，当攒竹穴直上入发际0.5寸，神庭穴与曲差穴连线之间	①头痛、眩晕；②鼻塞	向后平刺0.3～0.5寸
曲差穴（BL4）	在头部，当前发际正中直上0.5寸，旁开1.5寸，即神庭穴与头维穴连线的内1/3与中1/3交点处	①头痛、目视不明；②鼻塞、鼻衄	平刺0.5～0.8寸
五处穴（BL5）	在头部，当前发际正中直上1寸，旁开1.5寸	①头痛、头晕；②癫痫	平刺0.3～0.5寸
承光穴（BL6）	在头部，当前发际正中直上2.5寸，旁开1.5寸	①目视不明、鼻塞；②癫痫；③头晕目眩	平刺0.3～0.5寸
通天穴（BL7）	在头部，当前发际正中直上4寸，旁开1.5寸	①鼻塞、鼻息肉、鼻疮、鼻渊、鼻衄；②头痛、目眩	平刺0.3～0.5寸
络却穴（BL8）	在头部，当前发际正中直上5.5寸，旁开1.5寸	①目视不明、耳鸣；②头晕	平刺0.3～0.5寸
玉枕穴（BL9）	在后头部，当后发际正中直上2.5寸，旁开1.3寸，平枕外粗隆上缘的凹陷处	①头项痛；②目视不明、鼻塞	平刺0.3～0.5寸
天柱穴（BL10）	在项部，大筋（斜方肌）之外缘凹陷中，约当后发际正中直上旁开1.3寸	①头晕、目眩；②头痛、项强、肩背痛；③鼻塞、咽喉痛、目赤肿痛	直刺或斜刺0.5～0.8寸，不可向内上方深刺

穴位名称	定位	主治	刺灸法
大杼穴（BL11）	在背部，当第1胸椎棘突下，旁开1.5寸	①各种骨病（骨痛、肩关节痛、腰关节痛、骶关节痛、膝关节痛）；②咳嗽	斜刺0.5～0.8寸
风门穴（BL12）	在背部，当第2胸推棘突下，旁开1.5寸	①伤风、咳嗽；②发热、头痛、项强、胸背痛	斜刺0.5～0.8寸
肺俞穴（BL13）	在背部，当第3胸椎棘突下，旁开1.5寸	①发热、咳嗽、咯血、盗汗、鼻塞；②皮肤瘙痒	斜刺0.5～0.8寸
厥阴俞穴（BL14）	在背部，当第4胸椎棘突下，旁开1.5寸	①心痛、心悸；②咳嗽、胸闷；③呕吐	斜刺0.5～0.8寸
心俞穴（BL15）	在背部，当第5胸椎棘突下，旁开1.5寸	①心悸、失眠、健忘、癫痫等心与神志疾患；②咳嗽、吐血；③梦遗、盗汗	斜刺0.5～0.8寸
督俞穴（BL16）	在背部，当第6胸椎棘突下，旁开1.5寸	①心痛、胸闷；②胃痛、腹痛；③咳嗽、气喘	斜刺0.5～0.8寸
膈俞穴（BL17）	在背部，第7胸椎棘突下，旁开1.5寸	①呕吐、呃逆、吐血；②咳嗽、气喘、骨蒸盗汗；③皮肤瘙痒	斜刺0.5～0.8寸
肝俞穴（BL18）	在背部，当第9胸椎棘突下，旁开1.5寸	①胁痛、黄疸；②目赤肿痛、夜盲等目疾；③癫狂痫；④脊背痛	斜刺0.5～0.8寸
胆俞穴（BL19）	在背部，当第10胸椎棘突下，旁开1.5寸	①黄疸、口苦、胁痛、食不化；②肺痨、潮热	斜刺0.5～0.8寸
脾俞穴（BL20）	在背部，当第11胸椎棘突下，旁开1.5寸	①腹胀、黄疸、呕吐、泄泻、痢疾、便血；水肿；②背痛	斜刺0.5～0.8寸
胃俞穴（BL21）	在背部，当第12胸椎棘突下，旁开1.5寸	胃脘痛、呕吐、腹胀、肠鸣等胃疾	斜刺0.5～1寸
三焦俞穴（BL22）	在腰部，当第1腰椎棘突下，旁开1.5寸	①水肿、小便不利；②腹胀、肠鸣、泄泻、痢疾；③腰背强痛	直刺0.5～1寸

穴位名称	定位	主治	刺灸法
肾俞穴 （BL23）	在腰部，当第2腰椎棘突下，旁开1.5寸	①遗尿、小便不利、水肿；②遗精、阳痿、月经不调、带下；③耳聋、耳鸣；④腰痛；⑤气喘	直刺0.5～1寸
气海俞穴 （BL24）	在腰部，当第3腰椎棘突下，旁开1.5寸	①腹胀、肠鸣、痔疮；②痛经；③腰痛	直刺0.5～1寸
大肠俞穴 （BL25）	在腰部，当第4腰椎棘突下，旁开1.5寸	①腹胀、泄泻、便秘、痔疮出血；②腰痛	直刺0.8～1.2寸
关元俞穴 （BL26）	在腰部，当第5腰椎棘突下，旁开1.5寸	①腰骶痛；②腹胀、泄泻；③小便频数或不利、遗尿	直刺0.8～1.2寸
小肠俞穴 （BL27）	在骶部，当骶正中嵴旁开1.5寸，平第1骶后孔	①腰骶痛；②小腹胀痛、小便不利、遗精、白带、疝气	直刺0.8～1.2寸
膀胱俞穴 （BL28）	在骶部，当骶正中嵴旁开1.5寸，平第2骶后孔	①小便不利、遗尿、尿频；②腰脊强痛；③泄泻、便秘	直刺0.8～1.2寸
中膂俞穴 （BL29）	在骶部，当骶正中嵴旁开1.5寸，平第3骶后孔	①痢疾、疝气；②腰脊强痛	直刺0.8～1.2寸
白环俞穴 （BL30）	在骶部，当骶正中嵴旁开1.5寸，平第4骶后孔	①遗精、白带、月经不调、遗尿、疝气；②腰骶疼痛	直刺0.8～1.2寸
上髎穴 （BL31）	在骶部，当髂后上嵴与后正中线之间，适对第1骶后孔处	①月经不调、赤白带下、阴挺；②遗精、阳痿、便秘、小便不利；③腰骶痛	直刺1～1.5寸
次髎穴 （BL32）	在骶部，第2骶后孔中，约当髂后上棘下与后正中线之间	①腰骶痛、下肢痿痹；②遗精、阳痿、月经不调、小便不利	直刺1～1.5寸
中髎穴 （BL33）	当次髎穴内下方，适对第3骶后孔处	①月经不调、带下、小便不利、便秘、泄泻；②腰骶疼痛	直刺1～1.5寸
下髎穴 （BL34）	在骶部，当中髎穴内下方，适对第4骶后孔处	①腰骶痛、小腹痛；②小便不利、带下、便秘	直刺1～1.5寸
会阳穴 （BL35）	在骶部，尾骨端旁开0.5寸	①大便失禁、泄泻、便血、痔疾；②阳痿；③带下	直刺0.8～1.2寸

穴位名称	定位	主治	刺灸法
承扶穴 （BL36）	在大腿后面，臀横纹的中点	①腰、骶、臀、股部疼痛、下肢痿痹；②痔疾	直刺1～2.5寸
殷门穴 （BL37）	在大腿后面，当承扶穴与委中穴的连线上，承扶穴下6寸	腰痛、下肢痿痹	直刺1～2寸
浮郄穴 （BL38）	在腘横纹外侧端，委阳穴上1寸，股二头肌腱的内侧	①股、腘部疼痛；②便秘	直刺1～1.5寸
委阳穴 （BL39）	在腘横纹外侧端，当股二头肌腱的内侧	①腰脊强痛、小腹胀满、小便不利；②腿足拘挛疼痛	直刺1～1.5寸
委中穴 （BL40）	在腘横纹中点，当股二头肌腱与半腱肌腱的中间	①腰脊疼痛、腘筋挛急、半身不遂、下肢痿痹；②丹毒、皮疹、周身瘙痒、疔疮；③腹痛、吐泻；④遗尿、小便不利	直刺1～1.5寸，或点刺出血
附分穴 （BL41）	在背部，当第2胸椎棘突下，旁开3寸	颈项强痛、肩背拘急、肘臂麻木	斜刺0.5～0.8寸
魄户穴 （BL42）	在背部，当第3胸椎棘突下，旁开3寸	①咳嗽、气喘、肺痨；②项强、肩背痛；③咯血	斜刺0.5～0.8寸
膏肓穴 （BL43）	在背部，当第4胸椎棘突下，旁开3寸	①肺痨咳嗽气喘、纳差、便溏、消瘦乏力；②遗精、盗汗、健忘；③羸瘦、虚劳	斜刺0.5～0.8寸
神堂穴 （BL44）	在背部，当第5胸椎棘突下，旁开3寸	①心痛、心悸、失眠；②胸闷、咳嗽、气喘；③肩背痛	斜刺0.5～0.8寸
譩譆穴 （BL45）	在第6胸椎棘突下，旁开3寸	①胸痛引背、肩背痛；②咳嗽、气喘；③热病、疟疾	斜刺0.5～0.8寸
膈关穴 （BL46）	在背部，当第7胸椎棘突下，旁开3寸	①饮食不下、呃逆、呕吐；②脊背强痛	斜刺0.5～0.8寸
魂门穴 （BL47）	在背部，当第9胸椎棘突下，旁开3寸	①胸胁胀满、呕吐、泄泻；②背痛	斜刺0.5～0.8寸
阳纲穴 （BL48）	在背部，当第10胸椎棘突下，旁开3寸	①黄疸、腹痛、肠鸣、泄泻；②消渴	斜刺0.5～0.8寸
意舍穴 （BL49）	在背部，当第11胸椎棘突下，旁开3寸	肠鸣、呕吐、腹胀、泄泻	斜刺0.5～0.8寸

穴位名称	定位	主治	刺灸法
胃仓穴 （BL50）	在背部，当第12胸椎棘突下，旁开3寸	①胃脘痛、腹胀；小儿食积；②水肿；③脊背痛	斜刺0.5～0.8寸
肓门穴 （BL51）	在腰部，当第1腰椎棘突下，旁开3寸	①腹痛、痞块、便秘；②乳疾	斜刺0.5～0.8寸
志室穴 （BL52）	在腰部，当第2腰椎棘突下，旁开3寸	①遗精、阳痿；②小便不利、水肿、遗尿；③腰脊强痛	斜刺0.5～1寸
胞肓穴 （BL53）	在臀部，平第2骶后孔，骶正中嵴旁开3寸	①小便不利；②腰脊痛；③肠鸣、腹胀	直刺0.8～1.2寸
秩边穴 （BL54）	在臀部，平第4骶后孔，骶正中嵴旁开3寸	①腰腿痛、下肢痿痹；②小便不利、便秘、痔疾	直刺1.5～2寸
合阳穴 （BL55）	在小腿后面，当委中穴与承山穴的连线上，委中穴下2寸	①腰脊强痛、下肢痿痹；②疝气；③崩漏	直刺1～2寸
承筋穴 （BL56）	在小腿后面，当委中穴与承山穴的连线的中点，腓肠肌肌腹中央，委中穴下5寸	①痔疾；②腰腿拘急疼痛	直刺1～1.5寸
承山穴 （BL57）	在小腿后面正中，委中穴与昆仑穴之间，当伸直小腿或足跟上提时，腓肠肌肌腹下出现的尖角凹陷处	①痔疮、便秘；②腰腿拘急疼痛	直刺1～2寸
飞扬穴 （BL58）	在小腿后面，当外踝后，昆仑穴直上7寸，承山穴外下方1寸处	①头痛、目眩、鼽衄；②腰腿疼痛、腿软无力；③痔疾	直刺1～1.5寸
跗阳穴 （BL59）	在小腿后面，外踝后，昆仑穴直上3寸	①头痛、头重；②腰部疼痛、下肢痿痹、外踝肿痛	直刺0.8～1.2寸
昆仑穴 （BL60）	在足部外踝后方，当外踝尖与跟腱之间的凹陷处	①急性腰痛、足跟肿痛；②难产；③头痛、项强、目眩、鼻衄	直刺0.5～0.8寸
仆参穴 （BL61）	在足外侧部，外踝后下方，昆仑穴直下，跟骨外侧，赤白肉际处	①下肢痿痹、足跟痛；②癫痫	直刺0.3～0.5寸

穴位名称	定位	主治	刺灸法
申脉穴 （BL62）	在足外侧部，外踝直下方凹陷处	①足外翻；②头痛、眩晕；③癫狂痫、失眠	直刺0.3～0.5寸
金门穴 （BL63）	在足外侧，当申脉穴与京骨穴连线中点，骰骨外侧凹陷中	①癫狂、小儿惊风；②头痛、腰痛、下肢痿痹、外踝肿痛等痛证	直刺0.3～0.5寸
京骨穴 （BL64）	在足外侧，第5跖骨粗隆下方，赤白肉际处	①头痛、项强；②腰腿痛；③癫痫	直刺0.3～0.5寸
束骨穴 （BL65）	在足外侧，足小趾本节（第5跖趾关节）的后方，赤白肉际处	①头痛、项强、目眩；②腰腿痛；③癫痫	直刺0.3～0.5寸
足通谷穴 （BL66）	在足外侧，足小趾本节（第5跖趾关节）的前方，赤白肉际处	①头痛、项强、目眩、鼻衄；②癫狂	直刺0.2～0.3寸
至阴穴 （BL67）	在足小趾末节外侧，距趾甲角0.1寸（指寸）	①胎位不正、难产；②头痛、鼻塞、鼻衄	浅刺0.1寸或点刺出血，胎位不正用灸法

小　结

　　经脉循行：①从头项部沿背腰部循行至下肢，沿下肢外侧后方循行至足部小趾外侧端，体内属膀胱络肾；②背部分为两条侧线，背俞穴分布在第一侧线上；③联络于脑。

　　重点腧穴：肾俞穴、委中穴、睛明穴、攒竹穴、大杼穴、肺俞穴、心俞穴、膈俞穴、肝俞穴、脾俞穴、胃俞穴、大肠俞穴、次髎穴、承山穴、昆仑穴、至阴穴。

　　取穴要点：

　　目内眦稍上方凹陷取睛明穴；第2腰椎棘突下旁开1.5寸取肾俞穴；腘横纹中点取委中穴；足小趾外侧趾甲角旁0.1寸取至阴穴。

　　主治作用：

　　背俞穴主治相应脏腑病症和有关的组织器官病症；肾俞穴、委中穴均为治疗腰痛要穴；艾灸至阴穴转胎位。

　　刺灸方法：

　　睛明穴紧靠眶缘直刺0.5～1寸，不宜提插捻转；胸背部背俞穴宜斜刺；昆仑穴孕妇禁针。

歌 诀

经脉歌

　　足太阳经膀胱脉，目内眦上起额尖，支者巅上至耳角，
直者从巅脑后悬，络脑还出别下项，仍循肩膊挟脊边，
抵腰脊肾膀胱内，一支下与后阴连，贯臀斜入委中穴，
一支膊内左右别，贯胂挟脊过髀枢，髀外后廉腘中合，
下贯踹内外踝后，京骨之下指外侧。

经穴歌

　　六十七穴足太阳，睛明目内红肉藏，攒竹眉冲与曲差，
五处寸半上承光，通天络却玉枕后，天柱后际大筋旁，
第一大杼二风门，三椎肺俞四厥阴，心五督六膈俞七，
九肝十胆仔细寻。十一脾俞十二胃，腰椎旁开首三焦。
肾俞腰二旁寸半，气海大肠接三四。关元小肠到膀胱，
中膂白环仔细量。上髎次髎中复下，八髎骶后八孔当。
会阳尾骨端外取，附分夹脊第二行。魄户膏肓及神堂，
譩譆膈关魂门当。阳纲意舍与胃仓，肓门志室续胞肓。
二十一椎秩边场，承扶臀横纹中央。殷门浮郄到委阳，
委中合阳承筋乡，承山飞扬踝跗阳，昆仑仆参申脉忙。
金门京骨束骨接，通谷至阴小趾旁。

常用腧穴歌

　　睛明
　　睛明明目防近视，目疾多般一扫平，直刺进针勿捻转，
出针按压止血灵。
　　攒竹
　　攒竹眉头陷中取，清热祛邪医目昏，能治局部诸样症，
头痛呃逆禁灸遵。
　　大杼
　　大杼第一胸椎旁，八会穴中属骨会，颈项强痛腰背痛，
咳喘功效亦相当。
　　背俞穴
　　脏腑经气输背俞，善治内脏与募伍，相关组织器官病，
斜刺勿深疾患除。肺俞宣肺止咳喘，骨蒸潮热盗汗出，

心俞镇痛止惊悸，健忘梦遗神仿佛。血会膈俞能理血，
呃逆寸半七椎侧，肝胆脾胃紧相连，消化系统病包拦。
腰二寸半名肾俞，肾虚之证不可忽，腰四寸半大肠俞，
腹胀泄秘腰痛无。还有小肠膀胱俞，泻痢遗尿要牢记。

次髎

次髎第二骶孔中，经乱带下痛经攻，疝气遗精又腰痛，
小便不利痿痹通。

委中

膀胱合穴下合穴，从来腰背委中求，小便不利下肢痿，
疗疮痛疽效更优。

承山

小腿分肉间承山，腰腿拘急脚气瘩，疝气鼻衄与癫疾，
痔疮肿痛便艰难。

昆仑

头痛项强与目眩，鼻衄癫痫又难产，腰骶还有足跟痛，
外踝之后昆仑疼。

至阴

至阴小趾外侧缘，胎位不正分娩难，头面五官热邪盛，
足下发热针刺疼。

八、足少阴肾经（The Kidney Meridian of Foot-Shaoyin，KI）及其主要腧穴

目的要求：

▶ 掌握：足少阴肾经的经脉循行；涌泉穴、太溪穴的定位、主治及刺灸法。

▶ 熟悉：足少阴肾经的主治概要；复溜穴的定位、主治及刺灸法。

（一）经脉循行

● 体表：起于小趾下，斜走足心，循内踝，沿下肢内侧后缘上行，经胸腹第一侧线，止于锁骨下（图2-114）。

● 体内：属肾，络膀胱，贯肝入肺，循咽挟舌。支脉从肺联络心脏，流注胸中，与手厥阴心包经相接。

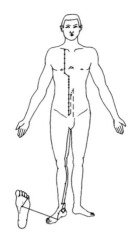

图2-114　足少阴肾经循行示意

经脉循行原文：

《灵枢·经脉》：肾足少阴之脉起于小指之下，邪走足心，出于然谷之下，循内踝之后，别入跟中，以上踹内，出腘内廉，上股内后廉，贯脊属肾，络膀胱。

其直者：从肾上贯肝膈，入肺中，循喉咙，挟舌本。

其支者：从肺出络心，注胸中。

（二）主治概要

● 肾脏病、肺病、咽喉病：耳鸣耳聋、腰痛、消渴、气喘、咽痛、牙痛。

● 妇科、前阴病：月经不调、带下、阴挺、遗精、遗尿、癃闭。

● 经脉循行部位病症：足心热、下肢痿痹、股内后侧痛。

（三）常用腧穴

本经腧穴共27个。

重点腧穴：涌泉穴、太溪穴、复溜穴。

1.涌泉穴（KI1）

【定位】在足底部，蜷足时足前部凹陷处，约当足底第2、第3趾趾缝纹头端与足跟中点连线的前1/3与后2/3交点处（图2-115）。

【主治】
- 近治作用——下肢痿痹、足心热
- 远治作用
  - 肝肾阴虚诸症——头痛、头晕、失眠、五心烦热
  - 肺系病症——咽喉肿痛、咳嗽
  - 前阴病——二便失司
- 特殊作用——急救穴——中暑、昏厥、癫狂痫

滋补肝肾要穴、强壮保健要穴

【刺灸法】直刺0.5～0.8寸（图2-116）。

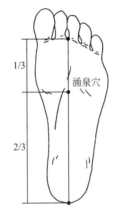
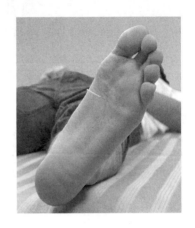

图2-115　涌泉穴定位图　　　图2-116　涌泉穴刺灸图

2.太溪穴（KI3）（输穴，原穴）

【定位】在足内侧，内踝后方，内踝尖与跟腱之间的凹陷处（图2-117）。

【主治】
- 近治作用——足跟痛、足踝肿痛
- 远治作用
  - 妇科病——月经不调
  - 前阴病——小便频数、便秘
  - 肺系疾患——咳嗽、咯血、胸痛
- 特殊作用
  - 肾阴虚证：头痛、眩晕、失眠、健忘、咽喉肿痛、牙痛、耳鸣耳聋
  - 肾阳虚证：下肢厥冷、遗精、阳痿

治疗肾虚证要穴

【刺灸法】直刺0.5～0.8寸（图2-118）。

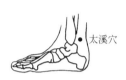

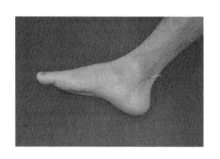

图2-117　太溪穴定位图　　　　　图2-118　太溪穴刺灸图

3.复溜穴（KI7）（经穴）

【定位】在小腿内侧，太溪穴上2寸，当跟腱的前缘（图2-119）。

【主治】 $\begin{cases} 近治作用——下肢痿痹 \\ 特殊作用——水肿、汗证 \end{cases}$

调节人体津液输布代谢的要穴

【刺灸法】直刺0.5～1寸（图2-120）。

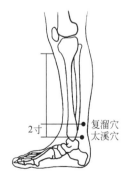

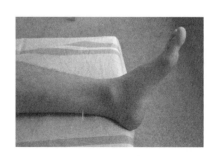

图2-119　复溜穴定位图　　　　　图2-120　复溜穴刺灸图

（四）足少阴肾经腧穴一览（表2-11）

表2-11　足少阴肾经腧穴定位、主治与刺灸法

穴位名称	定位	主治	刺灸法
涌泉穴 （KI1）	在足底部，蜷足时足前部凹陷处，约当足底第2、第3趾趾缝纹头端与足跟连线的前1/3与后2/3的交点处	①头痛、眩晕、昏厥、癫狂、小儿惊风、失眠；②便秘、小便不利；③咽喉肿痛、舌干、失音；④足心热	直刺0.5～0.8寸，常用灸法或穴位敷贴
然谷穴 （KI2）	在足内侧缘，足舟骨粗隆下方凹陷中，赤白肉际处	①月经不调、阴挺、阴痒、遗精、小便不利；②消渴、泄泻；③咽喉肿痛、咯血；④小儿脐风、口噤	直刺0.5～0.8寸
太溪穴 （KI3）	在足内侧，内踝后方，当内踝尖与跟腱之间的凹陷处	①月经不调、遗精、阳痿、小便频数、消渴、泄泻、腰痛；②头痛、目眩、耳聋、耳鸣、咽喉肿痛、齿痛、失眠；③咳喘、咯血；④足踝肿痛	直刺0.5～0.8寸
大钟穴 （KI4）	在足内侧，内踝后下方，当跟腱附着部的内侧前方凹陷处	①癃闭、遗尿、便秘；②咯血、气喘；③阿尔茨海默病、嗜卧；④足跟痛	直刺0.3～0.5寸
水泉穴 （KI5）	在足内侧，内踝后下方，当太溪穴直下1寸（指寸），跟骨结节的内侧凹陷处	①月经不调、痛经、阴挺；②小便不利	直刺0.3～0.5寸
照海穴 （KI6）	在足内侧，内踝尖下方凹陷处	①月经不调、痛经、带下、阴挺、阴痒、小便频数、癃闭；②咽喉干痛、目赤肿痛；③痫病、失眠	直刺0.5～0.8寸
复溜穴 （KI7）	在小腿内侧，太溪直上2寸，跟腱的前方	①水肿、腹胀、泄泻；②盗汗、热病无汗或汗出不止；③下肢痿痹	直刺0.5～1.0寸
交信穴 （KI8）	在小腿内侧，复溜穴前约0.5寸，胫骨内侧缘的后方	①月经不调、崩漏、阴挺；②泄泻、便秘	直刺0.8～1.2寸
筑宾穴 （KI9）	在小腿内侧，当太溪穴与阴谷穴的连线上，太溪穴上5寸，腓肠肌肌腹的内下方	①癫狂、呕吐；②疝气；③小腿疼痛	直刺0.8～1.2寸

穴位名称	定位	主治	刺灸法
阴谷穴 (KI10)	在腘窝内侧，屈膝时，当半腱肌腱与半膜肌腱之间	①阳痿、疝气、崩漏；②癫狂；③膝股痛	直刺1.0～1.5寸
横骨穴 (KI11)	在下腹部，当脐中下5寸，前正中线旁开0.5寸	①少腹胀痛、小便不利、遗尿；②遗精、阳痿、疝气、阴痛	直刺1.0～1.5寸
大赫穴 (KI12)	在下腹部，当脐中下4寸，前正中线旁开0.5寸	①遗精、阳痿等男科疾病；②阴挺、带下等妇科疾病	直刺1.0～1.5寸
气穴 (KI13)	在下腹部，当脐中下3寸，前正中线旁开0.5寸	①月经不调、带下、经闭、崩漏、小便不通；②泄泻	直刺1.0～1.5寸
四满穴 (KI14)	在下腹部，当脐中下2寸，前正中线旁开0.5寸	①月经不调、带下、遗精、遗尿、疝气；②便秘、腹痛、水肿	直刺1.0～1.5寸
中注穴 (KI15)	在下腹部，当脐中下1寸，前正中线旁开0.5寸	①腹痛、便秘、泄泻；②月经不调、痛经	直刺1.0～1.5寸
肓俞穴 (KI16)	仰卧，在中腹部，当脐中旁开0.5寸	①腹痛、腹胀、呕吐、泄泻、便秘；②月经不调；③疝气	直刺1.0～1.5寸
商曲穴 (KI17)	在上腹部，当脐中上2寸，前正中线旁开0.5寸	腹痛、泄泻、便秘	直刺1.0～1.5寸
石关穴 (KI18)	在上腹部，当脐中上3寸，前正中线旁开0.5寸	①呕吐、腹痛、便秘；②不孕	直刺1.0～1.5寸
阴都穴 (KI19)	在上腹部，当脐中上4寸，前正中线旁开0.5寸	①腹痛、腹胀、便秘；②不孕	直刺1.0～1.5寸
腹通谷穴 (KI20)	在上腹部，当脐中上5寸，前正中线旁开0.5寸	①腹痛、腹胀、呕吐；②心痛、心悸	直刺0.5～1.0寸
幽门穴 (KI21)	在上腹部，当脐中上6寸，前正中线旁开0.5寸	腹痛、腹胀、呕吐、泄泻	直刺0.5～1.0寸，不可向上深刺，以免伤及内脏
步廊穴 (KI22)	在胸部，当第5肋间隙，前正中线旁开2寸	①咳嗽、气喘、胸胁胀满；②呕吐	斜刺或者平刺0.5～0.8寸，不可深刺，以免伤及心、肺

穴位名称	定位	主治	刺灸法
神封穴 (KI23)	在胸部，当第4肋间隙，前正中线旁开2寸	①咳嗽、气喘；②胸胁胀满、乳痛；③呕吐	斜刺或者平刺0.5～0.8寸，不可深刺，以免伤及心、肺
灵墟穴 (KI24)	在胸部，当第3肋间隙，前正中线旁开2寸	①咳嗽、气喘；②胸胁胀痛、乳痛；③呕吐	斜刺或者平刺0.5～0.8寸，不可深刺，以免伤及心、肺
神藏穴 (KI25)	在胸部，当第2肋间隙，前正中线旁开2寸	①咳嗽、气喘、胸痛；②呕吐	斜刺或者平刺0.5～0.8寸，不可深刺，以免伤及心、肺
彧中穴 (KI26)	在胸部，当第1肋间隙，前正中线旁开2寸	咳嗽、气喘、胸胁胀满	斜刺或者平刺0.5～0.8寸，不可深刺，以免伤及心、肺
俞府穴 (KI27)	在胸部，当锁骨下缘，前正中线旁开2寸	咳嗽、气喘、胸痛	斜刺或者平刺0.5～0.8寸，不可深刺，以免伤及心、肺

小　结

经脉循行：①从足部出发，沿下肢内侧后缘循行至胸腹部，体内属肾络膀胱；②胸腹部沿第一侧线循行（胸部距离前正中线2寸，腹部距离前正中线0.5寸）。

重点腧穴：太溪穴、涌泉穴、复溜穴。

取穴要点：

内踝高点与跟腱后缘的中点取太溪穴；卷足时足前部（去趾）1/3凹陷处取涌泉穴；太溪穴上2寸，跟腱的前缘取复溜穴。

主治作用：

太溪穴为治疗肾虚证的要穴；涌泉穴为滋补肝肾、保健要穴；复溜穴、合谷穴配伍治疗汗证。

刺灸方法（略）

歌　诀

经脉歌

　　肾脉足经属少阴，小趾斜趋到足心，然谷之下内踝后，
别入跟中踹内侵，出腘内廉上股内，贯脊属肾膀胱临，
直者从肾贯肝膈，入肺循喉挟舌本，支者从肺络心内，
仍至胸中交厥阴。

经穴歌（27穴）

　　足少阴穴二十七，涌泉然谷太溪溢，大钟水泉通照海，
复溜交信筑宾接，阴谷横骨连大赫，气穴四满中注起，
肓俞商曲过石关，阴都通谷幽门连，步廊神封及灵墟，
神藏彧中俞府全。

常用腧穴歌

　　涌泉穴
涌泉足心前中陷，开窍醒神神志患，降火潜阳平冲逆，
调理二便本穴善。
　　太溪穴
肾经原穴是太溪，补肾育阴益脑髓，小便频数月无期，
属虚诸病效称奇。
　　复溜穴
复溜二寸溪上求，壮水要穴调津液，水肿无汗或盗汗，
补泻之法伍合谷。

九、手厥阴心包经（The Pericardium Meridian of Hand-Jueyin，PC）及其主要腧穴

目的要求：

　▶ **掌握**：手厥阴心包经的经脉循行；内关穴的定位、主治以及刺灸法。

　▶ **熟悉**：手厥阴心包经的主治概要；曲泽穴、劳宫穴的定位、主治以及刺灸法。

（一）经脉循行

● 体表：从胸部抵腋下，沿上肢内侧正中下行，止于中指端。支脉从掌中至无名指尺侧端，与手少阳三焦经相接（图2-121）。

● 体内：起于胸中，属心包，络三焦。

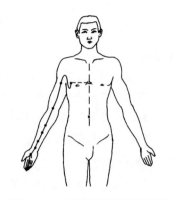

图2-121　手厥阴心包经循行示意

经脉循行原文：

《灵枢·经脉》：心主手厥阴心包络之脉，起于胸中，出属心包络，下膈，历络三焦。其支者，循胸出胁，下腋三寸，上抵腋下，循臑内，行太阴、少阴之间，入肘中，下臂，行两筋之间，入掌中，循中指出其端。其支者，别掌中，循小指次指出其端。

（二）主治概要

● 心胸胃病：心悸、心烦、胸闷、胃痛。

● 神志病：失眠多梦、癫狂痫。

● 经脉循行部位病症：肘臂痛、掌心热。

（三）常用腧穴

本经共9穴。

重点腧穴：曲泽穴、内关穴、劳宫穴。

1. 曲泽穴（PC3）

【定位】肘微屈，肘横纹中，肱二头肌腱尺侧缘（图2-122）。

【主治】
- 近治作用——肘臂痛
- 远治作用——心痛、心悸、胸痛等心系疾病
- 特殊作用——呕吐、泄泻、中暑、胃痛

【刺灸法】直刺1～1.5寸；或点刺出血（图2-123）。

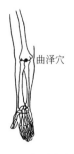

图2-122 曲泽穴定位图

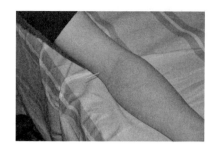

图2-123 曲泽穴刺灸图

2.内关穴（PC6）

【定位】前臂掌侧，腕横纹上2寸，掌长肌腱与桡侧腕屈肌腱之间（图2-124）。

【主治】
- 近治作用——上肢痹痛
- 远治作用——
  - 心悸、胸闷、心律失常等心脏疾病
  - 失眠、郁证、癫狂痫等神志病症
- 特殊作用——
  - 胃痛、呃逆、呕吐等胃疾
  - 晕动症

胃、心、胸疾病要穴；神志病要穴

对心率具有双向良性调节作用。

【刺灸法】直刺0.5～0.1寸（图2-125）。

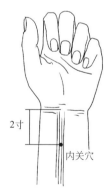

2寸

内关穴

图2-124 内关穴定位图

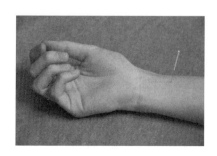

图2-125 内关穴刺灸图

3.劳宫穴（PC8）

【定位】掌心横纹中，第2、第3掌骨之间（图2-126）。

【简便取穴】握拳屈指时中指尖下是穴。

【主治】

- 近治作用——手指拘挛
- 远治作用——癫狂痫、心烦失眠等神志病
- 特殊作用——
  - 中风昏迷、中暑等急症
  - 口疮、口臭

清心泻火要穴

【刺灸法】直刺0.3～0.5寸（图2-127）。

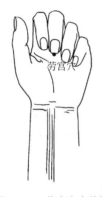

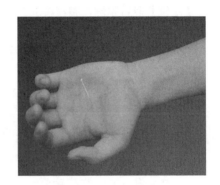

图2-126 劳宫穴定位图　　　图2-127 劳宫穴刺灸图

（四）手厥阴心包经腧穴一览（表2-12）

表2-12 手厥阴心包经腧穴定位、主治与刺灸法

穴位名称	定位	主治	刺灸法
天池穴（PC1）	第4肋间隙，乳头外1寸	①咳嗽、气喘、胸闷、胁肋胀痛；②乳痈；③瘰疬	向外斜刺或平刺0.3～0.5寸，不可深刺，以免伤及内脏
天泉穴（PC2）	腋前纹头下2寸，肱二头肌长、短头之间	①心痛、咳嗽、胸胁胀痛；②臂痛	直刺0.5～0.8寸
曲泽穴（PC3）	肘微屈，肘横纹中，肱二头肌腱尺侧缘	①心痛、心悸；②热病、中暑；③胃痛、呕吐、泄泻；④肘臂疼痛	直刺1～1.5寸；或点刺出血

穴位名称	定位	主治	刺灸法
郄门穴（PC4）	掌长肌腱与桡侧腕屈肌腱之间，曲泽穴与大陵穴的连线上，腕横纹上5寸	①心痛、心悸、②疔疮、③癫痫；④呕血、咯血	直刺0.5～1.0寸
间使穴（PC5）	掌长肌腱与桡侧腕屈肌腱之间，曲泽穴与大陵穴的线上，腕横纹上3寸	①心痛、心悸、②癫狂痫、热病、疟疾；③胃痛、呕吐；④肘臂痛	直刺0.5～1.0寸
内关穴（PC6）	前臂掌侧，腕横纹上2寸，掌长肌腱与桡侧腕屈肌腱之间	①心痛、心悸、②眩晕、癫痫、失眠、偏头痛；③胃痛、呕吐、呃逆；④肘臂挛痛	直刺0.5～1.0寸
大陵穴（PC7）	腕横纹中央，掌长肌腱与桡侧腕屈肌腱之间	①心痛、心悸、胸胁满闷；②胃痛、呕吐、口臭；③癫狂痫；④手、臂挛痛	直刺0.3～0.5寸
劳宫穴（PC8）	掌心横纹中，第2、第3掌骨之间	①中风昏迷、中暑；②口臭、口疮；③心痛、烦闷、癫狂痫	直刺0.3～0.5寸
中冲穴（PC9）	中指尖端的中央	中风昏迷、中暑、晕厥、小儿惊风	浅刺0.1寸；或点刺出血

小　结

经脉循行：从胸部出发沿上肢内侧中间循行至中指末端，体内属心包络三焦。

重点腧穴：

曲泽穴、内关穴、劳宫穴。

取穴要点：

肘横纹中，肱二头肌腱尺侧缘取曲泽穴；腕横纹上2寸，桡侧腕屈肌腱与掌长肌腱之间取内关穴；掌心横纹中，第2、第3掌骨之间取劳宫穴。

主治作用：

曲泽穴降逆止呕，治疗胃痛、呕吐、泄泻等；内关穴为胃心胸疾病、神志病要穴，对心率有双向良性调节作用；劳宫穴清心泻火，治疗口疮、口臭、癫狂痫。

刺灸方法：

曲泽治疗中暑、泄泻，可点刺出血。

歌　诀

经脉歌

　　手厥阴心主起胸，属包下膈三焦宫，支者循胸出胁下，
胁下连腋三寸同，仍上抵腋循臑内，太阴少阴两经中，
指透中冲支者别，小指次指络相同。

经穴歌（9穴）

　　九穴心包手厥阴，天池天泉曲泽行，郄门间使连内关，
大陵劳宫与中冲。

常用腧穴歌

　　曲泽穴

　　曲泽肘窝纹中央，心痛烦躁又惊悸，肘臂疼痛兼吐泻，
针刺放血功效良。

　　内关穴

　　内关络穴通阴维，心悸失眠肘挛痛，胃痛呕吐呃逆疾，
理气活血通心络。

　　劳宫穴

　　劳宫掌心横纹中，清心泻火除口臭，中风昏迷癫狂痫，
针刺掌心配足心。

十、手少阳三焦经（The Sanjiao Meridian of Hand-Shaoyang，SJ）及其主要腧穴

目的要求：

▶ **掌握**：手少阳三焦经的经脉循行；外关穴的定位、主治以及刺灸法。

▶ **熟悉**：手少阳三焦经的主治概要；肩髎穴、翳风穴、耳门穴的定位、主治以及刺灸法。

（一）经脉循行

● **体表**：起于无名指尺侧端，沿上肢外侧正中上行，经肩、颈，

绕耳，止于眉梢，在目外眦与足少阳胆经相接（图2-128）。

● 体内：布膻中，络心包，属三焦。

经脉循行原文：

《灵枢·经脉》：三焦手少阳之脉，起于小指次指之端，上出两指之间，循手表腕，出臂外两骨之间，上贯肘，寻臑外上肩，而交出足少阳之后，入缺盆，布膻中，散络心包，下膈，循属三焦。

其支者：从膻中上出缺盆，上项，系耳后直上，出耳上角，以屈下颊至颏。

其支者：从耳后入耳中，出走耳前，过客主人前，交颊，至目锐眦。

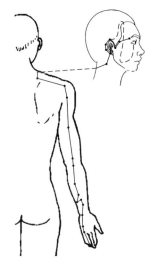

图2-128　手少阳三焦经
循行示意

（二）主治概要

● 头面五官疾病：偏头痛、耳鸣耳聋、目赤肿痛、咽喉痛。
● 热病：发热、中暑。
● 经脉循行部位病症：手、肘臂、肩背、颈项疼痛。

（三）常用腧穴

本经共23穴。

重点腧穴：外关穴、肩髎穴、翳风穴、耳门穴。

1. 外关穴（SJ5）

【定位】在前臂背侧，当阳池穴与肘尖的连线上，腕背横纹上2寸，尺骨与桡骨之间（图2-129）。

【主治】

- 近治作用——上肢痿痹
- 远治作用——耳鸣耳聋、目赤肿痛、头痛、落枕、肩臂痛
- 特殊作用
  - 感冒发热等外感表证
  - 腰扭伤、踝关节扭伤

全身祛风解表的要穴

【刺灸法】直刺0.5～1寸（图2-130）。

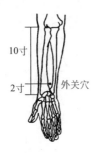

图2-129　外关穴定位图

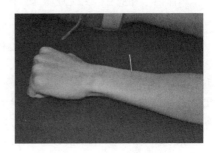

图2-130　外关穴刺灸图

2.肩髎穴（SJ14）

【定位】在肩部，当臂外展时，于肩峰后下方呈现凹陷处，当肩髃穴后方（图2-131）。

【主治】肩臂痛

【刺灸法】直刺1～1.5寸（图2-132）。

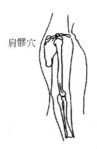

图2-131　肩髎穴定位图

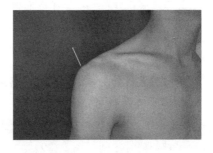

图2-132　肩髎穴刺灸图

3.翳风穴（SJ17）

【定位】乳突前下方，平耳垂后下缘的凹陷中（图2-133）。

【主治】$\begin{cases}$耳鸣、耳聋等耳疾病\\面瘫、齿痛、牙关紧闭等面、口病症$\end{cases}$

【刺灸法】直刺0.5～1寸（图2-134）。

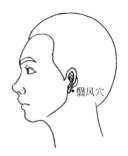

图2-133 翳风穴定位图

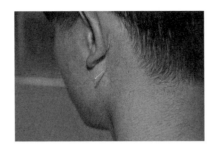

图2-134 翳风穴刺灸图

4.耳门穴（SJ21）

【定位】在面部，当耳屏上切迹前方，下颌骨髁突后缘，张口有凹陷处（图2-135）。

【主治】$\begin{cases} 耳聋、耳鸣、聤耳等耳疾 \\ 牙痛 \end{cases}$

【刺灸法】浅刺0.1寸；或点刺出血（图2-136）。

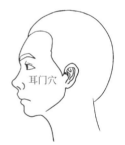

图2-135 耳门穴定位图

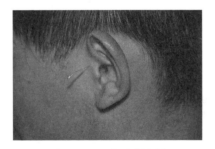

图2-136 耳门穴刺灸图

（四）手少阳三焦经腧穴一览（表2-13）

表2-13 手少阳三焦经腧穴定位、主治与刺灸法

穴位名称	定位	主治	刺灸法
关冲穴（SJ1）	无名指末节尺侧，距指甲角0.1寸	①头痛、目赤、耳聋、喉痹；②热病、中暑	浅刺0.1寸，或点刺出血
液门穴（SJ2）	在手背部，当第4、第5指间，指蹼缘后方赤白肉际处	①头痛、目赤、耳聋、耳鸣、喉痹；②疟疾；③手臂痛	直刺0.3～0.5寸

穴位名称	定位	主治	刺灸法
中渚穴 （SJ3）	在手臂部，第4、第5掌骨小头后缘之间的凹陷，液门穴后1寸	①头痛、目赤、耳聋、耳鸣、喉痹；②热病；③手指不能屈伸	直刺0.3～0.5寸
阳池穴 （SJ4）	在腕背横纹中，当指总伸肌腱尺侧缘凹陷处	①目赤肿痛、耳聋、喉痹；②消渴、口干；③手腕痛	直刺0.3～0.5寸
外关穴 （SJ5）	在前臂背侧，当阳池穴与肘尖的连线上，腕背横纹上2寸，尺骨与桡骨之间	①上肢痹痛；②热病；③头痛、颊痛、目赤肿痛、耳鸣、耳聋；④落枕、肩臂痛；⑤腰扭伤、踝关节扭伤	直刺0.5～1寸
支沟穴 （SJ6）	在前臂背侧，当阳池穴与肘尖的连线上，腕背横纹上3寸，尺骨与桡骨之间	①耳鸣、耳聋、暴喑；②瘰疬；③肋胁痛；④便秘；⑤热病	直刺0.5～1寸
会宗穴 （SJ7）	在前臂背侧，腕背横纹上3寸，尺骨的桡侧缘	①耳聋；②上肢痹痛	直刺0.5～1寸
三阳络穴 （SJ8）	在前臂背侧，腕背横纹上4寸，尺骨与桡骨之间	①耳聋、暴喑、牙痛；②上肢痹痛	直刺0.5～1寸
四渎穴 （SJ9）	在前臂背侧，当阳池穴与肘尖的连线上，肘尖下5寸，尺骨与桡骨之间	①耳聋、暴喑、牙痛；②手臂痛	直刺0.5～1寸
天井穴 （SJ10）	屈肘，尺骨鹰嘴（肘尖）上1寸许凹陷处	①耳聋；②癫痫；③偏头痛、肋胁痛；④瘰疬	直刺0.5～1寸
清冷渊穴 （SJ11）	屈肘，天井穴上1寸处	头痛、目痛、胁痛、肩臂痛	直刺0.5～1寸
消泺穴 （SJ12）	在臂外侧，当肩髎穴与尺骨鹰嘴连线上，清冷渊穴上3寸	头痛、牙痛、项强、肩背痛	直刺1～1.5寸
臑会穴 （SJ13）	在臂外侧，当肩髎穴与尺骨鹰嘴连线上，肩髎穴下3寸，三角肌的后下缘	①瘿气、瘰疬；②上肢痹痛	直刺1～1.5寸
肩髎穴 （SJ14）	在肩部，当臂外展时，于肩峰后下方呈现凹陷处，当肩髃穴后方	臂痛、肩痛不能举	直刺1～1.5寸
天髎穴 （SJ15）	在肩胛部，肩井穴与曲垣穴的中间，当肩胛骨上角处	肩臂痛、颈项强直	直刺0.5～1寸
天牖穴 （SJ16）	在颈侧部，当乳突的后方之下，平下颌角，胸锁乳突肌的后缘	①头痛、头晕、耳聋；②瘰疬；③肩臂痛	直刺0.5～1寸

穴位名称	定位	主治	刺灸法
翳风穴 (SJ17)	乳突前下方，平耳垂后下缘的凹陷中	①耳鸣、耳聋；②口眼㖞斜、牙关紧闭、牙痛；③瘰疬	直刺0.5～1寸
瘈脉穴 (SJ18)	在头部，耳后乳突中央，当角孙穴与翳风穴之间，沿耳轮连线的中、下1/3的交点处	①头痛；②耳鸣、耳聋；③小儿惊风	平刺0.3～0.5寸
颅息穴 (SJ19)	在头部，当角孙穴与翳风穴之间，沿耳轮连线的上、中1/3的交点处	①头痛；②耳鸣、耳聋；③小儿惊风	平刺0.3～0.5寸
角孙穴 (SJ20)	在头部，折耳郭向前，当耳尖直上入发际处	①目翳；②牙痛、颊肿；③项强	平刺0.3～0.5寸
耳门穴 (SJ21)	在面部，当耳屏上切迹前方，下颌骨髁突后缘，张口有凹陷处	耳鸣、耳聋、聤耳；牙痛	张口，直刺0.5～1寸
耳和髎穴 (SJ22)	在头侧部，当鬓发后缘，平耳郭根的前方，颞浅动脉的后缘	头痛、耳鸣、牙关紧闭、口㖞	避开动脉，斜刺或平刺0.3～0.5寸
丝竹空穴 (SJ23)	在面部，当眉梢的凹陷处	①头痛、目赤肿痛、眼睑瞤动；②牙痛；③癫狂痫	平刺0.3～0.5寸

小　结

经脉循行：①从无名指尺侧端出发沿上肢外侧中间循行上肩颈，至头面部，体内属三焦络心包；②绕耳。

重点腧穴：外关穴、肩髎穴、翳风穴、耳门穴。

取穴要点：

腕背横纹上2寸，尺骨和桡骨之间取外关穴；肩峰后下方凹陷中取肩髎穴；乳突前下方平耳垂后下缘的凹陷处取翳风穴；耳屏上切迹前，下颌骨髁状突后缘取耳门穴。

主治作用：

外关穴为治疗表证的要穴；肩髎穴善于治疗肩周炎；翳风穴治疗面、口病症，耳疾；耳门穴善于治疗耳疾。

刺灸方法：

耳门穴微张口时取穴。

歌　诀

经脉歌

手经少阳三焦脉，起自小指次指端，两指歧骨手表腕，
上出臂外两骨间，后肘臑外循肩上，少阳之后交别传，
下入缺盆膻中布，散络心包膈里穿，支者膻中缺盆上，
上项耳后耳角旋，屈下至颊仍注颐，一支入耳出耳前，
却从上关交曲颊，至目内眦乃尽焉。

经穴歌（23穴）

二十三穴手少阳，关冲液门中渚旁，阳池外关支沟正，
会宗三阳四渎接，天井清冷渊消泺，臑会肩髎又天髎，
天牖翳风契脉聚，颅息角孙和耳门，和髎前接丝竹空，
三焦经穴细推详。

常用腧穴歌

外关穴

外关通于阳维脉，手臂顽麻时颤抖，耳鼻咽喉肩臂痛，
外感诸症功效灵。

肩髎穴

肩髎肩峰后下方，肩髃穴后寸许居，肩臂疼痛不能举，
疏通经气止痛良。

翳风穴

翳风穴对耳垂尖，耳鸣耳聋口眼歪，中风失语吞咽难，
腮腺肿大瘰疬痉。

耳门穴

耳门耳屏前方取，耳前三穴上方居，聪耳利窍治耳疾，
张口取穴宜牢记。

十一、足少阳胆经（The Gallbladder Meridian of Foot-Shaoyang，GB）及其主要腧穴

目的要求：

▶ 掌握：足少阳胆经的经脉循行；风池穴、阳陵泉穴、悬钟穴的定位、主治以及刺灸法；

▶ 熟悉：足少阳胆经的主治概要；听会穴、率谷穴、环跳穴、风市穴、光明穴的定位、主治以及刺灸法。

（一）经脉循行

● 体内：络肝，属胆。

● 体外：起于目外眦，经耳前、耳后、颞部、肩项，沿胸、腹侧、髋关节、下肢外侧下行，止于足第四趾外侧端。支脉从足背至足大趾外侧端，与足厥阴肝经相接（图2-137）。

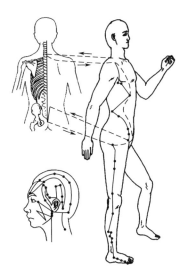

经脉循行原文：

《灵枢·经脉》：胆足少阳之脉，起于目锐眦，上抵头角，下耳后，循颈，行手少阳之前，至肩上，却交出手少阳之后，入缺盆。

其支者：从耳后入耳中，出走耳前，至目锐眦后。

其支者：别锐眦，下大迎，合于手少阳，抵于䪼，下加颊车，下颈合缺盆，以下胸中，贯膈，

图2-137　足少阳胆经循行示意

络肝，属胆，循胁里，出气街，绕毛际，横入髀厌中。

其直者：从缺盆下腋，循胸，过季胁，下合髀厌中。以下循髀阳，出膝外廉，下外辅骨之前，直下抵绝骨之端，下出外踝之前，循足跗上，入小指次指之间。

其支者：别跗上，入大指之间，循大指歧骨内，出其端，还贯爪甲，出三毛。

（二）主治概要

● 肝胆病：黄疸、胁肋疼痛。

● 头面五官疾病：头痛、耳鸣耳聋、目赤肿痛、咽喉肿痛。

● 经脉循行所过病症：肩痛、腰腿痛、下肢痿痹。

（三）常用腧穴

本经共44穴。

重点腧穴：听会穴、率谷穴、风池穴、肩井穴、环跳穴、风市穴、阳陵泉穴、光明穴、悬钟穴。

1.听会穴（GB2）

【定位】在面部，耳屏间切迹前，下颌骨髁突后缘，张口凹陷处（图2-138）。

【主治】 $\begin{cases} 耳鸣耳聋、聤耳等耳疾 \\ 牙痛、口眼歪斜等面口疾患 \end{cases}$

耳疾要穴

【刺灸法】微张口，直刺0.5～0.8寸（图2-139）。

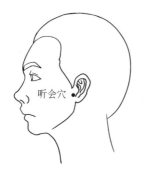

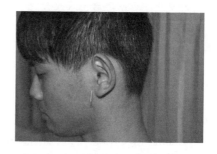

图2-138　听会穴定位图　　　图2-139　听会穴刺灸图

2.率谷穴（GB8）

【定位】在头部，耳尖直上，入发际1.5寸（图2-140）。

【主治】 $\begin{cases} 近治作用——头痛、眩晕、耳鸣耳聋 \\ 特殊作用——小儿惊风 \end{cases}$

偏头痛要穴

【刺灸法】平刺0.5～0.8寸（图2-141）。

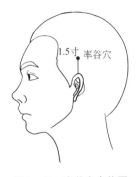

1.5寸 率谷穴

图2-140　率谷穴定位图

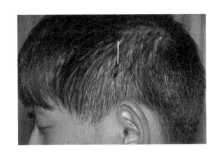

图2-141　率谷穴刺灸图

3.风池穴（GB20）

【定位】在项部，当枕骨之下，胸锁乳突肌与斜方肌上端之间的凹陷，平风府穴（后发际上1寸处）（图2-142）。

【主治】
近治作用——颈项强痛
特殊作用
　外风——感冒、目赤肿痛、口眼歪斜
　内风——眩晕、中风、癫痫、头痛、耳聋耳鸣

颈项疾患要穴、祛风要穴

【刺灸法】针尖微向下，向鼻尖方向斜刺0.8～1.2寸。深部为延髓，不可向上斜刺（图2-143）。

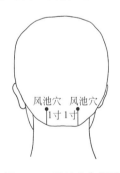

风池穴　风池穴
1寸 1寸

图2-142　风池穴定位图

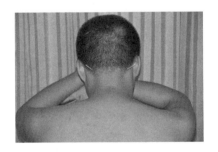

图2-143　风池穴刺灸图

4.肩井穴（GB21）

【定位】在肩上，前直乳中，当大椎穴与肩峰连线的中点处

（图2-144）。

【主治】 近治作用——颈项强痛、肩背痛、上肢不遂
特殊作用——乳痈、缺乳等乳房疾患

治疗颈肩疾患、乳痛要穴

【刺灸法】直刺0.5～0.8寸，深部为肺尖，慎不可深刺，孕妇禁针（图2-145）。

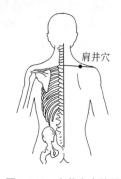

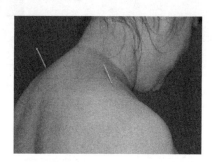

图2-144　肩井穴定位图　　　图2-145　肩井穴刺灸图

5.环跳穴（GB30）

【定位】在股外侧部，侧卧屈股，当股骨大转子最高点与骶管裂孔连线的外1/3与中1/3交点处（图2-146）。

【主治】腰腿疾患。

治疗坐骨神经痛要穴

【刺灸法】直刺2～3寸（有麻感向下肢放射）（图2-147）。

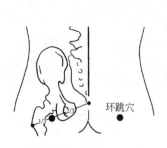

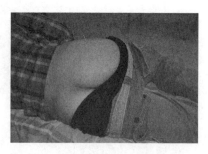

图2-146　环跳穴定位图　　　图2-147　环跳穴刺灸图

6. 风市穴（GB31）

【定位】在大腿外侧部的中线上，当腘横纹上7寸（简便取穴法：垂手直立时，中指尖下是穴）（图2-148）。

【主治】
- 近治作用——下肢痿痹、脚气等下肢疾患
- 特殊作用——遍身瘙痒

善治风邪侵袭引起的皮肤疾患

【刺灸法】直刺1～1.5寸（图2-149）。

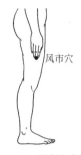
图2-148　风市穴定位图

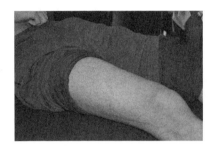
图2-149　风市穴刺灸图

7. 阳陵泉穴（GB34）

【定位】在小腿外侧，当腓骨小头前下方凹陷中（图2-150）。

【主治】
- 近治作用——下肢痿痹、膝膑肿痛
- 远治作用——胁痛、口苦、呕吐、吞酸等肝胆犯胃病症

肝胆疾患要穴

【刺灸法】直刺1～1.5寸（图2-151）。

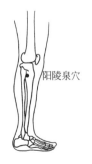
图2-150　阳陵泉穴定位图

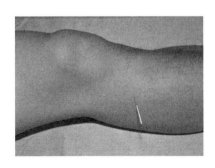
图2-151　阳陵泉穴刺灸图

8.光明穴（GB37）

【定位】在小腿外侧，当外踝尖上5寸，腓骨前缘（图2-152）。

【主治】
- 近治作用——下肢痿痹
- 远治作用——胸乳胀痛
- 特殊作用——目痛、夜盲、近视等目疾

目疾要穴

【刺灸法】直刺0.5～0.8寸（图2-153）。

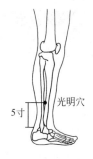

图2-152 光明穴定位图

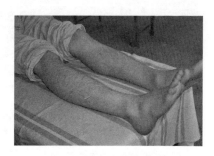

图2-153 光明穴刺灸图

9.悬钟穴（GB39）

【定位】在小腿外侧，当外踝尖上3寸，腓骨前缘（图2-154）。

【主治】
- 近治作用——下肢痿痹
- 远治作用——颈项强痛、胸胁痛
- 特殊作用——阿尔茨海默病、中风等髓海不足疾患

补益脑髓要穴

【刺灸法】直刺0.5～0.8寸（图2-155）。

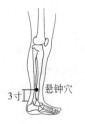

图2-154 悬钟穴定位图

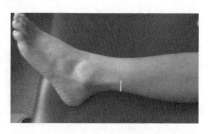

图2-155 悬钟穴刺灸图

（四）足少阳胆经腧穴一览（表2-14）

表2-14　足少阳胆经腧穴定位、主治与刺灸法

穴位名称	定位	主治	刺灸法
瞳子髎穴（GB1）	位于面部，目外眦旁约0.5寸，当眶骨外缘凹陷处	①头痛；②目赤、目痛、目翳	平刺0.3～0.5寸
听会穴（GB2）	在面部，耳屏间切迹前，下颌骨髁突后缘，张口凹陷处	①耳鸣、耳聋；②牙痛、口眼歪斜、面痛、头痛	微张口，直刺0.5～0.8寸
上关穴（GB3）	在耳前，下关穴直上，当颧弓上缘凹陷处	①耳鸣、耳聋；②头痛、牙痛、口眼㖞斜、三叉神经痛	直刺0.3～0.5寸
颔厌穴（GB4）	当头维穴与曲鬓穴弧形连线的上1/4与下3/4交点处	①头痛、眩晕、目外眦痛、牙痛、耳鸣；②惊痫	平刺0.5～0.8寸
悬颅穴（GB5）	位于头部鬓发上，当头维穴与曲鬓穴弧形连线的中点处	偏头痛、牙痛、耳鸣	平刺0.5～0.8寸
悬厘穴（GB6）	在头部鬓发上，当头维穴与曲鬓穴弧形连线的上3/4与下1/4交点处	偏头痛、耳鸣、目赤肿痛	平刺0.5～0.8寸
曲鬓穴（GB7）	在头部，耳前鬓角发际后缘的垂线与耳尖水平线交点处	偏头痛、牙痛、颔颊肿	平刺0.5～0.8寸
率谷穴（GB8）	在头部，耳尖直上，入发际1.5寸	①头痛、目眩、耳鸣；②小儿惊风	平刺0.5～0.8寸
天冲穴（GB9）	在头部，当耳根后缘直上入发际2寸，率谷穴后0.5寸处	①头痛；②癫痫；③牙龈肿痛	平刺0.5～0.8寸
浮白穴（GB10）	在头部，当耳后乳突的后上方，天冲穴与完骨穴的弧形连线的中1/3与上1/3交点处	①头痛、耳鸣、耳聋、目痛；②瘿气	平刺0.5～0.8寸
头窍阴穴（GB11）	在头部，当耳后乳突的后上方，天冲穴与完骨穴的中1/3与下1/3交点处	①头痛、眩晕、颈项强痛；②耳鸣、耳聋、耳痛	平刺0.5～0.8寸
完骨穴（GB12）	位于头部，当耳后乳突后下方凹陷处	①头痛、颈项强痛、颊肿、喉痹、口眼歪斜；②癫痫	平刺0.5～0.8寸
本神穴（GB13）	在头部，当前发际上0.5寸，神庭穴旁开3寸，神庭穴与头维穴连线的内2/3与外1/3交点处	①头痛、眩晕；②癫痫、小儿惊风、中风昏迷	平刺0.5～0.8寸

続表

穴位名称	定位	主治	刺灸法
阳白穴 （GB14）	在前额部，目正视，瞳孔直上，眉上1寸	①头痛、眩晕；②视物模糊、目痛、眼睑下垂、面瘫	平刺0.5～0.8寸
头临泣穴 （GB15）	在头部，目正视，当瞳孔直上入前发际0.5寸，神庭穴与头维穴连线的中点处	①头痛、目眩；②目赤痛、流泪、目翳；③鼻塞、鼻渊；④小儿惊痫	平刺0.5～0.8寸
目窗穴 （GB16）	在头部，头临泣穴后1寸	①头痛、目眩、目赤肿痛；②小儿惊痫	平刺0.5～0.8寸
正营穴 （GB17）	在头部，目窗穴后1寸	头痛、头晕、目眩	平刺0.5～0.8寸
承灵穴 （GB18）	在头部，正营穴后1.5寸	①头晕、目痛；②鼻渊、鼻出血、鼻塞	平刺0.5～0.8寸
脑空穴 （GB19）	在头部，风池穴直上1.5寸	①头痛、颈项强痛；②目眩、目赤肿痛、鼻塞、耳聋；③癫痫、惊悸	平刺0.5～0.8寸
风池穴 （GB20）	在项部，当枕骨之下，胸锁乳突肌与斜方肌上端之间的凹陷，平风府穴	①颈项强痛；②头痛、目赤肿痛、耳鸣、耳聋、感冒、鼻塞；③中风、癫痫、眩晕	针尖微向下向鼻尖方向斜刺0.8～1.2寸，不可向内深刺，以免伤及延髓
肩井穴 （GB21）	在肩上，前直乳中，当大椎穴与肩峰连线的中点处	①颈项僵痛、肩背疼痛、上肢不遂；②乳痛、缺乳、乳癖、难产；③瘰疬	直刺0.5～0.8寸，深部为肺尖，不可深刺，孕妇禁针
渊腋穴 （GB22）	在侧胸部，举臂，当腋中线上，腋下3寸，第4肋间隙中	①胸满、胁痛；②上肢痹痛	斜刺或平刺0.5～0.8寸，不可深刺，以免伤及内脏
辄筋穴 （GB23）	在侧胸部，渊腋穴前1寸，第4肋间隙中	①胸满、气喘；②胁痛；③呕吐、吞酸	斜刺或平刺0.5～0.8寸，不可深刺，以免伤及内脏
日月穴 （GB24）	在上腹部，当乳头直下，第7肋间隙，前正中线旁开4寸	①黄疸、胁肋胀痛；②呕吐、吞酸、呃逆	斜刺或平刺0.5～0.8寸，不可深刺，以免伤及内脏
京门穴 （GB25）	在侧腰部，当第12肋骨游离端的下方	①腹胀、肠鸣、泄泻；②腰痛、胁痛；③小便不利、水肿	直刺0.5～1寸

穴位名称	定位	主治	刺灸法
带脉穴 （GB26）	在侧腹部，章门穴下1.8寸，当第11肋骨游离端下方垂线与脐水平线的交点上	①带下、月经不调、阴挺、闭经；②疝气；③腰痛、胁痛	直刺1~1.5寸
五枢穴 （GB27）	在侧腹部，当髂前上棘的前方，横平脐下3寸处	①月经不调、赤白带下；②疝气；③腰胯痛、少腹痛	直刺1～1.5寸
维道穴 （GB28）	在侧腹部，当髂前上棘的前下方，五枢穴前下0.5寸	①少腹痛；②阴挺、带下、月经不调；③疝气	直刺1～1.5寸
居髎穴 （GB29）	在髋部，当髂前上棘与股骨大转子最高点连线的中点处	①腰痛、下肢痿痹；②疝气	直刺1～1.5寸
环跳穴 （GB30）	在股外侧部，侧卧屈股，当股骨大转子最高点与骶管裂孔连线的外1/3与中1/3交点处	下肢痿痹、半身不遂、腰腿痛、坐骨神经痛	直刺2～3寸
风市穴 （GB31）	在大腿外侧部的中线上，当腘横纹上7寸，或垂手直立时，中指尖处	①下肢痿痹、脚气；②遍身瘙痒	直刺1～1.5寸
中渎穴 （GB32）	在大腿外侧，当风市穴下2寸，或在腘横纹上5寸，股外侧肌与股二头肌之间	下肢痿痹、半身不遂、坐骨神经痛	直刺1～1.5寸
膝阳关穴 （GB33）	在膝外侧，当阳陵泉穴上3寸，股骨外上髁上方的凹陷处	膝膑肿痛挛急、小腿麻木	直刺1～1.5寸
阳陵泉穴 （GB34）	在小腿外侧，当腓骨小头前下方凹陷中	①下肢痿痹、膝膑肿痛；②黄疸、口苦、呕吐、胁肋疼痛	直刺1～1.5寸
阳交穴 （GB35）	在小腿外侧，当外踝尖上7寸，腓骨后缘	①下肢痿痹；②胸胁胀满；③癫狂	直刺1～1.5寸
外丘穴 （GB36）	在小腿外侧，当外踝尖上5寸，腓骨前缘	①下肢痿痹；②胸胁胀满；③癫狂	直刺1～1.5寸
光明穴 （GB37）	在小腿外侧，当外踝尖上5寸，腓骨前缘	①目痛、夜盲、目视不明；②乳房胀痛、乳汁少	直刺1～1.5寸
阳辅穴 （GB38）	在小腿外侧，当外踝尖上4寸，腓骨前缘稍前方	①偏头痛、咽喉肿痛、腋下肿痛、胸胁胀痛；②瘰疬；③下肢痿痹	直刺1～1.5寸

穴位名称	定位	主治	刺灸法
悬钟穴（GB39）	在小腿外侧，当外踝尖上3寸，腓骨前缘	①下肢痿痹；②颈项强痛、胸胁胀痛；③阿尔茨海默病、中风	直刺1～1.5寸
丘墟穴（GB40）	在足外踝的前下方，当趾长伸肌腱的外侧凹陷处	①足内翻、足下垂；②胸胁胀痛、颈项强痛、外踝肿痛；③目赤肿痛、目翳	直刺0.5～0.8寸
足临泣穴（GB41）	在足背外侧，当第4、第5跖骨结合部前方，小趾伸肌腱外侧凹陷处	①偏头痛、胁肋疼痛、足跗肿痛；②月经不调、乳痈、乳胀；③瘰疬	直刺0.5～0.8寸
地五会穴（GB42）	在足背外侧，当足4趾本节（第4跖趾关节）的后方，第4、第5跖骨之间，小趾伸肌腱的内侧缘	①头痛、胁肋胀痛、足跗肿痛；②耳鸣、耳聋；③乳痈、乳胀	直刺0.3～0.5寸
侠溪穴（GB43）	在足背外侧，当第4、第5趾间，趾蹼缘后方赤白肉际处	①头痛、眩晕、目赤肿痛、耳鸣、耳聋；②胸胁疼痛；③乳痈；④热病	直刺0.3～0.5寸
足窍阴穴（GB44）	在足第4趾末节外侧，距趾甲角0.1寸（指寸）	①目赤肿痛、耳鸣、耳聋、咽喉肿痛、头痛；②胁痛、足跗肿痛	浅刺0.1寸，或点刺出血

小　结

经脉循行：①从目外眦出发沿颞侧下肩，沿胸、腹侧，髋关节，下肢外侧中间循行至第四趾外侧端，体内属胆络肝；②经过耳前、耳后、颞部。

重点腧穴：

风池穴、阳陵泉穴、悬钟穴、听会穴、率谷穴、肩井穴、环跳穴、风市穴、光明穴。

取穴要点：

胸锁乳突肌与斜方肌上端之间的凹陷取风池穴；

股骨大转子最高点与骶管裂孔连线的外1/3与中1/3交点取环跳穴；

腓骨小头前下方凹陷取阳陵泉穴；

外踝高点上3寸取悬钟穴。

主治作用：

风池穴为治疗风邪侵袭要穴；环跳穴为治疗坐骨神经痛要穴；悬钟穴为补益脑髓要穴；阳陵泉穴为治疗肝胆病症要穴；风市穴善治遍身瘙痒；光明穴善治目疾。

刺灸方法：

风池穴针尖微向下，向鼻尖方向斜刺0.8～1.2寸，不可向上斜刺。肩井穴深部为肺尖，不可深刺。

歌　诀

经脉歌

足脉少阳胆之经，始从两目锐眦生，抵头循角下耳后，
脑空风池次第行。手少阳前至肩上，交少阳后入缺盆，
支者耳后贯耳内，出走耳前锐眦循。一支锐眦大迎下，
合手少阳抵䪼根，下加颊车缺盆合，入胸贯膈络肝经。
属胆仍从胁里过，下入气冲毛际索，横入髀厌环跳内，
直者缺盆下腋膺。过季胁下髀厌内，出膝外廉是阳陵，
外辅绝骨踝前过，足跗小指次指分。一支别从大指出，
三毛之际接肝经。

经穴歌（44穴）

足少阳胆瞳子髎，四十四穴行迢迢，听会上关颔厌集，
悬颅悬厘曲鬓绕，率谷天冲接浮白，窍阴完骨连本神，
阳白临泣和目窗，正营承灵连脑空，风池肩井通渊腋，
辄筋日月京门中，带脉五枢维道续，居髎环跳及风市，
中渎阳关阳陵泉，阳交外丘与光明，阳辅悬钟又丘墟，
足临泣与地五会，侠溪窍阴四趾端。

常用腧穴歌

听会穴
耳前三穴有听会，屏间切迹前方取，耳鸣耳聋兼齿痛，
聪耳开窍张口刺。
率谷穴
耳尖直上寻率谷，善治局部偏头风，再加眩晕儿惊风，
耳鸣耳聋亦可医。

风池穴

风府两侧是风池，外感风寒热不支，巅顶有风神志病，
头目鼻耳亦相宜。

肩井穴

肩井肩峰大椎间，少阳阳明交会穴，颈项强痛肩背痛，
乳痈缺乳功效良。

环跳穴

环跳股外屈股寻，专治腰腿痿痹症，风痹顽麻又瘫痪，
深刺针感至足下。

风市穴

风市直立垂手处，祛风散邪不可忘，下肢痿痹脚气病，
遍身瘙痒亦宜思。

阳陵泉穴

胆经合穴阳陵泉，腓骨前下凹陷中，疏肝利胆为专长，
舒筋蠲痹莫等闲。

光明穴

络穴光明通肝经，外踝高点五寸中，目痛夜盲乳房胀，
下肢痿痹求之灵。

悬钟穴

踝上三寸是悬钟，中风痴呆髓海空，颈项胁肋膝腿痛，
半身不遂脚气平。

十二、足厥阴肝经（The Liver Meridian of Foot-Jueyin，LR）及其主要腧穴

目的要求：

▶ 掌握：足厥阴肝经的经脉循行；太冲穴的定位、主治及刺灸法。

▶ 熟悉：足厥阴肝经的主治概要；大敦穴、期门穴、行间穴的定位、主治及刺灸法。

（一）经脉循行

● 体表：起于足大趾外侧端，经内踝前沿胫骨内侧上行，在内踝上8寸交到脾经的后面，沿大腿内侧中间上行，绕阴器，经小腹，止

于乳头下第6肋间。

● 体内：属肝，络胆，夹胃，布胁肋，连目系，与督脉会于巅顶。支脉从目系下颊部，环口唇。肝部支脉上膈，注入肺中（图2-156）。

经脉循行原文：

《灵枢·经脉》：肝足厥阴之脉，起于大指丛毛之际，上循足跗上廉，去内踝一寸，上踝八寸，交出太阴之后，上腘内廉，循股阴入毛中，过阴器，抵小腹，挟胃，属肝，络胆，上贯膈，布胁肋，循喉咙之后，上入颃颡，连目系，上出额，与督脉会于巅。

其支者：从目系下颊里，环唇内。

其支者：复从肝别，贯膈，上注肺。

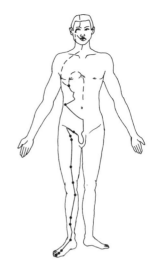

图2-156　足厥阴肝经
循行示意

（二）主治概要

● 妇科病、前阴病：崩漏、月经不调、痛经、带下、遗尿、癃闭。
● 肝胃病症：胁痛、黄疸、目赤肿痛；腹胀、呕逆。
● 经脉循行部位病症：下肢痿痹、少腹痛、巅顶痛。

（三）常用腧穴

本经共14穴。

重点腧穴：大敦穴、行间穴、太冲穴、期门穴。

1.大敦穴（LR1）

【定位】足大趾外侧趾甲角旁约0.1寸（图2-157）。

【主治】
- 近治作用——足趾麻木、疼痛
- 远治作用
  - 泌尿系病症——遗尿、癃闭
  - 妇科病——月经不调、崩漏、阴挺、疝气、少腹痛
- 特殊作用——癫痫

治疗疝气要穴

【刺灸法】浅刺0.1～0.2寸，或点刺出血，常用灸法（图2-158）。

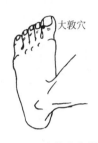

图2-157　大敦穴定位图

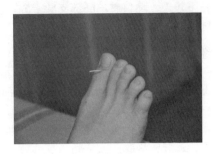

图2-158　大敦穴刺灸图

2.行间穴（LR2）

【定位】足背，当第1、第2趾间的趾蹼缘上方纹头处（图2-159）。

【主治】
近治作用——足趾麻木、疼痛

远治作用
妇科病——月经不调、痛经、崩漏、带下等
前阴病——遗尿、疝气、阴痛、胁痛

特殊作用
头痛、目赤肿痛等肝经风热
急性腰扭伤

行气、泻热要穴

【刺灸法】直刺0.5～0.8寸（图2-160）。

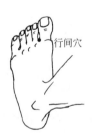

图2-159　行间穴定位图

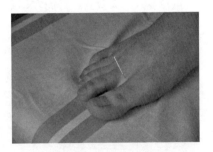

图2-160　行间穴刺灸图

3. 太冲穴（LR3）

【定位】足背侧，第1、第2跖骨结合部之前凹陷处（图2-161）。

【主治】
- 近治作用——下肢痿痹、足跗肿痛
- 远治作用
  - 头目病症——头痛、眩晕、目赤肿痛
  - 肝胃病症——胁痛、呃逆、呕吐
  - 妇科、前阴病——痛经、崩漏、遗尿
- 特殊作用——癫狂痫、失眠、郁证等神志疾患

平肝潜阳、疏肝解郁要穴

【刺灸法】直刺0.5～0.8寸（图2-162）。

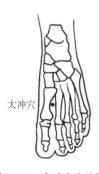

图2-161　太冲穴定位图

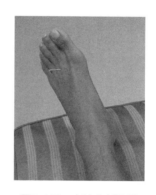

图2-162　太冲穴刺灸图

4. 期门穴（LR14）

【定位】乳头直下，第6肋间隙，前正中线旁开4寸（图2-163）。

【主治】
- 近治作用——乳痈、乳癖等乳房疾患
- 特殊作用
  - 肝胃病症——胸胁胀痛、呕吐、嗳气、呃逆等
  - 热入血室等证

调理肝脾要穴

【刺灸法】斜刺或平刺0.5～0.8寸，不可深刺，以免伤及内脏（图2-164）。

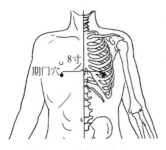
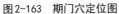

图2-163 期门穴定位图

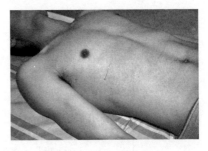

图2-164 期门穴刺灸图

（四）足厥阴肝经腧穴一览（表2-15）

表2-15 足厥阴肝经腧穴定位、主治与刺灸法

穴位名称	定位	主治	刺灸法
大敦穴（LR1）	足大趾本节外侧，距趾甲角旁0.1寸	①遗尿、癃闭等泌尿系病症；②月经不调、崩漏、阴挺、疝气、少腹痛等妇科病；③足趾麻木、疼痛；④癫痫	浅刺0.1～0.2寸，或点刺出血
行间穴（LR2）	足背部，当第1、第2趾间，趾蹼缘后方赤白肉际	①月经不调、痛经、崩漏、带下等妇科病；②遗尿、疝气、阴痛、胁痛等前阴病；③足趾麻木、疼痛，急性腰扭伤；④头痛、目赤肿痛等肝经风热证	直刺0.5～0.8寸
太冲穴（LR3）	足背侧，第1、第2跖骨结合部之前凹陷处	①头痛、眩晕、目赤肿痛等头目病症；②胁痛、呃逆、呕吐等肝胃病症；③痛经、崩漏、遗尿等妇科、前阴病；④下肢痿痹、足跗肿痛；⑤癫狂痫、失眠、郁证等神志疾患	直刺0.5～0.8寸
中封穴（LR4）	在足背侧，当足内踝前1寸，胫骨前肌腱的内侧凹陷处	①少腹痛、腹痛、足踝肿痛等痛证；②小便不利；③下肢痿痹；④疝气	直刺0.5～0.8寸
蠡沟穴（LR5）	在小腿内侧，当足内踝尖上5寸，胫骨内侧面的中央	①睾丸肿痛、疝气；②外阴瘙痒、月经不调、带下等妇科病；③小便不利	平刺0.5～0.8寸
中都穴（LR6）	在小腿内侧，当足内踝尖上7寸，胫骨内侧面的中央	①崩漏、恶露不尽等妇科病；②泄泻；③少腹痛、疝气	平刺0.5～0.8寸

穴位名称	定位	主治	刺灸法
膝关穴 （LR7）	在小腿内侧，当胫骨内上髁的后下方，阴陵泉穴后1寸，腓肠肌内侧头的上部	膝股疼痛、下肢痿痹等局部病症	直刺1～1.5寸
曲泉穴 （LR8）	在膝内侧，屈膝，当膝内侧横纹头上方凹陷处，股骨内侧髁的后缘，半腱肌、半膜肌止端的前缘凹陷处	①月经不调、痛经、带下、小腹痛等妇科病；②阴挺、阴痒、遗精、阳痿等外阴病；③小便不利、淋证、癃闭等泌尿系疾病；④膝髌疼痛	直刺1～1.5寸
阴包穴 （LR9）	在大腿内侧，当股骨内上髁上4寸，股内肌与缝匠肌之间	①月经不调；②遗尿、小便不利等泌尿系疾病；③腰骶痛引小腹	直刺0.8～1.5寸
足五里穴 （LR10）	在大腿内侧，当气冲穴直下3寸，大腿根部，耻骨结节的下方，长收肌的外缘	①小便不利、遗尿等泌尿系疾病；②阴囊湿痒、阴挺、睾丸肿痛等外阴病	直刺0.8～1.5寸
阴廉穴 （LR11）	在大腿内侧，当气冲穴直下2寸，大腿根部，耻骨结节的下方，长收肌的外缘	①月经不调、带下等妇科病症；②小腹胀痛	直刺0.8～1.5寸
急脉穴 （LR12）	在耻骨结节的外侧，当气冲穴外下方腹股沟股动脉搏动处，前正中线旁开2.5寸	①阴挺、外阴肿痛等外阴病症；②少腹痛；③疝气	避开动脉，直刺0.5～1寸
章门穴 （LR13）	在侧腹部，当第11肋游离端的下方	腹痛、腹胀、肠鸣、泄泻、胁痛、黄疸等肝胃病症	直刺0.8～1寸
期门穴 （LR14）	乳头直下，第6肋间隙，前正中线旁开4寸	①胸胁胀痛、呕吐、嗳气、呃逆等肝胃病症；②乳痈、乳癖等乳房疾患	斜刺或平刺0.5～0.8寸，不可深刺，以免伤及内脏

小 结

经脉循行：①从足大趾外侧端出发沿胫骨内侧上行，至内踝上八寸交到脾经后面，沿下肢内侧中间循行至胸腹部，体内属肝络胆；②绕阴器；③与督脉会于巅顶。

重点腧穴：

太冲穴、大敦穴、期门穴、行间穴。

取穴要点：

足背侧，第一跖骨间隙的后方凹陷取太冲穴；

足大趾外侧趾甲角旁约0.1寸取大敦穴；

足背第1、第2趾间趾蹼缘后方赤白肉际取行间穴；

第6肋间隙，前正中线旁开4寸取期门穴。

主治作用：

行间穴为行气、泻热要穴；

太冲穴为平肝潜阳、疏肝解郁要穴；与合谷穴并称"四关穴"，善于调整气机、平衡阴阳。

刺灸方法：

期门穴不可深刺。

歌　诀

经脉歌

厥阴足脉肝所终，大指之端毛际丛，足跗上廉太冲分，
踝前一寸入中封，上踝交出太阴后，循腘内廉阴股冲，
环绕阴器抵小腹，挟胃属肝络胆腑，上贯膈里布胁肋，
循喉颃颡目系同，脉上巅顶会督脉，支者还从目系中，
下络颊里环唇内，支者便从膈肺通。

经穴歌（14穴）

一十四穴足厥阴，大敦行间太冲侵。中封蠡沟中都近，
膝关曲泉阴包临。五里阴廉急脉穴，章门常对期门开。

常用腧穴歌

大敦穴

七般疝气取大敦，前阴诸疾其可寻，月经不调与血崩，
泌尿神志病效真。

行间穴

肝经荥穴是行间，位居一二趾蹼缘，头痛眩晕目赤肿，
妇科经带与阴痛。

太冲穴

肝经原穴是太冲，一二跖间凹陷寻，疏肝理气通经络，
平肝潜阳息肝风。

期门穴

期门乳下两肋端，肝募解郁又疏肝，活血祛瘀通胁络，
肝胆胁肋气滞宣。

第四周
运行气血小周天——任督二脉

一、阳脉之海——督脉（Du Meridian，DU）

目的要求：

▶ 掌握：督脉的经脉循行；大椎穴、百会穴的定位、主治以及刺灸法。

▶ 熟悉：督脉的主治概要；命门穴、哑门穴、神庭穴、水沟穴、风府穴的定位、主治及刺灸法。

（一）经脉循行

起于小腹内，出会阴，沿骶、腰、背、项正中上头顶，下前额，经鼻柱，止于上唇内；支脉入络脑（图2-165）。

经脉循行原文：

《灵枢·经脉》：督脉者，起于下极之输，并于脊里，上至风府，入脑上巅，循额，至鼻柱。

（二）主治概要

● 神志病：失眠、癫狂痫、昏迷。

● 热病：中暑、高热、感冒。

● 经脉循行所过病症：腰痛、项背痛、鼻渊。

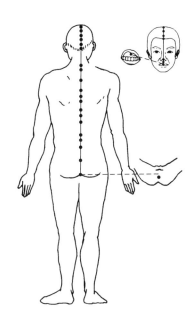

图2-165　督脉循行示意

（三）常用腧穴

重点腧穴：**命门穴、大椎穴、哑门穴、风府穴、百会穴、神庭穴、水沟穴。**

1. 命门穴（DU4）

【定位】在腰部，当后正中线上，第2腰椎棘突下凹陷中（图2-166）。

【简便取穴】后正中线上与肚脐相平之处即为命门穴。

【主治】
- 近治作用——
  - 腰脊强痛、下肢痿痹、小腹冷痛、腹泻
  - 妇科病——月经不调、痛经、不孕
  - 男性肾阳不足证——遗精、阳痿、不育、小便频数
- 特殊作用——强壮保健

温补肾阳要穴、抗衰老要穴

【刺灸法】斜刺0.5～1寸，多用灸法（图2-167）。

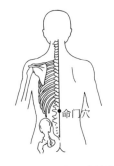

图2-166　命门穴定位图

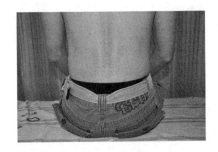

图2-167　命门穴刺灸图

2. 大椎穴（DU14）

【定位】在后正中线上，第7颈椎棘突下凹陷中（图2-168）。

【主治】
- 近治作用——头项强痛、肩背痛
- 远治作用——神志病：癫狂痫、小儿惊风
- 特殊作用——
  - 热证：感冒、发热、咳嗽、气喘
  - 皮肤病：痤疮、风疹

解表退热要穴

【刺灸法】斜刺0.5～1.0寸（图2-169）。

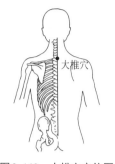

图2-168　大椎穴定位图

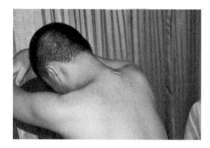

图2-169　大椎穴刺灸图

3.哑门穴（DU15）

【定位】在项部，第1颈椎下，后发际正中直上0.5寸（图2-170）。

【主治】
- 近治作用——
  - 头痛、颈项强痛
  - 神志病：癫狂痫、癔症
- 特殊作用——急性吐泻

治疗失语要穴

【刺灸法】伏案正坐位，使头微前倾，项肌放松；向下颌方向缓慢刺入0.5～1.0寸；

不可向内上方深刺，防止刺伤延髓（图2-171）。

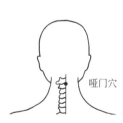

图2-170　哑门穴定位图

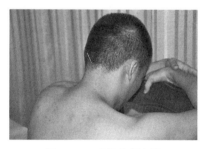

图2-171　哑门穴刺灸图

4.风府穴（DU16）

【定位】在项部，当后发际正中直上1寸，枕外隆凸直下，两斜方

肌之间凹陷中（图2-172）

【主治】
{
近治作用——颈项强痛，癫狂痫、癔症等神志病

特殊作用——{
外风——咽喉肿痛、目赤肿痛

内风——中风、眩晕、失音、头痛、耳鸣耳聋
}
}

祛风之要穴

【刺灸法】正坐位，头微前倾，项部放松；向下颌方向缓慢刺入0.5～1.0寸；不可向内上方深刺，以免刺入枕骨大孔，伤及延髓（图2-173）。

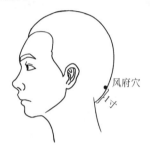

图2-172　风府穴定位图

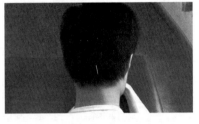

图2-173　风府穴刺灸图

腧穴中，有6穴以"风"字命名，归纳如表2-16所示。

表2-16　十四经之"风"穴比较

风穴	定位	主治特点
风池	胸锁乳突肌与斜方肌上端之间的凹陷	疏通经络；祛风、散风要穴
风府	后发际正中直上1寸	醒脑开窍；善治一切风疾
风门	第2胸椎棘突下旁开1.5寸	固表强卫、止咳平喘
翳风	乳突前下方，平耳垂下下缘的凹陷中	开窍益聪，善治耳疾、面瘫
秉风	肩胛部，冈上窝中央	舒筋活络，善治肩背、上肢疼痛
风市	大腿外侧中线，腘横纹上7寸	祛风除湿，善治下肢痿痹、皮肤病

5.百会穴（DU20）

【定位】在头部，当前发际正中直上5寸，前顶穴后1.5寸，或两耳尖连线的中点处（图2-174）。

【主治】
近治作用
  头痛、眩晕等头面部疾患
  神志病：失眠、健忘、癫狂病、
  阿尔茨海默病、癔症、昏厥
特殊作用——下陷病症：脱肛、阴挺、胃下垂

定眩安神、升阳举陷要穴

【刺灸法】平刺0.5～0.8寸（图2-175）。

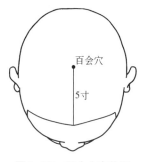

图2-174　百会穴定位图

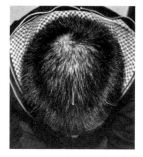

图2-175　百会穴刺灸图

6.神庭穴（DU24）

【定位】在头部，当前发际正中直上0.5寸（图2-176）。

【主治】
  头面五官病：头痛、目赤、鼻渊
  神志病：癫狂痫、失眠、郁病

治神三要穴——神庭穴、神门穴、百会穴

【刺灸法】平刺0.5～0.8寸（图2-177）。

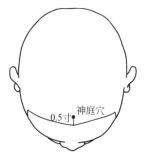

图2-176　神庭穴定位图

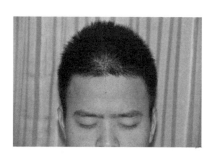

图2-177　神庭穴刺灸图

7.水沟穴（人中穴）（DU26）

【定位】在面部，当人中沟的上1/3与中1/3交点处（图2-178）。

【主治】
- 近治作用——口歪
- 远治作用——腰脊强痛
- 特殊作用——
  - 急救——昏迷、晕厥、虚脱
  - 神志病——中风、癔症

急救要穴

【刺灸法】向上斜刺0.3～0.5寸，强刺激，或用指甲掐按（图2-179）。

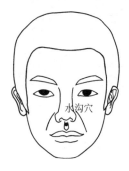

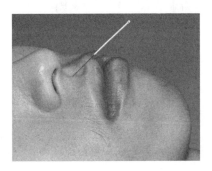

图2-178　水沟穴定位图　　　　图2-179　水沟穴刺灸图

（四）督脉腧穴一览（表2-17）

表2-17　督脉腧穴定位、主治与刺灸法

穴位名称	定位	主治	刺灸法
长强穴（DU1）	在尾骨端下，当尾骨尖端与肛门连线的中点处	①腹泻、痔疾、便血、便秘、脱肛；②癫狂痫；③腰脊、尾骶部疼痛	紧靠尾骨前面斜刺0.8～1寸，不宜直刺，以免损伤直肠
腰俞穴（DU2）	在骶部，当后正中线上，适对骶管裂孔	①月经不调；②痔疾、便秘；③腰脊强痛、下肢痿痹；④癫痫	斜刺0.5～1寸
腰阳关穴（DU3）	在腰部，当后正中线上，第4腰椎棘突下凹陷中	①月经不调；②腰骶痛、下肢痿痹；③遗精、阳痿	斜刺0.5～1寸，多用灸法

穴位名称	定位	主治	刺灸法
命门穴 （DU4）	在腰部，后正中线上，第2腰椎棘突下凹陷中	①月经不调、痛经、不孕；②遗精、阳痿、不育、小便频数；③腰脊强痛、下肢痿痹；④小腹冷痛、腹泻	斜刺0.5～1寸，多用灸法
悬枢穴 （DU5）	在腰部，当后正中线上，第1腰椎棘突下凹陷中	①腹泻、腹痛；②腰脊强痛	斜刺0.5～1寸
脊中穴 （DU6）	在背部，当后正中线上，第11胸椎棘突下凹陷中	①黄疸；②泄泻、痔疾、脱肛；③腰脊痛；④癫痫；⑤小儿疳积	斜刺0.5～1寸
中枢穴 （DU7）	在背部，当后正中线上，第10胸椎棘突下凹陷中	①黄疸、呕吐、腹满；②腰脊强痛	斜刺0.5～1寸
筋缩穴 （DU8）	在背部，当后正中线上，第9胸椎棘突下凹陷中	①抽搐、脊强；②胃痛；③癫痫	斜刺0.5～1寸
至阳穴 （DU9）	在背部，当后正中线上，第7胸椎棘突下凹陷中	①黄疸、胸胁胀满；②咳喘；③脊强、背痛	斜刺0.5～1寸
灵台穴 （DU10）	在背部，当后正中线上，第6胸椎棘突下凹陷中	①咳嗽、气喘；②疔疮；③脊背强痛	斜刺0.5～1寸
神道穴 （DU11）	在背部，当后正中线上，第5胸椎棘突下凹陷中	①心痛、心悸；②咳嗽、气喘；③失眠、健忘；④脊背强痛	斜刺0.5～1寸
身柱穴 （DU12）	在背部，当后正中线上，第3胸椎棘突下凹陷中	①咳嗽、气喘；②脊背强痛；③癫痫；④疔疮发背	斜刺0.5～1寸
陶道穴 （DU13）	在背部，当后正中线上，第1胸椎棘突下凹陷中	①咳喘、疟疾、热病、骨蒸潮热；②脊背强痛；③癫痫	斜刺0.5～1寸
大椎穴 （DU14）	在后正中线上，第7颈椎棘突下凹陷中	①痤疮、风疹；②咳嗽、气喘、发热；③癫痫、小儿惊风；④头项强痛、肩背痛	斜刺0.5～1寸
哑门穴 （DU15）	在项部，第1颈椎下，后发际正中直上0.5寸	①癫狂痫、癔症；②头痛、颈项强痛；③暴喑、舌缓不语	伏案正坐位，使头微前倾，项肌放松；向下颌方向缓慢刺入0.5～1.0寸；不可向内上方深刺，防止刺伤延髓

穴位名称	定位	主治	刺灸法
风府穴 (DU16)	在项部，当后发际正中直上1寸，枕外隆凸直下，两斜方肌之间凹陷中	①头痛项强、咽喉肿痛、目赤肿痛；②癫狂痫、中风、眩晕、失音、头痛、耳鸣耳聋	正坐位，头微前倾，项部放松；向下颌方向缓慢刺入0.5～1.0寸；不可向内上方深刺，以免刺入枕骨大孔，伤及延髓
脑户穴 (DU17)	在头部，当后发际正中直上2.5寸，风府穴上1.5寸，枕外隆凸的上缘凹陷处	①头痛、目眩、项强；②癫痫；③失音	平刺0.5～0.8寸
强间穴 (DU18)	在头顶，当后发际正中直上4寸	①头痛、目眩、项强；②癫痫	平刺0.5～0.8寸
后顶穴 (DU19)	在头部，当后发际正中直上5.5寸	①头痛、眩晕；②癫狂痫	平刺0.5～0.8寸
百会穴 (DU20)	在头部，当前发际正中直上5寸，前顶穴后1.5寸，或两耳尖连线中点处	①失眠、健忘、癫狂痫、阿尔茨海默病、癔症、昏厥；②头痛、目眩；③脱肛、内脏下垂、阴挺	平刺0.5～0.8寸
前顶穴 (DU21)	在头部，当前发际正中直上3.5寸	①头痛、目眩；②鼻渊；③癫痫	平刺0.5～0.8寸
囟会穴 (DU22)	在头部，当前发际正中直上2寸	①头痛、目眩；②鼻渊；③癫痫	平刺0.5～0.8寸；小儿前囟未闭者禁针
上星穴 (DU23)	在头部，当前发际正中直上1寸	①头痛、鼻渊、鼻衄；②癫狂；③疟疾、热病	平刺0.5～0.8寸
神庭穴 (DU24)	在头部，当前发际正中直上0.5寸	①头痛、目赤、鼻渊；②癫狂痫、失眠、郁病	平刺0.5～0.8寸
素髎穴 (DU25)	在面部，当鼻尖的正中央	①鼻塞、鼻渊、鼻衄；②惊厥、昏迷、窒息	斜刺0.3～0.5寸，或点刺出血
水沟穴 (DU26)	在面部，当人中沟的上1/3与中1/3交点处	①昏迷、晕厥、虚脱；②中风、癔症、癫狂痫、小儿惊风；③口角歪斜；④闪挫腰痛	向上斜刺0.3～0.5寸，或用指甲按掐
兑端穴 (DU27)	在面部，当上唇的尖端，人中沟下端的皮肤与上唇的移行部	①癫狂、昏迷、癔症；②牙龈肿痛、口喝、口噤	斜刺0.2～0.3寸
龈交穴 (DU28)	在上唇内，唇系带与上齿龈的相接处	①癫狂；②齿龈肿痛、口喝、口臭、鼻衄、面赤颊肿	斜刺0.2～0.3寸，或点刺出血

小 结

经脉循行：①循行于人体后正中线及头面部；②联络于脑。

重点腧穴：大椎穴、百会穴、命门穴、哑门穴、神庭穴、水沟穴、风府穴

取穴要点：

第7颈椎棘突下凹陷取大椎穴；第2腰椎棘突下取命门穴；

两耳尖连线中点取百会穴；人中沟的上1/3与中1/3交点处取水沟穴。

主治作用：

命门穴为温补肾阳要穴；大椎穴为解表清热要穴；

百会穴为定眩安神、升阳举陷要穴；

水沟穴为急救要穴；风府穴为祛风要穴。

刺灸方法：大椎穴治疗痤疮可刺络拔罐；水沟急救时可用手指按掐；

哑门、风府向下颌方向刺，不可深刺。

歌 诀

经脉歌

督脉起自下极俞，并于脊里上风府，过脑额鼻入龈交，
联络诸阳为纲要。

经穴歌（28穴）

督脉廿八行于脊，长强腰俞腰阳关，命门悬枢接脊中，
中枢筋缩连至阳，灵台神道身柱长，陶道大椎平肩齐，
哑门风府上脑户，强间后顶百会率，前顶囟会又上星，
神庭素髎水沟系，兑端开口上唇尖，龈交唇内齿缝间。

常用腧穴歌

命门穴

命门第二腰椎中，补肾助阳有奇功，肾气不足诸虚证，
脾肾阳虚亦扫平。

大椎穴

七椎之处诸阳会，穴号大椎退热良，颈项强痛肩背痛，
咳喘发热又痤疮。

哑门穴

哑门项后入发五，舌强舌缓言难出，热盛气壅不识人，针浅勿深需谨记。

风府穴

风府后发际一寸，息风止痉功效强，头项强痛癫狂痫，中风失语又眩晕。

百会穴

百会头顶正中央，厥阴督脉足三阳，息风潜阳能清脑，升提举陷效亦良。

神庭穴

神庭入发际半寸，脑神居处智之渊，失眠癫痫神志病，头面五官热亦灵。

水沟穴

水沟鼻下名人中，眩晕昏迷神不清，颜面歪斜闪腰痛，进针剧痛莫迟灵。

二、阴脉之海——任脉（Ren Meridian，RN）

目的要求：

▶ 掌握：任脉的经脉循行；关元穴、气海穴的定位、主治以及刺灸法。

▶ 熟悉：任脉的主治概要；中极穴、神阙穴、中脘穴、膻中穴、廉泉穴、承浆穴的定位、主治以及刺灸法。

（一）经脉循行

起于小腹内，出会阴，沿腹、胸、颈正中线上行至咽喉部，止于口唇下。支脉环绕口唇，经面部入目眶下（图2-180）。

经脉循行原文：

《灵枢·经脉》：任脉者，起于中极之下，以上毛际，循腹里，上关元，至咽喉，上颐，循面，入目。

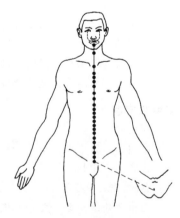

图2-180 任脉循行示意

（二）主治概要

● 下焦病：少腹疼痛、二便不通、遗精、月经不调、痛经。

● 中焦病：腹胀、腹泻、胃痛、呃逆呕吐、纳呆、黄疸。

● 上焦病：胸闷、心痛、气喘、咳嗽。

● 面颈部疾病：失语、吞咽困难、口眼歪斜。

（三）常用腧穴

重点腧穴：中极穴、关元穴、气海穴、神阙穴、中脘穴、膻中穴、廉泉穴、承浆穴

1.中极穴（RN3）

【定位】在下腹部，前正中线上，当脐中下4寸（图2-181）。

【主治】$\begin{cases} 生殖泌尿系统病症——遗精、阳痿、遗尿、不孕不育、\\ \qquad\qquad\qquad 癃闭\\ 妇科病——月经不调、带下、痛经、阴挺 \end{cases}$

泌尿系统疾病要穴

【刺灸法】直刺1～1.5寸；癃闭患者宜斜刺；孕妇慎针（图2-182）。

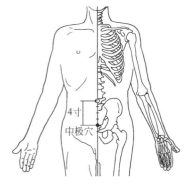

图2-181　中极穴定位图

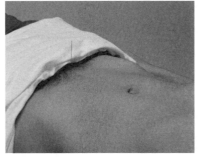

图2-182　中极穴刺灸图

2.关元穴（RN4）

【定位】在下腹部，前正中线上，当脐中下3寸（图2-183）。

【主治】
近治作用
生殖泌尿系统病症——小便不利、尿频、遗精、阳痿、早泄
妇科病——月经不调、带下、痛经、崩漏、经闭
肠腑病症——腹痛、腹泻、痢疾、脱肛、便血
特殊作用——元气虚损证：虚劳羸瘦、中风脱证

下焦病要穴；强壮要穴

【刺灸法】直刺 1～1.5 寸，孕妇慎用（图2-184）。

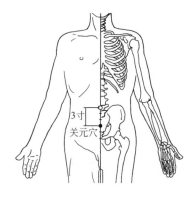
图2-183　关元穴定位图

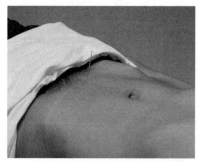
图2-184　关元穴刺灸图

3.气海穴（RN6）

【定位】在下腹部，前正中线上，当脐中下 1.5 寸（图2-185）。

【主治】
近治作用
生殖泌尿系统病症——遗精、阳痿、不孕不育、遗尿、小便不利
妇科病——月经不调、痛经、带下
肠腑病症——腹痛、泄泻、便秘、痢疾
特殊作用——气虚病症：体虚瘦弱、虚劳、乏力

培补元气、温通下焦要穴

【刺灸法】直刺 1～1.5 寸；孕妇慎针（图2-186）。

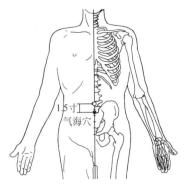

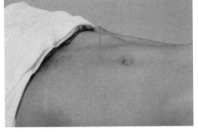

图2-185　气海穴定位图　　　　　　图2-186　气海穴刺灸图

4.神阙穴（RN8）

【定位】在腹中部，脐中央（图2-187）。

【主治】 近治作用——久泻、脱肛、绕脐腹痛等肠腑病症

特殊作用——虚脱、四肢厥冷等元气暴脱证

补虚培元要穴

【刺灸法】一般不针，隔盐灸或艾条灸（图2-188）。

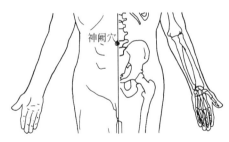

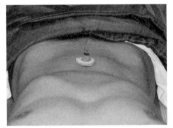

图2-187　神阙穴定位图　　　　　　图2-188　神阙穴刺灸图

5.中脘穴（RN12）

【定位】在上腹部，前正中线上，当脐中上4寸（图2-189）。

【主治】 近治作用——胃痛、呕吐、呃逆、腹痛、腹胀、泄泻

特殊作用——咳喘痰多、癫痫、失眠

脾胃病症要穴

【刺灸法】直刺1 ～ 1.5寸（图2-190）。

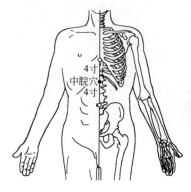

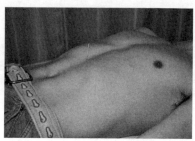

图2-189　中脘穴定位图　　　　图2-190　中脘穴刺灸图

6.膻中穴（RN17）

【定位】在胸部，当前正中线上，平第4肋间；或两乳头连线与前正中线的交点处（图2-191）。

【主治】{ 近治作用——咳嗽、气喘、胸闷、呃逆、噎膈等胸中气机不畅的病症

妇科病——缺乳、乳痈等乳房疾病 }

宽胸理气要穴

【刺灸法】平刺0.3 ～ 0.5寸（图2-192）。

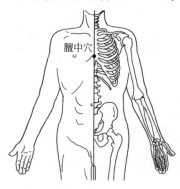

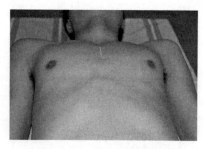

图2-191　膻中穴定位图　　　　图2-192　膻中穴刺灸图

7.廉泉穴（RN23）

【定位】在颈部，当前正中线上，喉结上方，舌骨上缘凹陷处（图2-193）。

【简便取穴法】拇指指间关节横纹置于下颌下方，拇指尖下即为廉泉穴所在。

【主治】中风失语、吞咽困难、喉痹等咽喉口舌病症。

治疗咽喉口舌疾患要穴

【刺灸法】向舌根斜刺0.5～0.8寸（图2-194）。

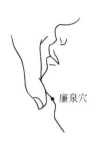

图2-193　廉泉穴定位图

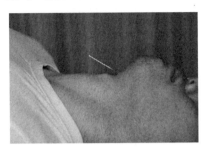

图2-194　廉泉穴刺灸图

8.承浆穴（RN28）

【定位】在面部，当颏唇沟的正中凹陷处（图2-195）。

【主治】{ 近治作用——口歪、流涎、牙龈肿痛等口部病证
特殊作用——癫狂、晕厥等神志病

口部病症要穴

【刺灸法】斜刺0.3～0.5寸（图2-196）。

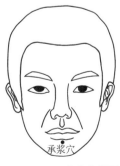

图2-195　承浆穴定位图

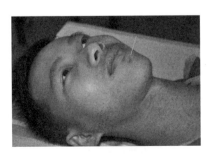

图2-196　承浆穴刺灸图

（四）任脉腧穴一览（表2–18）

表2-18　任脉腧穴定位、主治与刺灸法

穴位名称	定位	主治	刺灸法
会阴穴（RN1）	在会阴部，男性当阴囊根部与肛门连线的中点，女性当大阴唇后联合与肛门连线的中点	①小便不利、遗尿、遗精、阳痿、月经不调、阴痛、阴痒、痔疾、脱肛；②癫狂痫、昏迷、溺水、窒息；③月经不调	直刺0.5～1寸，孕妇慎用
曲骨穴（RN2）	在下腹部，当前正中线上，耻骨联合上缘的中点处	①月经不调、带下；②遗精、阳痿；③遗尿、小便不利	直刺1～1.5寸，孕妇慎用
中极穴（RN3）	在下腹部，前正中线上，当脐中下4寸	①遗精、阳痿、不孕不育；②月经不调、带下、痛经、阴挺；③遗尿、癃闭	直刺1～1.5寸，孕妇慎用
关元穴（RN4）	在下腹部，前正中线上，当脐中下3寸	①尿闭、尿频；②遗精、阳痿、早泄；③月经不调、带下、痛经、崩漏、经闭；④虚劳羸瘦、中风脱证；⑤腹痛、腹泻、痢疾、脱肛、便血	直刺1～1.5寸，孕妇慎用
石门穴（RN5）	下腹部，前正中线上，当脐中下2寸	①腹痛、泄泻；②疝气；③水肿、小便不利；④经闭、带下、崩漏；⑤遗精、阳痿	直刺1～1.5寸，孕妇慎用
气海穴（RN6）	在下腹部，前正中线上，当脐中下1.5寸	①遗精阳痿、不孕不育、遗尿、小便不利；②月经不调、痛经、带下；③腹痛、泄泻、便秘、痢疾；④体虚瘦弱、虚劳	直刺1～1.5寸，孕妇慎用
阴交穴（RN7）	在下腹部，前正中线上，当脐中下1寸	①腹痛、疝气；②水肿、小便不利；③月经不调、带下	直刺1～1.5寸，孕妇慎用
神阙穴（RN8）	在腹中部，脐中央	①久泻、脱肛、绕脐腹痛等肠腑病症；②虚脱、四肢厥冷等元气暴脱证	一般不针，隔盐灸或艾条灸
水分穴（RN9）	在下腹部，前正中线上，当脐中上1寸	①腹痛、泄泻、呕吐、腹胀；②水肿、小便不利	直刺1～1.5寸
下脘穴（RN10）	在上腹部，前正中线上，当脐中上2寸	腹痛、腹胀、泄泻、呕吐、食谷不化、痞块	直刺1～1.5寸
建里穴（RN11）	在上腹部，前正中线上，当脐中上3寸	胃痛、呕吐、食欲缺乏、腹胀、水肿	直刺1～1.5寸

穴位名称	定位	主治	刺灸法
中脘穴（RN12）	在上腹部，前正中线上，当脐中上4寸	①胃痛、呕吐、呃逆、腹痛、腹胀、泄泻；②癫痫脏躁；③黄疸	直刺1～1.5寸
上脘穴（RN13）	在上腹部，前正中线上，当脐中上5寸	①胃痛、呕吐、呃逆、腹胀；②癫痫	直刺1～1.5寸
巨阙穴（RN14）	上腹部，前正中线上，当脐中上6寸	①胸痛、心痛、心悸、癫狂痫；②呕吐、吞酸	向下斜刺0.5～1寸，不可深刺，以免伤及肝脏
鸠尾穴（RN15）	在上腹部，胸剑结合部下1寸，脐上7寸	①胸痛、呃逆、腹胀；②癫狂痫	向下斜刺0.4～0.6寸
中庭穴（RN16）	在胸部，当前正中线上，平第5肋间，即胸剑结合部	①胸腹胀满、呕吐；②心痛；③梅核气	平刺0.3～0.5寸
膻中穴（RN17）	在胸部，当前正中线上，平第4肋间，两乳头连线的中点	①咳嗽、气喘、胸闷、呃逆、噎膈等胸中气机不畅的病症；②缺乳、乳痈等乳房疾病	平刺0.3～0.5寸
玉堂穴（RN18）	在胸部，当前正中线上，平第3肋间	咳嗽、气喘、胸痛、呕吐	平刺0.3～0.5寸
紫宫穴（RN19）	在胸部，当前正中线上，平第2肋间	咳嗽、气喘、胸痛	平刺0.3～0.5寸
华盖穴（RN20）	在胸部，当前正中线上，平第1肋间	咳嗽、气喘、胸痛	平刺0.3～0.5寸
璇玑穴（RN21）	在胸部，当前正中线上，胸骨上窝中央下1寸	①咳嗽、气喘、胸痛；②咽喉肿痛；③积食	平刺0.3～0.5寸
天突穴（RN22）	当前正中线上，两锁骨中间，胸骨上窝正中	①咳嗽、气喘、胸痛、咽喉肿痛、暴喑、噎膈；②瘿瘤、梅核气	先直刺0.2～0.3寸，然后将针尖转向下方，紧靠胸骨后方刺入1～1.5寸
廉泉穴（RN23）	在颈部，当前正中线上，喉结上方，舌骨上缘凹陷处	中风失语、吞咽困难、喉痹等咽喉口舌病症	向舌根斜刺0.5～0.8寸
承浆穴（RN24）	在面部，当颏唇沟的正中凹陷处	①口歪、流涎、牙龈肿痛等口部病症；②癫狂、晕厥等神志病	斜刺0.3～0.5寸

小　结

经脉循行：循行于人体前正中线和面颈部。

重点腧穴：关元穴、气海穴、中极穴、神阙穴、中脘穴、膻中穴、廉泉穴、承浆穴

取穴要点：

脐中下1.5寸、3寸、4寸分别取气海穴、关元穴、中极穴；脐中取神阙穴；脐中上4寸取中脘穴；两乳头连线中点取膻中穴；喉结上方取廉泉穴；颏唇沟中央取承浆穴。

主治作用：

中极穴为泌尿系疾病要穴；

关元穴、气海穴为强壮要穴，尚能治疗下焦疾患。

神阙穴为补虚培元要穴；中脘穴为脾胃病症要穴。

廉泉穴为咽喉疾患要穴；承浆穴为口部疾患要穴。

刺灸方法

中极穴尿潴留患者宜斜刺；关元穴、气海穴孕妇慎针；神阙穴宜隔盐灸或艾条灸。

歌　诀

经脉歌

任脉起于中极下，会阴腹里上关元，上循胸腹至咽喉，联络诸阴海名传。

经穴歌（24穴）

任脉廿四起会阴，曲骨中极关元行，石门气海阴交生，神阙一寸上水分，下脘建里中上脘，巨阙鸠尾步中庭，膻中玉堂连紫宫，华盖璇玑天突逢，廉泉承浆任脉终。

常用腧穴歌

中极穴

中极脐下四寸中，约胞利水尿道通，膀胱之病求之募，经带阳痿遗精攻。

关元穴

元阴元阳藏关元，诸虚劳损求之痊，温灸壮阳调三阴，

泌尿生殖尽包揽，泄泻腹痛经带证，小肠募穴脐下三。

气海穴

气海脐下一寸五，百损诸虚无不主，一切气疾久不瘥，
阴盛阳虚以灸补，肠腑气滞多疼痛，除胀止痛功效殊。

神阙穴

神阙位于脐中央，禁针多灸纳盐良，中风尸厥人不省，
虚寒泻痢与脱肛。

中脘穴

中脘脐上四寸居，胃募腑会任脉系，和胃导滞兼祛痰，
温胃健脾理中气。

膻中穴

膻中位于两乳间，气之会穴气病先，心包之募疗心悸，
乳少噎膈咳喘宣。

廉泉穴

舌骨上缘有廉泉，调补舌络能复言，发音专治舌体病，
清热散结利喉咽。

承浆穴

下唇有凹名承浆，口眼歪斜与癫狂，牙龈肿痛流涎症，
暴喑不语舌本强。

第五周
经外奇穴显身手

目的要求：

▶ 掌握：夹脊穴的定位、主治以及刺灸法。

▶ 熟悉：四神聪穴、印堂穴、太阳穴、四缝穴、金津、玉液、八邪穴、八风穴的定位、主治及刺灸法。

一、经外奇穴（Extraordinary Points）特点

● 定名、定位、不定经
● 可由多个刺激点组成
● 主治作用单一

二、常用腧穴

重点腧穴：四神聪穴、印堂穴、太阳穴、金津穴、玉液穴、夹脊穴、四缝穴、八邪穴、八风穴。

（一）头颈部穴（Points of Head and Neck，EX–HN）

1.四神聪穴（EX-HN1）

【定位】在头顶部，当百会穴前后左右各1寸，共4穴（图2-197）。

【主治】神志病——头痛、眩晕、失眠、健忘、癫痫

神志病要穴

【刺灸法】平刺0.5～0.8寸（图2-198）。

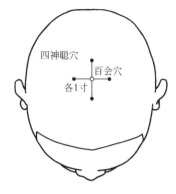

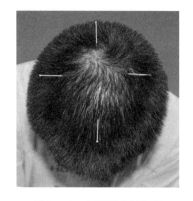

图2-197　四神聪穴定位图　　　　　图2-198　四神聪穴刺灸图

以"神"字命名的腧穴共9穴，各穴比较如表2-19所示。

表2-19　以"神"命名的穴位

"神"穴	定位	归经	主治
神庭穴	前发际正中直上0.5寸	督脉	神志病局部病症
本神穴	前发际上0.5寸，神庭穴旁开3寸	胆经	
四神聪穴	百会穴前后左右各1寸	奇穴	
神阙穴	脐中央	任脉	
神门穴	腕横纹上，尺侧腕屈肌腱的桡侧缘	心经	
神道穴	后正中线上，第5胸椎棘突下凹陷中	督脉	
神堂穴	第5胸椎棘突下，旁开3寸	膀胱经	局部病症：胸胁疼痛、咳喘等
神封穴	第4肋间隙，前正中线旁开2寸	肾经	
神藏穴	第2肋间隙，前正中线旁开2寸	肾经	

2. 印堂穴（EX-HN3）

【定位】在额部，当两眉头之中间（图2-199）。

【主治】$\begin{cases} 头痛、眩晕、失眠 \\ 鼻塞、慢性鼻炎等 \end{cases}$

鼻部疾患要穴

【刺灸法】平刺0.3 ～ 0.5寸，或点刺出血（图2-200）。

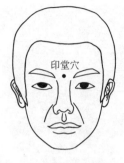

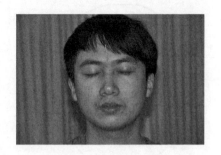

图2-199 印堂穴定位图 　　　　　图2-200 印堂穴刺灸图

3.太阳穴（EX-HN5）

【定位】在颞部，当眉梢与目外眦之间向后约一横指凹陷处（图2-201）。

【主治】头痛、目疾、面瘫。

清利头目要穴

【刺灸法】直刺或斜刺0.3～0.5寸，或点刺出血（图2-202）。

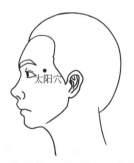

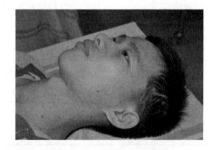

图2-201 太阳穴定位图 　　　　　图2-202 太阳穴刺灸图

4.金津、玉液（EX-HN12）

【定位】在口腔内，当舌系带两侧静脉上，左为金津，右为玉液（图2-203）。

【主治】中风舌强不语。

治疗失语要穴

【刺灸法】点刺出血（图2-204）。

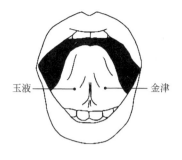
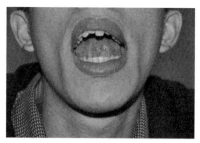

图2-203　金津、玉液定位图　　　　图2-204　金津、玉液刺灸图

（二）背部穴（Points of Back，EX–B）

夹脊穴（EX-B2）

【定位】在背腰部，当第1胸椎至第5腰椎棘突下两侧，后正中线旁开0.5寸，一侧17穴，共34穴（图2-205）。

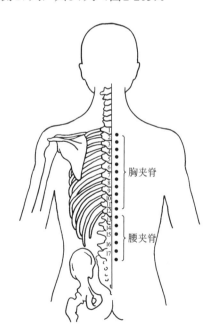

图2-205　夹脊穴定位图

【主治】 调理五脏六腑 { 上胸部——心肺、上肢疾患
下胸部——胃肠疾患
腰部——腰腹、下肢疾患
治疗脊柱、肌肉疾病

主治作用广泛，善调五脏六腑

【刺灸法】直刺0.3～0.5寸；捏脊或用梅花针叩刺（图2-206）。

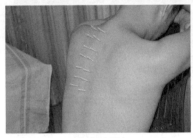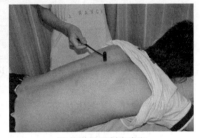

(a) 针刺夹脊穴　　　　　　　　(b) 梅花针叩刺夹脊穴

图2-206　夹脊穴刺灸图

（三）上肢部穴（Points of Upper Extremities，EX–UE）

1.四缝穴（EX-UE10）

【定位】在第2～5指掌侧，近端指间关节的中点，一侧4穴，左右共8穴（图2-207）。

【主治】小儿厌食症、小儿疳积。

治疗小儿厌食症要穴

【刺灸法】点刺出血或挤出少许黄色透明黏液（图2-208）。

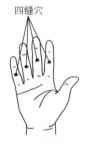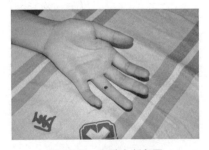

图2-207　四缝穴定位图　　　　　图2-208　四缝穴刺灸图

2. 八邪穴（EX-UE9）

【定位】在手背侧，微握拳，第1～5指间，指蹼缘后方赤白肉际处，左右共8穴（图2-209）。

【主治】手指拘挛、麻木不用；毒蛇咬伤。

治疗手指功能障碍要穴

【刺灸法】斜刺0.5～0.8寸，或点刺出血（图2-210）。

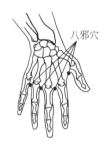
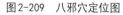

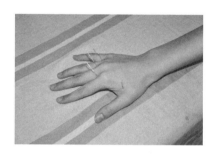

图2-209　八邪穴定位图　　　　图2-210　八邪穴刺灸图

（四）下肢部穴（Points of Lower Extremities，EX–LE）

八风穴（EX-LE10）

【定位】在足背侧，第1～5趾间，趾蹼缘后方赤白肉际处（图2-211），一侧4穴，左右共8穴。

【主治】足跗肿痛、足趾不用；毒蛇咬伤。

治疗足趾功能障碍要穴

【刺灸法】斜刺0.5～0.8寸，或点刺出血（图2-212）。

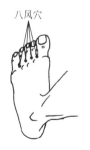

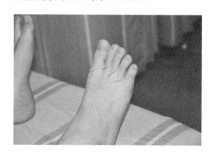

图2-211　八风穴定位图　　　　图2-212　八风穴刺灸图

三、经外奇穴一览（表2-20）

表2-20　经外奇穴定位、主治与刺灸法

穴位名称	定位	主治	刺灸法
	头颈部穴		
四神聪穴（EX-HN1）	正坐位，在头顶部，当百会穴前后左右各1寸，共4穴	①头痛、眩晕、失眠、健忘、癫痫；②目疾	平刺0.5～0.8寸
印堂穴（EX-HN3）	在额部，当两眉头之中间	①头痛、头晕、失眠、小儿惊风；②鼻渊、鼻衄、目赤肿痛；③腰痛	平刺0.3～0.5寸；或用三棱针点刺出血
鱼腰穴（EX-HN4）	在额部，眉毛中心	目赤肿痛、目翳、眼睑瞤动、眼睑下垂、眉棱骨痛	平刺0.3～0.5寸
太阳穴（EX-HN5）	在颞部，当眉梢与目外眦之间向后约一横指凹陷处	偏正头痛、目疾、牙痛、三叉神经痛	直刺或斜刺0.3～0.5寸；或用三棱针点刺出血
耳尖（EX-HN6）	在耳郭的上方，当折耳向前，耳郭上方的尖端处	目赤肿痛、目翳、偏正头痛、咽喉肿痛、麦粒肿	直刺0.1～0.2寸；或用三棱针点刺出血
球后（EX-HN7）	当眶下缘外1/4与内3/4交界处	目疾	用押手将眼球推向上方，针尖沿眶下缘直刺0.5～1寸，留针期间不宜提插捻转
上迎香穴（EX-HN8）	在面部，当鼻翼软骨与鼻甲的交界处，近鼻唇沟上端处	头痛、鼻塞、鼻息肉、目赤肿痛、迎风流泪	向内上方平刺0.3～0.5寸
内迎香穴（EX-HN9）	在鼻孔内，当鼻翼软骨与鼻甲的黏膜处	①目赤肿痛、热病、中暑；②鼻疾、喉痹；③眩晕	三棱针点刺出血
聚泉穴（EX-HN10）	在口腔内，当舌背正中缝的中点处	舌强、舌缓、味觉减退、消渴、气喘、咳嗽	直刺0.1～0.2寸；或用三棱针点刺出血
海泉穴（EX-HN11）	在口腔内，当舌下系带中点处	舌疾如舌体肿胀、舌缓不能收、消渴	点刺出血
金津、玉液（EX-HN12）	舌卷向后方，于舌面下面，舌系带两旁之静脉上取穴。左称金津、右称玉液	①舌强、口疮、失语；②呕吐、消渴	点刺出血

穴位名称	定位	主治	刺灸法
头颈部穴			
翳明穴 （EX-HN13）	在项部，当翳风穴后1寸	目疾、失眠、头痛、耳鸣	直刺0.5～1寸
颈百劳 （EX-HN14）	在项部，当大椎穴直上2寸，后正中线旁开1寸	①骨蒸潮热、盗汗自汗、咳嗽、气喘；②颈项强痛	直刺0.5～1寸
胸腹部穴			
子宫穴 （EX-CA1）	在下腹部，当脐中下4寸，中极穴旁开3寸	子宫脱垂、月经不调、痛经、崩漏、不孕	直刺0.8～1.2寸
背部穴			
定喘穴 （EX-B1）	当第7颈椎棘突下，旁开0.5寸	①哮喘、咳嗽；②落枕、肩背痛	直刺0.5～0.8寸
夹脊穴 （EX-B2）	在背腰部，当第1胸椎至第5腰椎棘突下两侧，后正中线旁开0.5寸，一侧17穴，共34穴	①调理脏腑功能；②治疗脊柱、肌肉疾病	向脊柱斜刺0.5～1寸；或用梅花针叩刺
胃脘下俞穴 （EX-B3）	在背部，当第8胸椎棘突下，旁开1.5寸	胃痛、腹痛、胸胁痛、消渴、咳嗽、咽干	斜刺0.3～0.5
痞根 （EX-B4）	在腰部，当第1腰椎棘突下，旁开3.5寸	痞块、疝痛、腰痛	直刺0.5～1寸
下极俞穴 （EX-B5）	在腰部，第3腰椎棘突下，当后正中线上	①腰痛、下肢酸痛；②腹痛、腹泻；③遗尿、小便不利	直刺0.5～1寸
腰眼穴 （EX-B6）	在腰部，当第4腰椎棘突下，旁开3～4寸凹陷中	①腰痛；②尿频、月经不调、带下、妇科疾患；③虚劳	直刺0.5～1寸
十七椎穴 （EX-B7）	在腰部，当后正中线上，第5腰椎棘突下	①腰骶痛；②痛经、崩漏；③遗尿	向上斜刺1～1.5寸
腰奇穴 （EX-B8）	在骶部，当尾骨端直上2寸，骶角之间凹陷中	①癫痫；②头痛、失眠；③便秘	向上平刺1～1.5寸
上肢部穴			
肘尖穴 （EX-UE1）	在肘后部，屈肘，当尺骨鹰嘴的尖端	瘰疬、痈疽、疔疮、肠痈	艾炷灸
二白穴 （EX-UE2）	在前臂掌侧，腕横纹上4寸，桡侧腕屈肌腱的两侧，一侧二穴	①痔疮、脱肛；②前臂痛、胸胁痛	直刺0.5～0.8寸

续表

穴位名称	定位	主治	刺灸法
上肢部穴			
中魁穴 （EX-UE4）	在中指背侧近侧指间关节的中点处	噎膈、翻胃、呕吐、呃逆、食欲缺乏	直刺0.2～0.3寸
大骨空穴 （EX-UE5）	在拇指背侧指间关节的中点处	目痛、目翳、白内障、吐泻、衄血	灸
小骨空穴 （EX-UE6）	在小指背侧近侧指间关节的中点处	目赤肿痛、目翳、喉痛、指关节疼痛	灸
腰痛穴 （EX-UE7）	在手背侧，当第2、第3掌骨及第4、第5掌骨之间，当腕横纹下1寸处，一侧两穴	急性腰扭伤	向掌中斜刺0.5～0.8寸
外劳宫穴 （EX-UE8）	在手背侧，第2、第3掌骨之间，掌指关节后0.5寸	落枕、手指麻木	直刺0.5～0.8寸
八邪穴 （EX-UE9）	在手背侧，微握拳，第1～5指间，指蹼缘后方赤白肉际处，左右共8穴	①目痛、烦热；②手背肿痛、手指麻木；③毒蛇咬伤	斜刺0.5～0.8寸；或点刺出血
四缝穴 （EX-UE10）	在第2～5指掌面侧，近端指间关节的中点，一侧4穴，左右共8穴	小儿疳积、百日咳	点刺0.1～0.2寸，挤出少量黄白色透明黏液或出血
十宣穴 （EX-UE11）	在手十指尖端，距指甲游离缘0.1寸（指寸），左右共10穴	①昏迷、晕厥、中暑、小儿惊厥；②咽喉肿痛、热病	直刺0.1～0.2寸；或用三棱针点刺出血
下肢部穴			
鹤顶穴 （EX-LE2）	在膝上部，髌骨上缘正中凹陷处	膝关节酸痛、腿足无力	直刺0.8～1寸
百虫窝 （EX-LE3）	屈膝，在大腿内侧，髌底内侧端上3寸，即血海穴上1寸	①皮肤瘙痒、风疹、湿疹；②蛔虫病	直刺1.5～2寸
膝眼 （EX-LE5）	屈膝，在髌韧带两侧凹陷处，在内侧的称内膝眼，在外侧的称外膝眼	膝髌肿痛、脚气病	向膝中斜刺0.5～1寸
胆囊穴 （EX-LE6）	在小腿外侧上部，当腓骨小头前下方凹陷处（阳陵泉穴）直下1～2寸	①下肢痿痹；②急、慢性胆囊炎、胆石症、胆道蛔虫症、胆绞痛、胁痛	直刺1～2寸

穴位名称	定位	主治	刺灸法
	下肢部穴		
阑尾穴 （EX-LE7）	在小腿前侧上部，当犊鼻穴下5寸，胫骨前缘旁开一横指	急、慢性阑尾炎、胃脘疼痛	直刺1.5～2寸
内踝尖 （EX-LE8）	在足内侧面，内踝的凸起处	①扁桃体炎、牙痛；②小儿不语；③霍乱转筋	常用灸法
外踝尖 （EX-LE9）	在足外侧面，外踝的凸起处	①牙痛；②偏瘫、十趾拘急	常用灸法
八风穴 （EX-LE10）	在足背侧，第1～5趾间，趾蹼缘后方赤白肉际处，一侧4穴，左右共8穴	①足跗肿痛、脚弱无力；②毒蛇咬伤；③脚气病	斜刺0.5～0.8寸，或用三棱针点刺出血
独阴穴 （EX-LE11）	在足第2趾的跖侧远侧趾间关节的中点	①卒心痛、胸胁痛、胃痛、呕吐；②胞衣不下、月经不调；③疝气	直刺0.1～0.2寸，孕妇禁用

小 结

重点腧穴：夹脊穴、四神聪穴、印堂穴、太阳穴、金津、玉液、四缝穴、八邪穴、八风穴。

取穴要点：

第1胸椎至第5腰椎棘突下两侧，后正中线旁开0.5寸取夹脊穴；

百会前后左右各1寸取四神聪穴；舌系带两侧静脉取金津、玉液；

两眉正中取印堂穴；眉梢与目外眦之间向后约一横指凹陷取太阳穴；

第2～5指掌侧近端指间关节中点取四缝穴。

主治作用：

夹脊穴可调理五脏六腑功能；四神聪穴治疗失眠、健忘等神志病；

金津、玉液治疗失语；印堂穴治疗鼻病要穴；太阳穴治疗头痛、目疾；四缝穴治小儿厌食；八邪穴、八风穴善治手指、足趾功能障碍。

刺灸方法：

太阳穴治疗头痛、四缝穴治疗小儿厌食可点刺出血。

金津、玉液治疗失语可点刺出血；捏脊疗法可调理脾胃功能。

歌　诀

常用腧穴歌

四神聪穴

四神聪穴百会旁，前后左右一寸量，专治头脑诸疾患，
针向百会聚神良。

印堂穴

印堂正居两眉中，止眩安眠善定惊，鼻病头痛目赤痛，
惊风失眠尽能平。

太阳穴

目外一寸太阳穴，偏正头痛目疾寻，口眼歪斜齿疼痛，
点刺放血泻热良。

金津、玉液

舌下络脉有奇穴，左为金津右玉液，中暑呕吐消渴症，
舌强不语口疮卸。

夹脊穴

夹脊半寸椎体旁，从胸至腰记端详，上下分调各脏腑，
脊柱肌肉亦能医。

四缝穴

四缝掌指横纹中，点刺泻热调脾胃，小儿厌食疳积症，
肠虫之患亦可清。

八邪穴、八风穴

八邪手背指缝间，双足趾缝间八风，专治局部麻木痛，
毒蛇咬伤宜配伍。

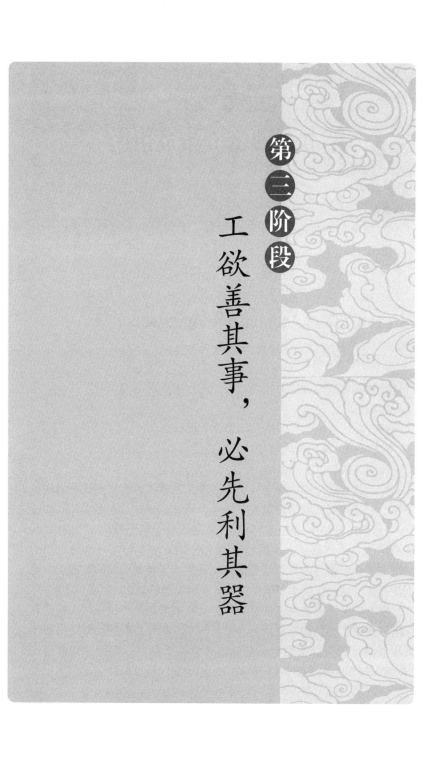

第三阶段

工欲善其事，必先利其器

第六周
针灸用具的介绍及用途

目的要求：

▶ 掌握毫针的构造与规格、功用等；常用针刺、艾灸、拔罐、刮痧工具；

▶ 了解九针的特点与用途。

一、针刺用具（Acupuncture Apparatus）

（一）针具的发展

针具随着科技进步而发展，发展过程大致可分为砭石、九针、毫针3个阶段。

砭石是最原始的针刺用具，起源于新石器时代，《黄帝内经》云："东方之域……其病皆为痈疡，其治宜砭石"，即利用尖利的石片刺压体表或刺破脓肿以治疗疾病。

夏、商、周时期，冶金技术的出现又为针具的改造和提高创造了条件，于是人们又制造出铜针、铁针、银针、金针，丰富了针具的种类，《黄帝内经》中记述的"九针"就是萌发于这个时期。"九针"具有不同的名称、形状、长短与用途（图3-1、表3-1），九针的出现不仅增加了针刺治疗的种类与方法，而且扩大了针刺治疗的适应证，也正是古代针刺治疗技术和理论得到进一步发展的标志。

随着生产工具和技术的进步，针具样式渐趋精巧，现代人们则制作出了工艺更为精细、使用更加方便的不锈钢针。我国近代常用的针具皮肤针、推针、圆利针、毫针、芒针、火针、三棱针，均由古代"九针"演变而来（图3-1、表3-1）。其中毫针是目前针刺治病的主要针具，临床上应用最广。

大针 长针 毫针 圆利针 铍针 锋针 锃针 圆针 镵针

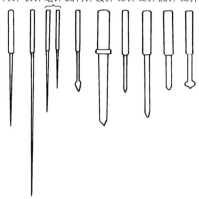

图3-1 九针图

表3-1 九针的特点与用途

名称	特点	用途
镵针	镵针形似古代农具的犁头，长一寸六分，头大末锐，其针头宽扁似三角形，底边及一斜边有窄刃且锐利，且两者夹成一个向前的锐角	用于快速浅刺或割剖局部皮肤，以疏通血脉，主要用于外感疾病及割治排脓等
圆针	针较粗，长一寸六分，针身中空，针尖卵圆形	用以按摩体表，治疗筋肉方面的病痛
锃针	针身较为粗大，针尖稍钝，针头大小、形态如黍粟状	用于小儿按摩，治疗疳积、吐泻、消化不良，也用于寻找压痛点、疾病反应点、阿是穴等
锋针	长一寸六分，针身圆柱形，针尖锋利，三面有刃，今名三棱针	用于点刺泻血、排脓，治疗痈肿、热病及经络痹阻等疾患
铍针	其针形如宝剑，针尖如剑锋，两面有刃，长四寸，宽二分半	用以刺破痈疽、排除脓血，治疗痈肿已成脓者
圆利针	针体细小而尖微大圆利，长一寸六分，状如马尾	用于急刺，治疗痈肿、痹症
毫针	针身细长、尖锐，如毫发	用于疏通经络、补虚、祛邪，应用广泛，善治寒热、痛痹
长针	针体为九针之中最长者，又称环跳针，一般为六至七寸，近代发展为芒针	用于刺腰、臀等肌肉肥厚处，治疗深邪远痹
大针	针身较粗，长四寸，针体呈圆柱状，尖微圆	用于泄水、刺治关节疾患，治疗水肿、瘫痪、肌肉挛缩、关节积液等症

（二）常用针具介绍

1. 毫针（Filiform Needle）

（1）材料与构造　古代毫针常用铁制成，因容易锈蚀，弹性、韧性及牢固度也差，目前已少用。现代毫针常用不锈钢制成，内含铬与镍等元素，具有耐腐蚀、不易生锈、质地光滑、有弹性、有较高韧性等特点。

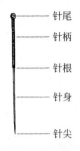

图3-2　毫针结构

毫针的构造如下（图3-2）：

针尾——针柄末端，多缠绕成圆筒状，为温针灸装置艾绒的部位；

针柄——手持针之处，持针着力部位；

针根——针柄与针身的连接部位；

针身——针柄与针尖之间的主体部位，针刺入腧穴的部位；

针尖——针的尖端锋锐部位；针刺入腧穴的前锋。

（2）规格　毫针规格主要包括粗细、长短两个方面，一般临床以粗细为28～31号（0.30～0.38毫米）和长短为1～3寸（25～75毫米）者最为常用。毫针长短、粗细规格见表3-2，表3-3。

表3-2　毫针的长短规格

寸	0.5	1	1.5	2	2.5	3	4	5
毫米	15	25	40	50	65	75	100	125

表3-3　毫针的粗细规格

号数	26	27	28	29	30	31	32	33
直径/毫米	0.45	0.42	0.38	0.34	0.32	0.30	0.28	0.26

（3）功用　毫针刺入体表相应部位，可以刺激人体腧穴，发挥腧穴的双向调节作用，从而疏通经络、协调阴阳、扶正祛邪，达到防治疾病的目的。《黄帝内经》中记载："病痹气痛而不去者，取以毫针"，说明古人多以毫针治疗痹痛，现代毫针的应用范围显著扩大，临床常用于脑卒中、颈肩腰腿痛、周围性面瘫、落枕、失眠、哮喘、慢性胃炎、便秘、耳鸣耳聋、月经失调、胎位不正、遗尿、疳积等疾病的治疗。

（4）注意事项　毫针使用前要注意检查：针身要光滑、挺直、坚韧而富有韧性，不能有锈痕。针根必须牢固，无剥蚀、伤痕。针尖要端正不偏，光洁度高，尖中带圆，圆而不钝。目前常用的是一次性使用无菌针灸针，制针时对针体的硬度、质量、表面粗糙度，以及针体与针柄的连接都有一定的规定。一般用环氧乙烷灭菌法，使用时不需再行灭菌消毒，即拆即用，用后即弃。

2. 管针（Pipe Needle）

（1）材料与构造　管针由管筒和针身组成，管筒的长短应根据针身的长短而定，一般露出柄0.4～0.5厘米为宜。管筒一般由铜、不锈钢、有机玻璃或塑料制成，内壁的直径刚好可以顺利地进出针尾。

（2）功用　透皮时用针管来代替押手，减少透皮时的刺痛，因其进针不痛，故常用于儿童及惧针的患者；且减少进针时手指触碰针体的现象，减少患者医源性感染的可能。

3. 三棱针（Three-edged Needle）

（1）材料与构造　三棱针由九针中的"锋针"演化而来，由不锈钢制成，分针体、针柄两部分，针柄较粗呈圆柱形，针身呈三棱形，针尖三面有刃，十分锋利（图3-3）。

（2）功用　三棱针可用来刺破穴位、病灶处、病理反应点或浅表脉络，放出适量血液或挤出少量液体，或挑破皮下组织，以治疗疾病。临床上主要用来治疗急症、热证、实证、瘀证以及疼痛性疾病。广泛应用于临床各科，如内科的头痛、发热、中暑、高血压病；皮外科的扭伤、软组织损伤、带状疱疹、痤疮、疔疮肿毒；妇科的痛经；儿科的疳积、急惊风；五官科的麦粒肿、急性结膜炎、急性扁桃体炎、咽喉肿痛等。

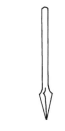

图3-3　三棱针

4. 皮肤针（Dermal Needle）

（1）材料与构造　皮肤针由针体、针座、针柄三部分组成，针体为数枚不锈钢针嵌于针座内，根据针体数目，可分为梅花针（5支短针）、七星针（7支短针）、罗汉针（18支短针）。针座由金属制成，镶嵌固定针体，由螺丝扣与针柄相连，便于更换。针柄为尼龙制成，具有良好弹性（图3-4）。

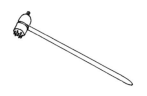

图3-4　皮肤针

（2）功用　皮肤针可广泛应用于临床各科疾病，尤其对气滞血瘀型疾病以及风、火、热、毒邪所致的麻木痿痹疗效更佳，多用于斑秃、头痛、近视、面神经麻痹、带状疱疹、痤疮等疾患的治疗。

5.电针（Electroacupunture）

（1）构造与类型　电针仪种类较多，从原理上看主要有以下几种类型：①蜂鸣式电针仪；②降压式交流电针仪；③音频振荡电针仪；④晶体管噪声式电针仪；⑤声波电针仪；⑥脉冲式电针仪。其中脉冲式电针仪近年来在国内外应用最广。其基本结构是由电源、调控电路、主振电路、输出电路及医用电极组成。其作用原理是将毫针刺入穴位后通以一定波幅的电流，利用脉冲电对机体产生的生理效应，维持较长时间的针感，从而提高疗效。目前较常用的为G6805型治疗仪。

（2）功用　电针的临床治疗范围是比较广泛的，基本与毫针刺法相同。临床常用于各种痛证如头痛、三叉神经痛、偏头痛、坐骨神经痛等；痿证如面神经麻痹、截瘫、中风偏瘫、脊髓损伤等；痹症如风湿性关节炎、膝关节炎、肩周炎、落枕等；功能紊乱性疾病如神经衰弱、癔症、心脏神经官能症、高血压、月经不调等；炎症性疾病如支气管炎、慢性胃炎、慢性肠炎、前列腺炎等。

二、艾灸用具（Moxibustion Apparatus）

艾灸法是我国传统医学的外治法之一，清代吴仪洛的《本草从新》载："艾叶苦辛，生温熟热，纯阳之性，能回垂绝之阳，通十二经，走三阴，理气血，逐寒湿，暖子宫，止诸血，温中开郁，调经安胎……以之灸火，能透诸经而除百病。"艾叶易于燃烧，气味芳香，能辟秽浊，故艾叶为施灸的常用材料，将其点燃后放置在腧穴或病变部位，进行烧灼和熏熨，借其温热刺激及药物作用，温通气血、扶正祛邪以防治疾病。

艾灸常用的材料和用具有艾绒、艾条、太乙神针、雷火神针、温灸器等。

1.艾绒（Moxa）

（1）制作　艾绒是由菊科植物艾的干燥叶，捣制后除去杂质，加工制作而成，晒干贮藏，以备使用。新制的艾绒含挥发油较多，施灸时火力过强，故应选择陈艾绒。故有"七年之病，求三年之艾"的说法。点燃的艾绒，火力均匀，气味芳香，烟气不大，为施灸佳料。药理研究证实，艾叶有抗菌、抗病毒、平喘、镇咳、祛痰、抗过敏、止血和抗凝血、增强免疫功能等作用。临床施灸时，可将艾绒搓捏成大小不等的艾炷，常用的艾炷小的如麦粒大小，称为麦粒灸，多用于手足末端部位；大的如半个橄榄大小，称为大艾炷灸，多用于神阙穴施灸。

（2）功用　适用于直接灸、隔姜灸等，起到温通经络、行气活血、消肿散结、回阳救逆及防病保健等作用。

（3）注意事项　因其性吸水，故易于受潮，保藏不善，则易霉烂虫蛀，影响燃烧；每年当天气晴朗时要重复暴晒几次，随用随取。

2.艾条（Moxa Stick）

（1）制作　用绵纸包裹艾绒制成的圆柱形长卷，具有和艾绒相同的性能，且与艾炷灸比较，具有操作简单、安全的优点（图3-5）。

（2）功用　适用于悬起灸、实按灸等。临床应用中，灸法虽以治疗虚证、寒证、阴证为主，多用于慢性久病、阳气不足、中气下陷等证，以及防病保健、延年益寿等方面。但灸法的作用和适应证不仅仅局限于此，如明代李梴的《医学入

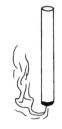

图3-5　艾条

门》所言："寒热虚实，皆可灸之"，运用灸法亦可治疗实证、热证、阴虚血热之证以及急慢性外伤等。

（3）注意事项　艾条悬起灸施灸过程中，应随时询问患者有无灼痛感，对于皮肤感觉迟钝的患者，可将食指、中指置于施灸部位两侧，测知患者局部受热程度，以便及时调整施灸距离，并及时弹除艾灰，防止烫伤。施灸后，应立即熄灭艾火，将艾条或太乙神针等装入小口玻璃瓶或筒内，以防复燃，发生火灾。

3.太乙神针（Taiyi-moxacone）

（1）制作　太乙神针以灸代针，实为艾灸之一种。范毓𬮿所著《太乙神针》中记载是将艾绒、硫黄、麝香、没药、乳香、松香、桂枝、枳壳、杜仲、皂角、川芎、独活、穿山甲、雄黄、白芷、全蝎等药物研碎成末，用桑皮纸卷成艾条，以鸡蛋清通刷外层，阴干收藏即可。

（2）功用　适用于实按灸，相较于悬起灸，更便于通过与皮肤的有效接触，达到灼热和药气直接作用腧穴的作用；较其他形式的隔物灸，操作更简易灵活；较直接灸更能持久维持灼热感，且损伤较小。太乙神针适应证较广，尤善治风寒湿痹及沉痼固疾。

（3）注意事项　灸后可饮酒数杯，借酒力以行药气，并宜慎起居，节饮食。

4.雷火神针（Thunder-fire moxacone）

（1）制作　历代医家所载雷火神针药物配方颇有不同，《本草纲目》中记载是将艾末、乳香、没药、穿山甲、硫黄、雄黄、草乌头、川乌头、桃树皮末、麝香等药物，以厚纸卷紧，以鸡蛋清刷外层，密闭保存。

（2）功用　用于实按灸，主要适用于痹症、痛证、虚寒证，如心腹冷痛、关节痹痛、筋骨疼痛、肩周炎、肱骨外上髁炎（网球肘）、面神经麻痹、中风偏瘫等。

（3）注意事项　同太乙神针。

5.温灸器（Warming Moxibustion Apparatus）

（1）制作　目前研制的灸疗器具种类繁多，按探头热源类型主要可分为燃艾式温灸器、电热式温灸器等。燃艾式温灸器，以艾火配以相应中药粉末，燃烧时可发挥温热刺激和药疗的双重作用，但难以较好调节施灸温度及灸器外周温度，容易烫伤皮肤；电热式温灸器利用电磁效应、热灸、中药透入等原理，模拟艾灸，无烟尘，无灼伤，减少耗药量，但大多数都存在施灸面积较大、缺乏穴位治疗的特异性，且治疗过程中辐射电磁波恒定，人体易适应而产生耐受性等缺点，从而影响疗效。

（2）功用　温灸器具的研制克服了传统灸法的不足，结合现代科学技术，向灸器智能化方面发展，具有节约人力、操作简单、无污染、易调温、火力集中等优点，一般需要灸治者均可使用，尤其适于治疗腰背部、腹部、肘膝关节等病变部位较大的病症，对于畏灸者也较为适宜。

（3）注意事项　燃艾式温灸器不具备温度自动调节功能，施灸时宜注意观察患者局部皮肤受热程度，以皮肤红润为度，谨防烫伤。电热式温灸器不可无限制地使用，一般使用时间不超过30分钟，故操作者应注意时间的控制。

三、拔罐用具（Cupping Apparatus）

拔罐是以罐为工具，利用燃火、抽气等方法产生负压，使之吸附于体表，造成局部瘀血，以达到通经活络、行气活血、消肿止痛、祛风散寒等作用的疗法。拔罐疗法在中国有着悠久的历史，早在成书于西汉时期的帛书《五十二病方》中就有关于"角法"的记载，角法就类似于后世的火罐疗法。而国外古希腊、古罗马时代也曾经盛行拔罐疗法。

目前常用的罐具种类较多，有竹罐、玻璃罐、抽气罐等。

1. 竹罐（Bamboo Jar）

（1）材料与制作　竹罐是采用直径3～5厘米坚固无损的竹子，制成6～8厘米或8～10厘米长的竹管，一端留节作底，另一端作罐口，用刀刮去青皮及内膜，制成形如腰鼓的圆筒，用砂纸磨光，使罐口光滑平整即可（图3-6）。

（2）优点　取材方便、制作简单、轻便耐用、便于携带、经济实惠、不易跌碎；竹罐吸附力大，不仅可用于肩背等肌肉丰满之处，而且可应

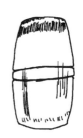

图3-6　竹罐

用于腕、踝、足背、手背、肩颈等皮薄肉少的部位，与小口径玻璃罐比较，吸附力具有明显优势；另外，竹罐疗法在应用时可放于煮沸的药液中煎煮后吸拔于腧穴或体表，既可通过负压改善局部血液循环，又可借助药液的渗透起到局部熏蒸作用，起到双重功效，加强治疗作用。

（3）缺点　易燥裂漏气；且不透明，难以观察罐内皮肤反应，故不宜用于刺血拔罐。

2. 玻璃罐（Glass Jar）

（1）材料与制作　玻璃罐由耐热玻璃加工制成，形如球状，下端开口，小口大肚，按罐口直径及腔大小，分为不同型号（图3-7）。

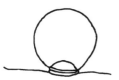

图3-7　玻璃罐

（2）优点　其优点是罐口光滑，质地透明，便于观察拔罐部位皮肤充血、瘀血程度，从而掌握留罐时间，是目前临床应用最广泛的罐具，特别适用于走罐、闪罐、刺络拔罐及留针拔罐。

（3）缺点　导热快，易烫伤，容易破损。

3.抽气罐（Suction Cup）

（1）材料与制作　抽气罐为一种用有机玻璃或透明的工程树脂材料制成，采用罐顶的活塞来控制抽排空气，利用机械抽气原理使罐体内形成负压，使罐体吸附于选定的部位（图3-8）。

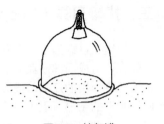

图3-8　抽气罐

（2）优点　抽气罐不用火、电，排除了安全隐患且不会烫伤皮肤；操作简便，可普遍用于个人和家庭的自我医疗保健，是目前较普及的新型拔罐器。

（3）缺点　无火罐的温热刺激效应。

各种拔罐用具的优缺点比较如表3-4所示。

表3-4　罐的种类与优缺点

罐的种类	材质	优点	缺点
竹罐	竹子	取材简单，不宜摔碎，适于煎煮（药罐）	容易爆裂、漏气，无法观察罐内情况
玻璃罐	玻璃	质地透明，便于随时观察罐内瘀血、充血情况，以便随时调整	导热较好，易烫伤皮肤，易损坏
抽气罐	透明塑料	操作简单、安全、无火，不易摔碎	无火罐的温热刺激

四、耳穴用具

耳穴疗法是指在耳郭穴位上用针刺或其他方法进行刺激，以防治疾病的方法。常用的刺激耳穴的用具包括耳毫针、耳穴（磁）贴、皮内针、三棱针、尖型手术刀等。

1.耳毫针（Auricular Needle）

（1）针具选择　一般采用0.5寸、1寸的28号、30号毫针。

（2）刺激强度　因病种而异，如心律失常宜用轻刺激，而呃逆则需用强刺激，急性期、热甚、血瘀证者可用强刺激，慢性期、体虚者可用较轻刺激。

2.耳穴（磁）贴（Auricular Pressure Treatment）

（1）压丸选择　凡有一定硬度、大小适当、能对耳穴产生物理压迫作用的物体均可用作耳穴压丸材料。临床最常用的为王不留行子，为石竹科植物麦蓝菜的成熟种子，因其表面光滑、大小和硬度适宜而被广泛使用。另外，油菜子、莱菔子、白芥子、急性子等均可作为压丸材料。耳穴磁珠贴压则多采用直径1.2～2毫米的磁珠，也可采用市售耳穴磁贴，结合磁珠的按压和磁场效应的刺激而发挥各种调节作用。

（2）胶布选择　通常采用白色医用胶布，也可采用关节止痛膏、麝香风湿膏等，可利用其活血通络、芳香走窜等药性来刺激耳穴，以达到最佳治疗效果。市售耳穴贴则多采用肤色胶布，更加美观。

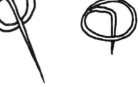

3.皮内针（Intradermal Needle）

多选用图钉型皮内针，长0.2～0.3厘米，针柄呈环形，针身与针柄呈垂直状，刺入耳穴后以医用胶布固定针柄（图3-9）。

图3-9　皮内针

4.三棱针（Three-edged Needle）、尖型手术刀（Acuate Scalpel）

三棱针或一次性注射器针头用于耳穴、耳尖放血；尖型手术刀或手术刀片用于耳背静脉放血、耳穴割治，耳穴割治后还可在局部撒上药粉（白胡椒、花椒、麝香等研末），胶布固定以加强刺激。

五、刮痧用具（Scraping Apparatus）

刮痧是指用特制的器具，蘸取一定的介质，在体表进行反复刮动、摩擦，使刮拭处充血、出痧，起到祛风散寒、清热除湿、活血化瘀、通络止痛等作用的一种疗法。常用的刮痧用具包括刮痧板和刮痧油。

1.刮痧板（Scraping Plate）

（1）牛角类

① 特点与功效：临床上尤以使用水牛角为多。水牛角味辛、咸性寒，辛可发散行气、活血消肿；咸能软坚润下；寒能清热解毒、凉血定惊；且质地坚韧、光滑耐用、原料丰富、加工简便。

② 注意事项：忌热水长时间浸泡、火烤或电烤；刮痧后需立即把刮痧板擦干，涂上橄榄油，并存放于刮痧板套内。

（2）玉石类

① 特点与功效：玉石具有润肤生肌、清热解毒、镇静安神、辟邪散油等作用。其质地温润光滑，便于持握，因其触感舒适，适宜面部刮痧。

② 注意事项：用完后要注意清洁；避免碰撞；避免与化学试剂接触。

（3）砭石类

① 特点与功效：砭石采用的材质是泗滨浮石，含有多种微量元素，红外辐射频带极宽，可以疏通经络、清热排毒、软坚散结，并能使人体局部皮肤增温，用于刮痧的砭石刮痧板边厚小于3毫米。

② 注意事项：因砭石可能含有有害物质，购买时需认真辨别真伪，购买经国家权威部门检测不含有害物质的砭石。

刮痧工具的材质不固定，形式多样，许多日常用具均可以作为刮痧工具，如铜钱、银元、瓷汤勺、嫩竹板、棉纱线、蚌壳等，现在还有了树脂、硅胶等现代材料所制成的刮痧工具（图3-10）。

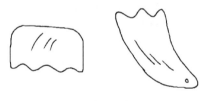

图3-10　刮痧板

2. 刮痧油（Scraping Oil）

（1）液体类

① 特点与功效：主要有凉开水、植物油（如芝麻油、茶油、菜籽油、豆油、花生油、橄榄油）、药油（如红花油、跌打损伤油、风湿油）等，不仅可防止刮痧板划伤皮肤，还可起到滋润皮肤、开泄毛孔、活血行气的作用。另外，还可以选用具有清热解毒、活血化瘀、通络止痛等作用的中草药，煎成药液，根据病情选用。

② 注意事项：刮痧油宜避火使用和保存；皮肤过敏者禁用，外伤、溃疡、瘢痕、恶性肿瘤局部禁用。

（2）乳膏类

① 特点与功效：选用质地细腻的膏状物质，如凡士林、润肤霜、蛇油、双氯芬酸（扶他林）乳膏等。亦可将具有活血化瘀、通络止痛、芳香开窍等作用的中药提取物制备成乳膏剂使用。

② 注意事项：避光、阴凉干燥处保存；宜根据病情需要选择适当的刮痧介质，如扶他林乳膏有镇痛、抗炎作用，用于风湿性关节疾病疗效较好。

小　结

1.针刺用具：毫针、管针、三棱针、皮肤针、电针的材料与构造、功用；

2.艾灸用具：艾绒、艾条、太乙神针、雷火神针、温灸器的制作、功用及注意事项；

3.拔罐用具：竹罐、玻璃罐、抽气罐的材料与构造、优缺点；

4.耳穴用具：耳毫针、耳穴贴、皮内针、三棱针、尖型手术刀；

5.刮痧用具：刮痧板、刮痧油的特点与功效、注意事项。

纸上得来终觉浅，绝知此事要躬行

第七周
熟悉常用针灸操作方法

目的要求：

▶ 掌握毫针刺法 ｛ 进针法
　　　　　　　　行针与得气
　　　　　　　　晕针的处理

▶ 熟悉常用灸法、耳穴法的应用

▶ 了解拔罐法、刮痧法的应用

一、刺法（Acupuncture Manipulation）

针（刺）法指用针具通过一定的手法刺激腧穴，以防治疾病的方法。

（一）毫针

毫针构造与规格详见"第六周　针刺用具"内容。

（二）针刺练习

（1）练指力（纸垫练针）　制作8厘米×5厘米×2厘米的纸垫，由于比皮肤稍硬，适用于指力的练习。

（2）练手法（棉团练针）　制作直径6～7厘米的棉团，由于比皮肤稍软，适用于提插捻转等手法的练习。

（3）自身或相互练习　当指力、手法练习较为熟练后，可采用自身练习或相互练习。

（三）针刺准备

（1）解释工作　接受针刺治疗尤其是初次接受的患者，往往存在畏惧心理。医生应向患者解释针刺的方法、针刺的感觉、针刺的意义等，消除患者的顾虑，使患者配合针刺治疗。否则，轻则易引起患者的抵触情绪，不愿再接受针灸治疗，重则引起晕针等异常情况。

（2）针具选择$\left\{\begin{array}{c}\text{长短}\\\text{粗细}\end{array}\right.$年龄、性别、体形、腧穴部位

一般而言，男性、年轻体壮、形体肥胖的患者，或腧穴部位肌肉比较丰厚，可采用针身稍长、稍粗的毫针；反之，若女性、年老体弱、形体消瘦的患者，或腧穴部位肌肉比较浅薄，则可采用针身稍短、稍细的毫针。

（3）选择体位$\left\{\begin{array}{c}\text{方便医生取穴}\\\text{患者感到舒适}\end{array}\right.$首次针刺采用卧位

临床上体位的选择以方便医生针灸施术操作和留针期间患者不易感觉疲劳为原则。常用体位包括仰卧位、俯卧位、侧卧位、仰靠坐位、俯伏坐位、侧伏坐位（图4-1）。其中仰卧位适用于头面、胸腹部腧穴和上下肢部分腧穴取穴；侧卧位适用于头、躯干侧面和上下肢部分腧穴取穴；俯卧位适用于头项、背腰部和下肢后面、上肢部分腧穴取穴；仰靠坐位适用于头面颈、上下肢部分腧穴取穴；俯伏坐位适用于头项、背部腧穴取穴；侧伏坐位适用于一侧头面部、耳部腧穴取穴。

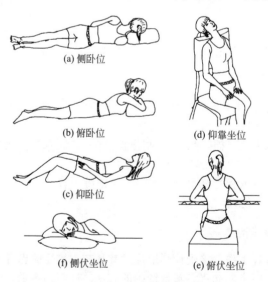

(a) 侧卧位

(b) 俯卧位

(d) 仰靠坐位

(c) 仰卧位

(f) 侧伏坐位

(e) 俯伏坐位

图4-1　针刺体位图

纸上得来终觉浅，绝知此事要躬行

临床体位选择中还有一个重要的注意事项，即对于初诊、精神紧张、年老体弱或病重的患者，应采用卧位，以防患者疲劳而发生晕针等不良反应。

（4）消毒 $\left\{\begin{array}{l}\text{医生手指}\\\text{局部腧穴}\end{array}\right\}$75%的乙醇擦拭

（四）毫针刺法

$\left\{\begin{array}{l}\text{进针法}\\\text{针刺的角度和深度}\\\text{行针法（基本手法、辅助手法）}\\\text{得气}\\\text{针刺补泻（单式补泻、复式补泻）}\\\text{留针与出针}\end{array}\right.$

1. 进针法（Method of Needle Insertion）

（1）持针　持针应如握笔的姿势，拇指、食指、中指三指夹持针柄，其余两指自然并拢。持针操作要求专心致志，注意力集中于针刺操作，运指力与针尖，将针刺入穴位。《灵枢·九针十二原》云："持针之道，坚者为宝，正指直刺，无针左右，神在秋毫，属意病者，审视血脉者，刺之无殆。"即持针操作之时，宜坚定有力，针体保持垂直，集中精神，观察患者，避开血脉的位置刺入腧穴，这样就不会发生危险了（图4-2）。

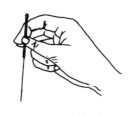

图4-2　持针法

（2）左右手互相配合

$\left\{\begin{array}{l}\text{刺手——持针操作}\\\text{押手——辅助按压}\end{array}\right.$

凡持针之手皆以右手为准，故称右手为"刺手"，凡作催气、导引之手法者皆以左手为准，故称左手为"押手"。《难经·七十八难》云："知为针者，信其左，不知为针者，信其右。"这句话说明了左右手互相配合在进针施术时的重要性：凡深知针术之妙者，当信左手之施术，对针术无知或浅薄者，方信持针之右手。

这就要求施针者行针之始，先以押手导引病家之气，右手顺其气行之势而进针。窦杰在《针经指南》中说："左手重而多按，欲令气散；右手轻而徐入，不痛之因。"即进针之前先以左手用力而反复按压腧穴局部，使局部气血疏散；右手随即缓慢且轻轻将针刺入腧穴，这是进针时减轻疼痛的重要因素。

（3）进针法 { 单手进针法（图4-3）
双手进针法：指切进针法、夹持进针法
舒张进针法、提捏进针法（图4-4）

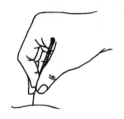

图4-3　单手进针法

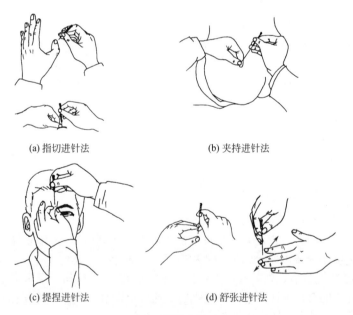

(a) 指切进针法　　　　　　　　　　(b) 夹持进针法

(c) 提捏进针法　　　　　　　(d) 舒张进针法

图4-4　双手进针法

　纸上得来终觉浅，绝知此事要躬行

① 单手进针法（Needle Insertion with Single-hand）：右手拇指、食指两指持针，中指紧靠穴位，拇指、食指两指向下用力，中指也随之屈曲，将针刺入腧穴。适用于短针进针，优势在于简便、快捷，适用于大多数腧穴的进针。

② 双手进针法（Needle Insertion with Both-hand）

a.指切进针法（Fingernail-pressure Needle Inserting）：以左手拇指或食指切按在腧穴部位的皮肤上，右手持针，紧靠左手的指甲缘将针刺入穴位。适用于短针进针，优势在于更为准确地取穴定位，避免损伤重要器官。举例：眼周穴位，如睛明穴。

b.夹持进针法（Holding Needle Inserting）：以左手拇指、食指两指夹持消毒干棉球或严格消毒后直接夹持针身，右手持针柄，两手协同用力，将针刺入穴位。适用于长针进针，优势在于使长针的针身有所依附，不至倾斜或弯曲。举例：臀部肌肉比较肥厚部位的腧穴，如环跳穴。

c.提捏进针法（Skin-pinching up Needle Inserting）：左手拇指、食指两指将穴位部位的皮肤捏起，右手持针从捏起皮肤的上端进针。适用于皮肤浅薄部位的穴位，优势在于减少进针时的疼痛。举例：面部腧穴，如印堂穴。

d.舒张进针法（Skin-stretching Needle Inserting）：左手拇指、食指或食指、中指将腧穴局部的皮肤撑开，右手持针从两指中间刺入。适用于皮肤松弛部位的腧穴进针，优势在于方便进针。举例：肥胖患者的腹部，如关元穴；老年人的手部，如合谷穴。

2.针刺的角度和深度（Angle and Depth of Insertion）

（1）针刺角度——腧穴部位　针刺角度即针身与皮肤的夹角，与腧穴所在部位相关。腧穴所在部位皮肤的厚薄或是否临近重要脏腑、组织、器官与针刺角度的关系密切。

① 直刺（90°）：适用于肌肉丰厚的部位，如四肢、腰腹部。

② 斜刺（45°左右）：适用于位于重要脏腑、组织、器官附近的腧穴，为避免损伤采用斜刺法，如胸、背部。

③ 平刺（15°左右）：适用于皮肉浅薄处，如头面部（图4-5）。

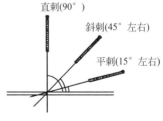

图4-5　针刺角度图

关于针刺角度，有一个问题：同样为躯干部，为何胸背部腧穴宜斜刺、腰腹部腧穴宜直刺？

杨继洲的《针灸大成》云："胸背薄如饼，腰腹深似井"，即胸背部肌肉浅薄，且邻近重要脏腑、组织、器官，宜斜刺；而腰腹部肌肉丰厚，则可直刺。

$$(2)\ 针刺深度 \begin{cases} 既有针感 \\ \\ 又不伤及重要脏器 \end{cases} 腧穴部位、患者体质、季节气候$$

针刺深度即针身刺入皮肉的深浅，与腧穴部位、患者体质、季节气候均密切相关。

① 腧穴部位：肌肉丰厚如四肢、腰腹宜深刺，肌肉浅薄如头面、胸背宜浅刺。

② 患者体质：年轻力壮宜深刺，年老体弱宜浅刺。

③ 季节气候：秋冬宜深刺；春夏宜浅刺。《难经》云："春夏者，阳气在上，人气亦在上，故当浅取之；秋冬者，阳气在下，人气亦在下，故当深取之。"

3. 行针与得气（Hand-manipulations and Arrival of Qi）

$$(1)\ 得气 \begin{cases} 患者感到腧穴局部出现酸、麻、重、胀等感觉 \\ \\ 医生同时感到针下有沉紧涩滞的感觉 \end{cases} 针刺部位的经气感应$$

① 得气的概念：得气是指针刺部位的经气感应。可以从两方面判断：一方面可从患者的感觉、反应判断，当针刺得气时，患者感到腧穴局部出现酸、麻、重、胀的感觉，有时还会出现热、凉、痒、痛、蚁行等感觉，或出现循经性皮疹带或红、白线状反应；另一方面还可从医者手下的感觉来判断得气与否，《标幽赋》云"气之至也，如鱼吞钩饵之浮沉；气未至也，如闲处幽堂之深邃"，即得气时医者手下如鱼吞钩，或沉或浮而动，针感未至则如闲居在寂然无闻的广厅静室中，毫无感觉，这是对得气与否的形象描述。

② 得气的意义

a. 得气与疗效：张介宾的《类经》称"刺之要，气至而有效，效之信，若风之吹云，明乎若见苍天，刺之道毕矣"，意思是针刺的关键和秘诀，就在于得气才能产生良好的效果，这种效果能够非常明显地显现出来，就如同拨开云雾，重见青天一般，疾病应手而愈。

纸上得来终觉浅，绝知此事要躬行

《金针赋》："气速效速，气迟效迟"，意思是针刺的疗效与得气与否以及气至的迟速密切相关，得气较快时，疗效较好，得气较慢时则效果较差。

b.得气与疾病预后：临床上往往得气与否及得气的快慢预示了病情的深浅及预后好坏，得气较快，往往病情较轻，预后较好，反之则病情较重、预后较差。

c.守气：当针刺得气后，宜慎守勿失。《素问·宝命全形论》曰："经气已至，慎守勿失……如临深渊，手如握虎，神无营于众物"，意即针刺守气时，要高度集中注意力，如临深渊，如履薄冰，手如握虎。

③ 不得气的原因 $\begin{cases} 取穴不准 \\ 针刺角度、深度不当 \\ 患者体质虚弱或病情危重——行针 \end{cases}$ 纠偏

临床上如果出现针下不得气，就要分析经气不至的原因，若因取穴不准，或针刺角度、深度不当，则宜纠偏，重新调整针刺部位、角度、深度；若因患者体质虚弱或病情危重而不得气，则宜采用行针手法促使得气。

（2）行针

① 行针的基本手法

a.提插法 ［图4-6（a）］

Ⅰ.操作要点：将针从浅层插入深层，再将针从深层提到浅层，反复上提下插的动作即称为提插法。

Ⅱ.操作要求：指力均匀，幅度3～5分，频率60次/分。

Ⅲ.刺激量：刺激量＝幅度＋频率＋操作时间，幅度大、频率快、操作时间长则刺激量大，反之刺激量小。

b.捻转法 ［图4-6（b）］

Ⅰ.操作要点：将针刺入腧穴一定深度后，拇指、食指两指夹持针柄，做一前一后，左右交替旋转捻动的动作，即为捻转法。

Ⅱ.操作要求：捻转法要求指力均匀，角度180°，勿单向捻针。

Ⅲ.刺激量：同提插法。

临床上刺激量的大小宜根据疾病的病情、患者的体质、腧穴的部位来确定。一般实证、急性病、病情轻、患者体质壮实、腧穴部位肌肉丰厚则刺激量宜大；反之则刺激量宜小。

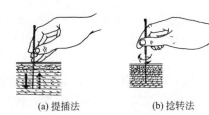

(a) 提插法   (b) 捻转法

图4-6 　行针的基本手法

② 行针的辅助手法

a.循法

Ⅰ.操作要点：杨继洲的《针灸大成》云"凡下针，若气不至，用指于所属部分经络之路，上下左右循之，使气血往来，上下均匀，针下自然气至沉紧"。进针前后，医者以手指指腹沿穴位所在的经络循行路线或穴位上下左右，轻轻地循按或叩打（图4-7）。

Ⅱ.作用：促使针后易于得气，并使针感沿经络传导。

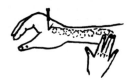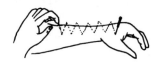

图4-7 　循法

b.弹法

Ⅰ.操作要点：汪机的《针灸问对》云"如气不行，将针轻弹之，使气速行"。留针过程中，医者以拇指、食指相交，对准针柄尾部轻轻弹扣，使针体发生微微振动（图4-8）。

Ⅱ.作用：激发经气催促气至；得气后守气勿失。

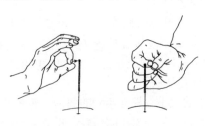

图4-8 　弹法

　纸上得来终觉浅，绝知此事要躬行

c.刮法

Ⅰ.操作要点：李梴的《医学入门》曰"将大指爪从针尾刮到针腰，以刮法也"。进针之后，医者以拇指抵住针尾，或拇指、中指两指捏住针柄，以食指指甲上下轻刮针柄（图4-9）。

Ⅱ.作用：气不至，可催气速至；气已至，可使气留不去。

d.摇法

Ⅰ.操作要点：汪机的《针灸问对》云"摇以行气"。针刺入一定深度后，医者手持针柄，轻轻摇动针体，或直立针身而摇，或卧倒针身而摇（图4-10）。

Ⅱ.作用：加强针感；并使气至病所。

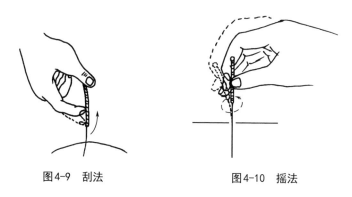

图4-9　刮法　　　　　　图4-10　摇法

e.飞法

Ⅰ.操作要点：李梴的《医学入门》载"以大指次指捻针，连搓三下，如手颤之状，谓之飞"。进针后，医者以右手拇指、食指持针，拇指指腹及食指第一指节桡侧捻搓针柄，一搓一放，如飞鸟展翅之象，力度要均匀一致，使针感有如转针，但针体不能上下提插（图4-11）。

Ⅱ.作用：疏导经气，加强针感。

f.震颤法

Ⅰ.操作要点：陈会的《神应经》载"持针细细动摇，进退搓捻其针，如手颤之状，谓之催气"。进针后，医者用拇指、食指两指持针柄，以小幅度、高频率的状态上下提插并搓捻摇动针柄，使针身轻微震颤（图4-12）。

Ⅱ.作用：催促气至，并加强针感。

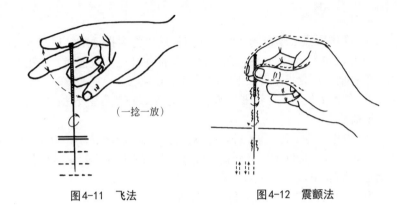

(一捻一放)

图4-11　飞法　　　　　　　图4-12　震颤法

4.针刺补泻（Simple Reinforcing-reducing Manipulation）

"虚则补之，实则泻之"是古人提出的补泻原则。欲达到补虚泻实之目的，需采用特定的补泻手法。《灵枢·官能》指出："泻必用员，切而转之，其气乃行，疾而徐出，邪气乃出，伸而迎之，遥大其穴，气出乃疾。补必用方，外引其皮，令当其门，左引其枢，右推其肤，微旋而徐推之，必端以正，安以静，坚心无解，欲微以留，气下乃疾出之，推其皮，盖其外门，真气乃存。"历代医家又提出许多不同的方法，如迎随补泻、提插补泻、捻转补泻、徐疾补泻、呼吸补泻、开阖补泻等单式补泻手法，以及烧山火、透天凉等复式补泻手法，总结如表4-1、表4-2所示。

表4-1　单式补泻手法

单式补泻手法	分类		操作方法
基本补泻	提插补泻	补法	针刺得气后，重插轻提，针由浅入深，下插时用力重、速度快，针由深向浅，上提时用力轻、速度慢
		泻法	针刺得气后，轻插重提，针由浅入深，下插时用力轻，针由深向浅，上提时用力重
	捻转补泻	补法	针刺得气后，捻转时拇指向前用力重，食指向后用力轻，为左转
		泻法	针刺得气后，捻转时拇指向后用力重，食指向前用力轻，为右转

　纸上得来终觉浅，绝知此事要躬行

单式补泻手法	分类		操作方法
其他补泻	徐疾补泻	补法	徐而疾则实，进针后将针徐徐地向内推进至深层，再疾退针至皮下；出针时，快速出针并疾按其穴
		泻法	疾而徐则虚，进针后将针快速插入深层，随之徐徐退针至皮下，出针时，缓缓出针并缓按其穴
	呼吸补泻	补法	病人呼气时进针，得气后，病人吸气时出针
		泻法	病人吸气时进针，得气后，病人呼气时出针
	开阖补泻	补法	出针时疾按针孔，出针后按揉针孔片刻
		泻法	出针时摇大针孔，出针后不按压针孔
	迎随补泻	补法	补者随之，进针时针尖随着经脉去的方向刺入
		泻法	泻者迎之，进针时针尖迎着经脉来的方向刺入
	平补平泻	操作	进针得气后均匀地提插、捻转后即可出针

表4-2　复式补泻手法

分类	操作	作用
烧山火	先进针至天部（腧穴深度的上1/3处），慢提紧按九次，按针时左转，次进至人部（腧穴深度的中1/3处），提插、捻转如前数，再进至地部（腧穴深度的下1/3处），施术同前，然后从地部一次退至天部，这样为一度。反复三度，倘热至，出针揉闭孔穴，如无热感，可反复再施，直到热至	用于治疗冷痹顽麻、虚寒性疾病
透天凉	进针直至地部，在地部紧提慢按六次，提针时右转，次退针至人部，同前提插、捻转六次，再退至天部，亦同前法施术，这样一进三退，称为一度。操作三度，若有凉感，则可出针，并摇大其孔，不闭其穴。如无凉感，应反复再施，直至有凉感。	用于治疗热痹、急性痈肿等实热性疾病

5. 留针与出针（Retaining and Withdrawing the Needle）

（1）留针　进针后，将针留置穴内，以加强针刺的持续作用，并便于继续行针施术。一般留针时间30分钟。但临床对于某些特殊疾病或某些特殊患者，可缩短或增加留针时间。

① 缩短留针时间或不留针的情况：如婴幼儿、儿童宜速刺不留针或缩短留针时间。如治疗小儿厌食症，可点刺四缝穴，即为速刺不留针；或临床上对于一些危急重症，如晕厥、虚脱等，如中暑晕厥、低血糖虚脱，可针刺水沟穴，速刺不留针。

② 延长留针时间的患者或疾病：如老年体弱患者，宜延长留针时间，或慢性、顽固性、疼痛性疾病，如慢性胃炎、老年退行性膝关节炎等，宜延长留针时间，可留针1小时左右。对于某些顽固性疾病如顽固性失眠，四神聪可留针过夜。

（2）出针　左手持消毒棉球轻轻按压腧穴局部，右手轻捻针柄，将针拔出。出针时宜清点针数，谨防遗漏。

6.针刺异常情况的处理与预防

见表4-3。

表4-3　针刺异常情况的处理与预防

异常情况	原因	预防	症状	处理
晕针	①患者初次接受针灸治疗、精神紧张、疲劳、饥饿、体位不当等；②医生取穴过多、手法过重	初次接受针灸治疗的患者宜采用卧位；做好解释与安慰工作，消除患者紧张情绪；对疲劳、饥饿患者，推迟针刺时间；协助患者取适当体位，以利放松；医生取穴宜少，手法宜轻	针刺过程中，患者突然出现头晕目眩、面色苍白、恶心欲吐、甚至神志昏迷、血压下降等	①立即出针，去枕平卧；②轻者静卧，给饮温开水；③重者指压水沟穴、内关穴等，或艾灸关元穴、气海穴；④仍不省人事者，采取急救措施
滞针	①患者精神紧张，针刺后腧穴局部肌肉强烈痉挛；②针后患者移动体位；③医生单向捻针，肌纤维缠绕针体	进行心理疏导，消除患者焦虑紧张情绪；嘱患者选择合适体位，针刺过程不宜更换体位；行针时不宜单向捻针	在行针或留针时医生感觉针在穴内捻转、提插、出针均困难，而患者感觉疼痛	①滞针时切忌强力硬拔，宜在穴位临近部位循按或弹动针柄，以缓解痉挛；②如因患者体位移动引起者，需帮助其恢复原来体位；③如因单向捻针引起，需反方向将针捻回
血肿	①针尖弯曲带钩；②医生操作手法不熟练，刺伤血管	仔细检查针具，避免出现针尖弯曲带钩的情况；医生要熟悉人体解剖部位，针刺避开血管，进针手法要熟练，手法不宜过强	针刺部位出现肿胀疼痛，继则皮肤出现青紫	①微量皮下出血不需处理，可自行消退；②局部青紫面积较大或疼痛较剧时，可先冷敷，后热敷，并在局部轻轻揉按

　纸上得来终觉浅，绝知此事要躬行

（五）针刺注意事项

（1）特殊患者　疲劳、饥饿患者不宜立即针刺；虚弱患者针刺时手法不宜过强；孕妇不宜针刺小腹部腧穴；小儿囟门未闭时，头顶部腧穴不宜针刺。

（2）特殊部位　胸背部不宜直刺、深刺；眼区、项部腧穴不宜大幅度提插捻转。

（3）特殊疾病　出血性疾病、皮肤感染、溃疡不宜针刺；针刺尿潴留患者小腹部腧穴，不宜直刺、深刺。

（六）其他针法

1.管针（Pipe Needle）

（1）操作方法

① 选针：一般选用一次性无菌无尾钢柄管针，规格为直径0.30～0.35毫米，长25～75毫米。

② 持针：左右手互相配合，左手压紧针管，放于穴位皮肤上，右手使用弹刺法进针。

③ 进针：穴位常规消毒，术者左手拇指、食指捏住管针套管上部轻放于穴位之上，同时用腕力稍向下按压针管，使套管稍稍陷入皮下0.5厘米左右，拔除固定插片，右手拇指、食指绷紧呈环状，食指瞬间发力以甲端快速弹击针尾，使针尖迅速刺入皮下。然后根据治疗要求进针到相应的深度。

（2）注意事项

① 管针进针时宜用左手适度向下按压针管能起到类似于"押手"和"爪切"的作用，有助于转移患者的注意力，提高局部皮肤痛阈，减轻进针时的疼痛。

② 右手示指弹击针尾，弹击时指甲甲面与针柄末端应保持90°垂直，弹击的速度应快速、短促、力度适中，才可以迅速、无痛地将针穿透皮肤。

2.三棱针（Three-edged Needle）

（1）操作方法

① 点刺法

a.穴位点刺：针刺前先以左手按揉穴位局部，使血液聚集，并减轻进针时的疼痛，常规消毒后，右手持针对准穴位，迅速刺破皮肤，深2～3毫米，随即快速退针，挤压针孔，放血数滴至1～2毫升，然后以消毒棉球或棉签按压针孔。如小儿疳积点刺四缝穴，外感发热点刺大椎穴等。

b.静脉点刺：先以止血带扎于所刺部位近心端，常规消毒后，右手持针迅速刺入静脉，以血随针而出为度，立即退针，一次可出血5～10毫升。如中暑，可在肘窝、腘窝浅静脉处刺络出血。

② 散刺法：根据病变部位的大小，由病变外缘向中心点刺10～20针以上，并可配合拔罐使恶血出尽。如退行性膝关节炎、急性腰扭伤可于局部阿是穴处行三棱针散刺法并拔罐。

③ 挑刺法：左手固定施术部位，右手将针刺入皮肤后针身倾斜，将腧穴或反应点皮肤挑破，使之出血或流出黏液，或挑断皮下白色纤维组织，出针后以无菌敷料保护创口。对于畏惧疼痛的患者，可先用2%利多卡因局麻后再挑刺。如哮喘挑刺定喘穴、肺俞穴，颈椎病挑刺百劳穴、肩井穴。

（2）注意事项

① 操作手法要求轻快准确；严格消毒，以防感染。

② 体质虚弱、贫血、产后失血过多者及孕妇、有自发性出血倾向的患者均不宜使用。

3. 皮肤针（Dermal Needle）

（1）操作方法

① 基本手法：右手食指指腹压在针柄上，其余四指以适当力量握住针柄，针尾端止于腕横纹前一横指。针尖对准叩击部位有节奏地运用腕力叩击皮肤，叩刺时针尖接触皮肤后，产生一种反向作用力，使针轻微弹起，顺势敏捷提针。

② 叩刺部位

a.循经叩刺：沿经络循行部位叩刺，可根据不同病情选取一条或数条经脉进行叩刺，也可选取一条或数条经脉中的一段或几段进行叩刺。如叩刺膀胱经背部循行线治疗顽固性失眠。

b.穴位叩刺：根据辨证结果选取相应腧穴进行叩刺。如面瘫患者叩刺阳白穴、太阳穴、颧髎穴、地仓穴、颊车穴等穴。

c.局部叩刺：在局部病灶或病灶周围进行叩刺。如斑秃患者以皮肤针叩刺脱发局部，带状疱疹患者叩刺疱疹局部。

③ 刺激强度：依病情、体质、年龄、刺激部位不同，而采取轻度、中度、重度手法。轻叩以患者稍有疼痛、局部皮肤出现潮红为度；中叩以患者有轻度痛感、局部皮肤轻微出血为度；重叩以患者感到明显疼痛、皮肤发红面积大、出血量2～3毫升为度。一般老弱幼者宜轻；壮实热者宜重。

（2）注意事项

① 叩刺时针尖着落要平稳准；频率适中，70～100次/分钟。

② 使用前针具及皮肤局部严格消毒，叩刺后若手法重而出血者，应再次消毒，以防感染。

③ 对于急性传染病、皮肤烫伤、溃疡等损伤者禁用本法。

4.电针（Electroacupuncture）

（1）操作方法

① 开机及选穴：开机前先检查电针仪各输出旋钮或按键并调整到"零"位，再打开电源。进针得气后，选取2个穴位以上，一般取用同侧肢体1～3对穴位（即用1～3对导线）为宜，不可过多，以免刺激太强，患者不易接受。

② 使用方法：将输出电极分别夹在所选穴位的针柄上，选好波型，慢慢旋动输出旋钮，观察针体周围的收缩，并询问患者的感觉，刺激强度一般认为越大越好，以患者能耐受为度。通电时间一般为20分钟左右，如果通电过程中感觉减低，可适当加大输出量。治疗结束时，将电针仪各旋钮调零，再关闭电源，拔出导线并出针。

③ 输出波形

a.连续波：多数脉冲电针仪输出连续波的频率为1～1000赫兹。一般频率低于30赫兹的连续波，称为疏波；频率高于30赫兹的连续波称为密波。疏波可产生较强的震颤感，引起肌肉收缩，对神经肌肉瘫痪性疾病如痿证、肌肉韧带损伤有良好的效果；密波震颤感弱，有即时镇痛效果，但易出现适应性反应，时间过久镇痛效果则较差，可用于止痛、镇静，如痛经、痛风性关节炎等。

b.疏密波：疏密波是疏波和密波轮流输出的组合波，疏密交替持续的时间各约1.5秒。疏密波能引起肌肉有节奏的舒缩，加强血液循环，调节组织营养代谢，对一些软组织损伤、腰背筋膜劳损，以及神经肌肉麻痹等疾病，如面瘫、颈椎病、腰肌劳损等有一定的疗效。

c.断续波：断续波为有节律的时断时续的组合波。断时，1.5秒内无脉冲电输出，续时，密波连续工作1.5秒。对神经肌肉的兴奋较连续波和疏密波的作用更强，对肌肉萎缩性疾病如中风后遗症、臂丛神经损伤等，有较好的效果。

（2）注意事项

① 调节电针仪电流量时，应从小到大，切勿突然增强，以防引起肌肉强烈收缩，患者不能忍受，或造成弯针、断针、晕针等意外。

② 心脏病患者，避免电流回路通过心脏；安装心脏起搏器的患者，禁用电针。

③ 近延髓、脊髓部位使用电针时，电流输出量宜小；孕妇慎用。

二、灸法（Moxibustion Therapy）

灸法是以艾绒为主要施灸材料（图4-13），点燃后借其温热、药物作用于经络腧穴，用于防病治病的一种方法。

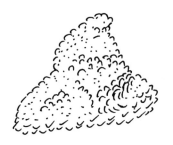

图4-13　艾绒

（一）灸法的作用

1.灸法是针灸的重要组成部分

孙思邈的《备急千金要方》云："若针而不灸，灸而不针，皆非良医也"，李梴的《医学入门》云："药之不及，针之不到，必须灸之"，说明古代医家提倡针、灸并重，灸法是针法治病必要的补充。

2.预防保健

窦材的《扁鹊心书》曰："保命之法，灼艾第一，丹药第二，附子第三"，可见南宋·窦材对灸法强身健体作用的推崇。唐代·刘禹锡也在《酬乐天咏老见示》中写下了这样的诗文：废书缘惜眼，多灸为随年；莫道桑榆晚，为霞尚满天。同样把灸法奉为养生妙法。

（二）灸法的种类

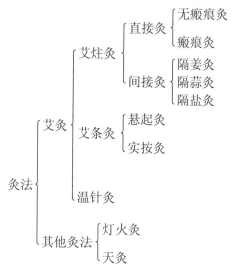

下面介绍几种临床常用的灸法。

1. 艾炷灸（Moxibustion with Moxa Cone）

无瘢痕灸（Scarless Moxibustion）

（1）操作要点　腧穴皮肤涂以介质；患者感灼痛时换炷再灸，一般灸3～5壮（图4-14）。

（2）适应证　多用于慢性虚寒性疾病，如哮喘、腹泻等。

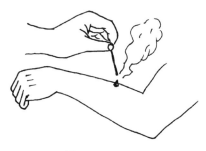

图4-14　艾炷灸

2.隔姜灸（Ginger Insulation）

（1）操作要点　生姜切薄片，针刺数孔；将姜片、艾炷放置在腧穴上（图4-15）；患者感灼痛时换炷再灸，一般灸5～10壮。

（2）适应证　多用于风寒感冒、呕吐泄泻。

3.艾条灸（Moxibustion with Moxa Stick）

（1）悬起灸（Suspension Moxibustion）

① 操作要点：艾条一端点燃，距离皮肤2～3厘米施灸；旋转或上下移动施灸，以免烫伤（图4-16）；每穴灸5～10分钟，患者局部皮肤有温热感无灼痛为度。

② 适应证：保健灸、一般疾病皆可应用。

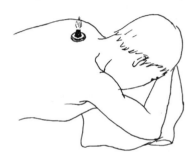

图4-15　隔姜灸

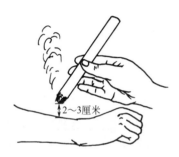

2～3厘米

图4-16　艾条灸

（2）实按灸（Pressing Moxibustion）

① 操作要点：将点燃的艾条隔布或隔绵纸数层实按在穴位上，火灭热减后重新点火按灸；反复灸7～10次为度。

常用的实按灸包括太乙神针和雷火神针（将艾绒中加入大量行气活血、搜风通络的药物，如人参、穿山甲、千年健、沉香、乳香等）。

② 适应证：用于治疗风寒湿痹、半身不遂等顽疾。

4.温针灸（Needle Warming Moxibustion）

（1）操作要点　将艾条切成2厘米长的小段；点燃后置于针尾施灸（图4-17）。

（2）适应证　多用于风寒湿痹。

5.天灸（Crude Herb Moxibustion）

（1）操作要点　日期选择：三伏天、三九天。

（2）药物选择　刺激性的药物，如白芥子、大蒜等。

（3）穴位选择　以背俞穴为主。

贴后皮肤出现红晕，感到温热犹如施灸，甚至局部皮肤起疱（图4-18）。

（4）适应证　多用于呼吸系统疾病、慢性胃肠病。

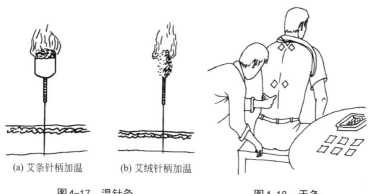

(a) 艾条针柄加温　　　　(b) 艾绒针柄加温

图4-17　温针灸　　　　　　图4-18　天灸

（三）灸法注意事项

1.慎灸病证：实证、热证

如暴饮暴食、饮食停滞引起的胃脘胀痛、频频呃逆、声高气粗、大便秘结、舌红苔黄、脉滑数等症状，不宜施灸；或皮肤炎症引起的局部皮肤红肿热痛、皮温升高、颜色鲜红，一般不使用灸法。但经过临床实践的不断发展及现代实验研究证实，诸多医家对"热证可灸"的理论非常推崇，比如，临床常见疾病带状疱疹，急性期症状为皮肤发红灼热疼痛，多伴有心烦、口渴、苔黄腻、脉滑数等热证表现，但使用艾灸治疗可起到较好的泻火解毒、通络止痛的作用。现代研究也同样证实，艾灸具有抑菌、退热、改善微循环等作用。目前临床上艾灸适用于包括实热和虚热在内的所有热证。但是在操作中也要正确把握适当的灸法和灸量，以免加重病情。

2.慎灸部位

如颜面部、孕妇腰骶、下腹部不宜施灸。颜面部不宜采用瘢痕灸以免影响美观；孕妇腰骶、下腹部不宜施灸，以免造成流产。

3.灸后处理

灸后局部皮肤微红灼热，属正常现象；若出现小水疱（直径≤1厘米），可自然吸收，若水疱较大（直径＞1厘米），则挑破后涂以甲紫（龙胆紫），以纱布包敷。

4.艾灸得气

施灸时应根据患者病情选择合适的灸法，操作时取穴要少而精，找准疾病的反应部位，灸量要充足，使患者产生舒适的灸感。艾灸得气即依据患者灸后皮肤的反应来判断灸量、艾灸时间及治疗的效果，以灸后患者局部皮肤均匀潮红、汗出为灸透的标准。

三、拔罐法（Cupping Method）

拔罐是以罐为工具，利用燃火、抽气等方法产生负压，使之吸附于体表，造成局部瘀血，以防治疾病的方法。

（一）拔罐的方法

闪火拔罐法操作要点：用镊子夹酒精棉球点燃，在罐内绕一圈再抽出；迅速将罐罩在应拔部位上，即可吸住（图4-19）。

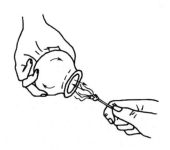

图4-19　闪火拔罐法

（二）拔罐的应用

1.留罐（Cup Retaining）

将罐吸附在体表后，使罐子吸拔留置于施术部位（图4-20），一般留置5～10分钟。多用于风寒湿痹、颈肩腰腿疼痛。

2. 走罐（Cup Moving）

走罐是指罐口涂万花油，将罐吸住后，手握罐底，上下来回推拉移动数次，至皮肤潮红（图4-21）。用于面积较大、肌肉丰厚的部位，如腰背；多用于感冒、咳嗽等病症。

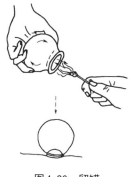

图4-20　留罐

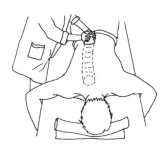

图4-21　走罐

3. 闪罐（Cup Twinkling）

闪罐指罐子拔住后，立即起下，反复吸拔多次，至皮肤潮红。多用于面瘫。

4. 刺络拔罐（Pricking Blood with Cupping）

刺络拔罐指先用梅花针或三棱针在局部叩刺或点刺出血，再拔罐使罐内出血3～5毫升。多用于痤疮等皮肤疾患。

（三）拔罐注意事项

（1）操作禁忌　拔火罐时切忌火烧罐口，否则会烫伤皮肤；留罐时间不宜超过20分钟，否则会损伤皮肤。

（2）部位禁忌　皮肤过敏、溃疡、水肿及心脏、大血管部位，孕妇的腰骶、下腹部，均不宜拔罐。

四、耳穴疗法（Auricular Therapy）

耳穴疗法是在耳郭穴位上用针刺或其他方法进行刺激，以诊治疾病的一种方法。

（一）耳与经络脏腑的关系

十二经脉循行中，六阳经分别"入耳"、"上耳前"、"至耳上角"；六阴经虽不直接与耳发生联系，但均通过其经别与阳经相合而间接上达于耳。故《灵枢·口问》云："耳者，宗脉所聚也。"

古代文献对耳与脏腑的生理功能方面论述颇多。《黄帝内经》、《难经》记载了耳与心、肝、脾、肺、肾、胃、肠、脑等的联系。《厘正按摩要术》进一步将耳分属于五脏。后世医家则更为详细地论述了耳和脏腑的关系，认为观察耳的形态、色泽的变化，可"视其外应，以知其内脏"。

（二）耳穴的分布规律

法国医生保罗·诺基尔把各器官系统按照其自身在整体的空间分布规律，将它们逐一投射到耳郭上，提出耳穴在耳郭上的分布规律如同倒置的胎儿（图4-22）：与头面相应的穴位（如额、枕、眼、舌、内耳、颌等）在耳垂；与上肢相应的穴位（如指、腕、肘、肩等）在耳舟；与躯干和下肢相应的穴位（如趾、跟、踝、膝、髋、胸、腹、腰等）在对耳轮体部和对耳轮上下脚；与内脏相应的穴位（如心、肝、脾、肺、肾、胃、大肠、小肠等）集中在耳甲艇和耳甲腔；与脊柱相对应的穴位（如颈椎、胸椎、腰椎、骶椎等）位于对耳轮之耳甲缘（图4-23）。

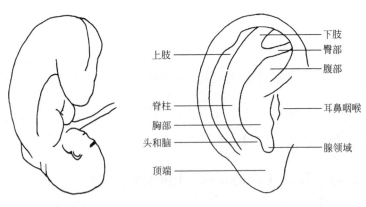

图4-22　耳穴分布规律——倒置
胎儿示意法

图4-23　耳穴分布示意图

（三）耳穴的部位与主治（表4-4，图4-24）

表4-4　常用耳穴定位与主治

耳穴	定位	主治	分布
眼	在耳垂正面中央部	近视、急性结膜炎、麦粒肿	耳垂
内耳	在耳垂正面后中部	耳鸣、听力减退、内耳眩晕症、中耳炎	
面颊	在耳垂正面眼区与内耳区之间的中点	周围性面瘫、三叉神经痛、痤疮、腮腺炎、面肌痉挛	
扁桃体	在耳垂正面下部	扁桃体炎、咽炎	
风溪	在耳轮结节前方，指区（耳舟上方处）与腕区（指区的下方处）之间	荨麻疹、皮肤瘙痒症、变应性鼻炎、过敏性哮喘	耳舟
肩	在耳舟自上向下第四、五个1/6处	肩部疼痛、肩周炎	
踝	在趾跟区下方（趾区在趾尖下方的对耳轮上脚后上部，跟区在对耳轮上脚前上部）	踝关节扭伤	对耳轮
膝	在对耳轮上脚中1/3处	膝关节痛	
坐骨神经	在对耳轮下脚的前2/3处	坐骨神经痛	
交感	在对耳轮下脚前端与耳轮内缘相交处	胃肠痉挛、心绞痛、胆绞痛、输尿管结石、自主神经功能紊乱	
腹	在对耳轮体前部上2/5处	腹胀、腹痛、腹泻	
腰骶椎	在腹区的后方	腰骶部疼痛	
胸椎	在对耳轮体后部中2/5处	胸痛、乳腺炎、产后乳少	
颈	在对耳轮体前部下1/5处	落枕、颈椎病	
颈椎	在颈区后方	落枕、颈椎病	
口	在耳轮脚下方后1/3处	面瘫、牙周炎、戒断综合征	耳甲
胃	在耳轮脚消失处	胃炎、胃溃疡、消化不良、恶心呕吐、失眠	
小肠	在耳轮脚上方中1/3处	腹痛、腹泻、腹胀、消化不良	
大肠	在耳轮脚上方前1/3处	腹泻、便秘、痤疮、单纯性肥胖症	
肾	在对耳轮下脚下方后	腰痛、耳鸣、遗尿、遗精、阳痿、月经不调	

耳穴	定位	主治	分布
肝	在耳甲艇的后下部	胁痛、近视、眩晕、高血压病、更年期综合征、月经不调	耳甲
脾	在耳甲腔的后上部	腹泻、便秘、白带过多、食欲缺乏	
心	在耳甲腔正中凹陷处	心悸、癔症、无脉症、心律失常、失眠、口舌生疮	
气管	在心区和外耳门之间	咳嗽、哮喘	
肺	在心区和气管区周围处	咳嗽、哮喘、皮肤瘙痒症、荨麻疹、便秘	
三焦	在外耳门外下，肺与内分泌区之间	上肢外侧疼痛、单纯性肥胖、便秘、水肿	
内分泌	在屏间切迹内，耳甲腔的前下部	痛经、更年期综合征、月经不调、痤疮、甲状腺功能亢进症或甲状腺功能减退症	
角窝上	在三角窝前1/3的上部	高血压病	三角窝
内生殖器	在三角窝前1/3的中下部	月经不调、痛经、带下、遗精、阳痿	
神门	在三角窝后1/3的上部	失眠、戒断综合征、癫痫、高血压病、神经衰弱	
肾上腺	在耳屏游离缘下部尖端	低血压、风湿性关节炎、腮腺炎、哮喘	耳屏
咽喉	在耳屏内侧面上1/2处	急性咽炎、扁桃体炎、失语	
额	在对耳屏外侧面的前部	头痛、头晕	对耳屏
颞	在对耳屏外侧面的中部	偏头痛、眩晕	
枕	在对耳屏外侧面的后部	头痛、眩晕	
皮质下	在对耳屏内侧面	痛证、神经衰弱、失眠、假性近视	
缘中	在对耳屏的上缘，对屏尖与轮屏切迹的中点	内耳性眩晕、遗尿、功能性子宫出血	
脑干	在轮屏切迹处	眩晕、后头痛	
耳中	在耳轮脚处	呃逆、荨麻疹、皮肤瘙痒、小儿遗尿	耳轮
尿道	在直肠上方的耳轮处（直肠在耳轮脚棘前上方的耳轮处）	尿频、尿急、尿痛、尿潴留	

耳穴	定位	主治	分布
耳背心	在耳背上部	失眠、心悸、高血压病、多梦	耳背
耳背肺	在耳背中部近乳突	皮肤瘙痒、哮喘	
耳背脾	在耳背中央部	胃痛、腹胀、腹泻、食欲缺乏	
耳背肝	在耳背中部近耳轮侧	胆囊炎、胆石症、胁痛	
耳背肾	在耳背下部	月经不调、神经衰弱、头晕	
耳迷根	在耳轮脚后沟起始的耳根处	腹痛、腹泻、胆囊炎、胆石症、心动过速	耳根

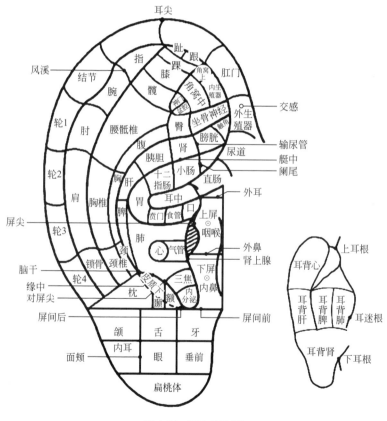

图4-24　耳穴部位图

（四）耳穴的临床应用

常用耳穴刺激方法 {
耳毫针
耳穴贴磁
耳穴埋针
耳穴压豆
耳穴放血
}

1.耳毫针（Auricular Needle）

（1）特点

耳毫针疗法是指使用毫针针刺耳穴，治疗疾病的方法。既可利用耳穴探棒探测的耳穴敏感点作为针刺穴位，如颈椎病患者耳穴"颈椎"处出现明显压痛，此穴即为本病首选穴位；也可利用中医脏腑经络理论选穴，如肝脾不调引起的呃逆可选用耳穴"肝""脾"；还可利用西医学理论选穴，如月经不调选"内分泌"穴，从而达到平衡阴阳、调理脏腑的功效。

（2）操作要点　使用26～30号0.5～1寸毫针，严格消毒耳郭后用捻入法将毫针捻入穴中2～3分，留针30分钟左右，每隔10分钟行针1次，隔日1次，10次为一个疗程。

（3）用途　临床适用于疼痛性疾病，如头痛；功能紊乱性疾病，如胃肠神经官能症、神经衰弱；内分泌代谢紊乱性疾病，如肥胖症、糖尿病等的治疗。

（4）注意事项　操作前严格消毒、防止感染；患有严重器质性病变如严重肝、肾疾病和造血系统疾病或有严重凝血功能障碍的患者不宜进行耳毫针治疗，习惯性流产孕妇亦应禁针；对严重心脏病、高血压病患者不宜行强刺激法。

2.耳穴贴磁（Auricular Therapy with Magnet）

（1）特点　耳穴贴磁法是以磁场作用于耳穴使其产生效应的一种治疗方法。耳穴贴磁治疗疾病的机制，一方面是磁珠压迫刺激耳穴，另一方面是静磁场作用于耳穴，从而疏通经络、运行气血、调整脏腑以达到治疗全身疾病的目的。

（2）操作要点　将直径1.2～2毫米的磁珠置于0.5厘米×0.5厘米的胶布中央，也可采用市售耳穴磁贴，贴于所选耳穴，使用拇指与食指对压所贴穴位，每穴按压3～5分钟，以局部出现热感为宜，每天按压3～5次。隔天更换一次，左右耳交替。10次为1个疗程。

（3）用途　主要具有止痛、降压、镇静、消肿、消炎以及调整机体功能等多方面作用。临床上广泛用于治疗头痛、神经衰弱、三叉神经痛、面肌痉挛、高血压病、痛经、遗尿、神经性耳鸣、鼻炎、牙痛、近视等疾病。

（4）注意事项　在耳穴磁疗时，少数患者会出现局部灼热、刺痒等症状，一般在取出磁贴后，即可消失。

3.耳穴埋针（Auricular Therapy with Needle-embedding）

（1）特点　耳穴埋针是指将特制的图钉式皮内针刺入选好的耳穴上，用胶布贴在针环上固定，通过对耳部穴位进行长时间刺激，而达到治疗疾病的目的。此法操作简单，副作用小，且刺激时间长，对顽固性疾患如顽固性失眠，或夜间发作的疾患如小儿遗尿效果较好。

（2）操作要点　双耳郭常规消毒后，用小镊子夹住图钉式皮内针的针圈，对准选定的穴位，轻轻垂直刺入，待病人感到疼痛或热胀后，将针圈留在皮肤上，用胶布贴敷固定。每天用手按压3次（每晚睡前按压1次），埋针时间3～7天。

（3）用途　临床上主要用于治疗痤疮、失眠、睑腺炎（麦粒肿）、小儿遗尿、神经性皮炎、顽固性偏头痛等疾患。

（4）注意事项　严格消毒，以防感染；埋针期间，要注意保持耳部清洁，如出现耳郭潮红、局部痒痛等，应取出耳针，适当进行抗感染处理。

4.耳穴压豆（Auricular Therapy with Bean）

（1）特点　耳穴压豆是采用硬而光滑的药物种子或药丸等物如王不留行子、油菜子、莱菔子、小米等，在耳穴表面贴压并用胶布固定治疗疾病的方法。本法操作简便，易学易懂；经济安全，患者依从性好，便于推广，可不定时揉按穴位起到持续刺激的作用。

（2）操作要点　耳部常规消毒，将王不留行子贴附在0.5厘米×0.5厘米大小的医用胶布中央，再将胶布贴在所选耳穴上。每日按压3次，以耳部有酸、麻、胀、痛感为佳，疼痛程度以能耐受为限。3～5天更换一次，左右耳交替，10次为1个疗程。

（3）用途　不但继承了适应证广、奏效迅速的优点，而且简单易行、无进针之疼痛、无损伤、不会引起耳软骨膜炎，又能起持续刺激作用，适于急慢性疾病的治疗。因此，现已广泛应用于内科、外科、妇科、儿科、眼科、耳鼻喉科疾病的治疗。近年临床上主要用于治疗偏头痛、腰痛、眩晕、失眠、肥胖、胃肠神经官能症、经前紧张征、近视、便秘等疾病。

（4）注意事项　耳郭皮肤有炎症或冻伤者，不予使用。避免胶布潮湿或污染，防止皮肤感染。夏天炎热，汗多者，耳穴贴压留置时间一般为2天，休息1天。对胶布过敏伴痒感者，可取下胶布，休息3天后再贴压。

5.耳穴放血（Auricular Therapy with Blood-letting）

（1）特点　耳穴放血是指采用三棱针或尖型手术刀在耳穴上点刺或划割，放血数滴，以达到止痒美肤、清肝明目、滋阴降压、清热退烧、疏经通络、镇静安神等功效的治疗方法。

（2）操作要点　耳穴放血一般选用三棱针或尖型手术刀。采用三棱针放血的操作方法如下：每次选取1～2个耳穴，按摩穴区使其充血，常规消毒，取三棱针对准耳穴刺破皮肤，用双手不断挤压放血，边放血边用酒精棉球擦拭，放血数个棉球，每天治疗1次，两耳交替（图4-25）。

采用尖型手术刀放血的操作方法如下：选取耳穴，按揉数分钟使其充血，常规消毒后，用尖型手术刀在所选耳穴上划割，切口0.1～0.3厘米，深度以到达真皮，慢慢渗血而不流血为度，放满6～10个棉球后，用消毒棉花压迫止血；或用尖型手术刀划破一侧耳背静脉一根，放血数滴，边放血边用酒精棉球擦拭，最后以消毒敷料包扎，胶布固定，每周治疗1次，两耳交替。

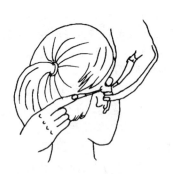

图4-25　耳穴放血

（3）用途　临床常用于治疗痤疮、扁平疣、顽固性皮肤瘙痒等皮肤疾患；急性结膜炎、角膜炎等眼部疾患；急性上呼吸道感染、急性扁桃体炎等引起的发热、咽痛；高血压病；顽固性失眠；面瘫等疾患。

（4）注意事项　严格无菌操作；放血前充分按摩耳郭，以保证足够的放血量；放血当天勿洗澡，以防感染。

五、刮痧疗法（Scrapping Therapy）

（一）特点

刮痧以中医经络腧穴理论为指导，通过特制的刮痧器具和相应的手法，使皮肤局部出现红色粟粒状或暗红色出血点等"出痧"变化，从而达到活血透痧的作用。因其简、便、廉、效的特点，临床应用广泛，适合医疗及家庭保健。还可配合针灸、拔罐、刺络放血等疗法，加强活血化瘀、驱邪排毒的效果。

（二）操作要点

（1）充分暴露刮拭部位，在皮肤上均匀涂上刮痧油等介质。

（2）手握刮痧板，先以轻、慢手法为主，待患者适应后，手法逐渐加重、加快，以患者能耐受为度。宜单向、循经络刮拭，遇痛点、穴位时重点刮拭，以出痧为度。

（3）可先刮拭背部督脉和足太阳膀胱经背俞穴循行路线，振奋一身之阳、调整脏腑功能、增强抗病能力；再根据病情刮拭局部阿是穴或经穴，可取得更好疗效。

（4）刮痧后嘱患者饮用温开水，以助机体排毒驱邪。

（三）用途

刮痧具有调气行血、活血化瘀、舒筋通络、驱邪排毒等功效，已广泛应用于内科、外科、妇科、儿科的多种病症及美容、保健领域。尤其适用于疼痛性疾病、骨关节退行性疾病如颈椎病、肩周炎的康复；对于感冒发热、咳嗽等呼吸系统病症临床可配合拔罐应用；对于痤疮、黄褐斑等损容性疾病可配合针灸、刺络放血等疗法；还适用于亚健康、慢性疲劳综合征等疾病的防治。

（四）注意事项

（1）刮痧后1～2天局部出现轻微疼痛、痒感等属正常现象；出痧后30分钟忌洗凉水澡；夏季出痧部位忌风扇或空调直吹；冬季应注意保暖。

（2）刮痧疗法具有严格的方向、时间、手法、强度和适应证、禁忌证等要求，如操作不当易出现不适反应，甚至加重病情，故应严格遵循操作规范或遵医嘱，不应自行在家中随意操作。

（3）有出血倾向、皮肤高度过敏、极度虚弱、严重心衰的患者应禁刮或慎刮。

小　结

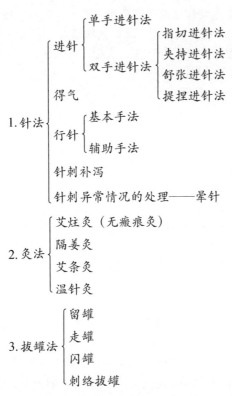

1. 针法
   - 进针
     - 单手进针法
     - 双手进针法
       - 指切进针法
       - 夹持进针法
       - 舒张进针法
       - 提捏进针法
   - 得气
   - 行针
     - 基本手法
     - 辅助手法
   - 针刺补泻
   - 针刺异常情况的处理——晕针

2. 灸法
   - 艾炷灸（无瘢痕灸）
   - 隔姜灸
   - 艾条灸
   - 温针灸

3. 拔罐法
   - 留罐
   - 走罐
   - 闪罐
   - 刺络拔罐

4. 耳穴疗法：耳穴的部位与主治、耳穴的临床应用
5. 刮痧疗法：刮痧疗法的操作要点及用途

第五阶段

十年磨一剑，正是开锋期

第八周

经络畅通病无踪——针刺祛病疗伤

一、头面躯体痛证

（一）头痛（Headache）

目的要求：
- ▶ 掌握头痛的辨位归经论治
- ▶ 熟悉头痛的病因病机
- ▶ 了解头痛的西医相关病症

病案举例：

　　患者，男，47岁，干部。2004年10月9日就诊。患者既往高血压病史3年，自服北京降压0号，日服1次，每次1片。自诉就诊前日，过量饮酒后头痛头晕，以左侧为甚，并牵至左眼眶及左侧太阳穴处胀痛，不能缓解。查神清、面红、口干、双膝无力、夜寐差、舌质红，苔薄黄，脉弦数。BP：160/100mmHg，神经系统检查未见明显异常，头颅CT检查显示正常。

　　问题：

　　1.本病的中医诊断是什么？

　　2.如何针对本例患者的证候辨证归经？

　　3.本例患者如何采用针灸治疗？

　　1.概述

　　头痛是患者自觉头部疼痛的一类病症。本病特点如下。

　　（1）病因众多　感冒会引起头痛，脑部肿瘤、脑出血也多以头痛为主要和首发症状；不同病因引起的头痛要采用不同的方法治疗。

（2）症状复杂 部位多变——前额、后枕、颞部、巅顶等；性质多样——刺痛、空痛、紧箍感、跳痛、钝痛、连及项背、波及眉棱骨等。不同症状表现的头痛要采用不同的方法治疗。

2.西医相关病症及鉴别诊断（表5-1）

表5-1 头痛的鉴别

发病特点	病名	症状
急性头痛	脑出血	伴肢体偏瘫和意识障碍； 血压突然升高
	蛛网膜下腔出血	"刀劈样"或"爆裂样"剧痛； 剧烈活动或情绪激动时诱发
	脑膜炎	全面性头痛，枕部较剧； 活动或屈颈时加重
慢性反复性头痛	三叉神经痛	针刺样、电击样剧痛； 疼痛持续时间短，数秒至1～2分钟； 多存在扳机点
	高血压头痛	晨起头痛较重； 头痛与血压高低有直接关系
	偏头痛	一侧额颞部疼痛； 伴恶心呕吐、畏光； 情绪刺激、月经来潮等为诱因
	紧张性头痛	多为两额部、后枕、颈项部疼痛； 头部紧箍感、压迫感； 头痛呈持续性
	五官科疾病引起的头痛	①眼疲劳：额部头痛、书写、阅读后出现； ②鼻炎：急性鼻炎常引起头痛，伴鼻塞、流涕

3.病因病机

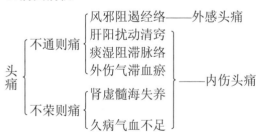

4.辨证

（1）辨位归经

头部经脉——手三阳经、足三阳经、督脉、足厥阴经

- 前额痛——阳明头痛   ● 侧头痛——少阳头痛
- 后枕痛——太阳头痛   ● 巅顶痛——厥阴头痛

（2）辨外感内伤（表5-2）

表5-2　外感头痛与内伤头痛的鉴别

	起病方式	疼痛性质	伴随症状	诱发因素
外感头痛	起病较急	风寒	冷痛恶风	气候变化易诱发
		风热	胀痛发热	
		风湿	重痛如裹	
内伤头痛	起病较缓	肝阳上亢	胀痛目眩	劳倦或情志诱发
		痰浊	头痛昏蒙	
		瘀血	痛如锥刺	
		肾虚	隐痛耳鸣	
		血虚	空痛眩晕	

5.治疗

（1）基本治疗

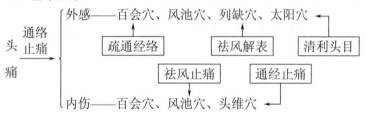

（2）方义

① 百会穴：《针灸大成》云"百会……犹天之极星居北"，意即此穴位于人体最高处，为人体一身之宗，百神之会，故称为百会。百会穴为督脉要穴，又称为"三阳五会"——足太阳、足少阳、手少阳、督脉、足厥阴在巅顶部位的交会之处。其位于头部正中，为治疗头部疾病的要穴，既可通利脑窍，又可充养脑髓，临床常见的头痛、眩晕、失眠、中风等与头部有关的疾病，不论虚实之证，都可以选其治疗。

② 风池穴：风池穴以"风"命名，举凡风邪侵袭引起的病变，均可以选取风池穴治疗。而中医所讲之风邪又有"外风"、"内风"之分，外风为外感六淫之一，是自然界气候变化异常引起的，具有风为

阳邪、易袭阳位的特点，容易侵袭人体的头面部，导致感冒、头痛、目赤肿痛、口眼歪斜、耳鸣耳聋等疾病；内风为内生五邪之一，是人体内部或阳热过剩或阴血不足引起的风动的表现，导致眩晕、中风、癫痫等疾病。

研究证实[1]，针刺风池穴可调整脑血管功能、调节脑内动脉血流的分布，改善脑部血液循环，并可调节血管运动平衡，兴奋动脉壁细胞上的 β 受体，使血管扩张，脑血流量增加。

③ 列缺穴：列缺穴是治疗头痛的常用效穴，偏于治疗外感头痛，对风寒、风热和痰浊头痛疗效较好，对肝阳上亢、血虚、气血双亏、肾精亏虚型之头痛，收效不佳，临床使用时应注意。另外，对于肌紧张性头痛疗效较好，本病多与自主神经功能紊乱有关，由精神紧张、睡眠不佳、劳累过度、感冒未愈而诱发，可采用点按列缺穴的方法治疗。

④ 太阳穴：太阳穴可清利头目，对于外感表证引起的头痛，太阳穴处多出现压痛，临床常使用刮痧或点刺出血的方法治疗。

⑤ 头维穴：头维即头部戴冠之维，维冠使之端正不落之处，故名。本穴为足阳明、足少阳、阳维脉之交会穴，可通调诸经经气。研究证实[2]，针刺太阳穴、头维穴可以调节脑血管的舒缩功能状态，改善脑部的血液循环。

医案举例：

清·方慎安《金针秘传》：袁世凯身体素来甚好，其思想与记忆力亦远过常人。冬日不怕寒，头更不畏冷，在小站练兵时，于溯风凛冽之中，常光头出外。初不以为意，后因受风过久，时觉头痛，一遇思想太过即发。民国初年，遇有不如意事更甚，但不过数日即瘥。三年之春，因某项事逆意，而痛增剧至三十余日不愈。南通张季直先生电保石屏先师，力言可愈此疾。得京电复时，适慎庵在沪，师嘱随行。其病系前后脑痛，第一日针百会，第二日针风池、风府，皆以泄风泄热为主。每一针刺入，袁世凯即感觉脑中发有大声冲墙倒壁而出，再针如服巴豆、大黄直扶肠胃而下。师曰：此即风散热降之象，应手而愈。袁世凯称奇不置，厚谢而归。

（3）辨位归经配穴　头痛症状复杂，表现在头痛的部位多样，根据头痛所在部位辨证归经，再结合相关经脉上的穴位选穴论治，这是针灸治疗头痛的优势与特色所在（表5-3）。

表5-3　头痛的归经与选穴

部位	归经	选穴（近部选穴+远部选穴）
前额痛	阳明头痛	印堂穴、上星穴、合谷穴、内庭穴
侧头痛	少阳头痛	率谷穴、太阳穴、外关穴、侠溪穴
后枕痛	太阳头痛	天柱穴、后顶穴、后溪穴、昆仑穴
巅顶痛	厥阴头痛	百会穴、四神聪穴、内关穴、太冲穴

（4）随证配穴　根据头痛证候特点选取具有相应治疗作用的腧穴，往往根据腧穴的特殊作用选穴。

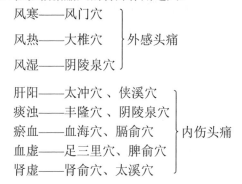

（5）其他治疗

① 耳针：耳针善于治疗疼痛性疾病、调节自主神经功能异常，对头痛效果较佳。神门穴、皮质下可镇静止痛，额、颞、枕则可根据头痛部位不同选取相应穴位，且头痛患者的上述耳穴多出现明显压痛，为阳性反应点所在。

② 梅花针：梅花针叩刺临床多用于治疗神经（血管）性头痛、肌紧张性头痛，能明显减轻疼痛症状及发作频率，选穴多为头痛局部区域和患侧的太阳穴、头维穴、风池穴及百会穴、四神聪穴等穴。采用梅花针叩刺头痛患者的阳性反应区所对应的头颈部特定皮区，可以通过皮部-经脉-脏腑，起到调和气血、通经活络、调理脏腑的作用。

③ 穴位注射：穴位选择以百会穴、风池穴、翳风穴、头维穴等为主，药物选择包括川芎嗪、当归注射液、维生素B_{12}、利多卡因等，穴位注射具有扩张脑血管、营养神经、改善血运、阻断疼痛传导通路、消除无菌性炎症等作用。

6.按语

（1）针灸治疗头痛疗效较好，但需及时排除器质性病变。

（2）可配合自我穴位按摩。

小　结

1.概述：西医相关病症

2.病因病机：不通则痛、不荣则痛

3.辨证：辨位归经、辨外感内伤

4.治疗

（1）外感——百会穴、风池穴、太阳穴、列缺穴

（2）内伤——百会穴、风池穴、头维穴

（3）辨位归经配穴

（4）随证配穴

（5）其他治疗　耳针、皮肤针、穴位注射

病案举例答案：

1.中医诊断——头痛

2.辨证——肝阳上亢

辨位归经——少阳经

3.针灸处方 $\begin{cases} \text{主穴——百会穴、风池穴、头维穴} \\ \text{随证配穴——太冲穴} \\ \text{辨位归经配穴——率谷穴、太阳穴、外关穴、侠溪穴} \end{cases}$

参考文献

[1] 梅艳，王县东，蔡敏.多普勒监测针刺前后椎基底动脉血流速度的变化.浙江中西医结合杂志，1999，9（6）：411.

[2] 孙曙华，康泰隆.针刺太阳、头维对颅内血供的即刻效应.上海中医药杂志，1993，（8）：20-21.

（二）腰痛（Lumbago）

目的要求：

▶ 掌握腰痛的辨证分型论治、辨位归经论治

▶ 熟悉腰痛的概念、病因病机；坐骨神经痛的症状及针灸治疗

▶ 了解坐骨神经痛的鉴别及相关现代医学知识

病案举例：

李某，男，65岁。2005年10月6日初诊。患者于半个月前因腰部着凉，出现腰痛酸重，腰痛如折，俯仰不利，生活难于自理，曾服用消炎痛、中药独活寄生汤，以麝香壮骨膏外贴患处，收效甚微，来诊时患者面色苍白，L3～4椎体正中压痛，不能弯腰下蹲，四肢发凉，舌淡，脉沉濡，X线片检查无异常，实验室检查：血常规、血沉、抗"O"、类风湿因子均正常。

问题：

1.本病的中医诊断是什么？

2.如何对本例患者辨证分型和辨位归经？

3.本例患者的针灸处方是什么？

1.概述

（1）主症 自觉腰部疼痛，可与背部疼痛、腿部疼痛、腹部疼痛等兼见。

腰部为人体的杠杆和枢纽。《金匮翼》曰："盖腰者，一身之要，屈伸俯仰，无不由之。"可见腰在身体各部位运动时起枢纽作用，为日常生活和劳动中活动最多的部位之一，故腰部的肌肉、筋膜、韧带、小关节突、椎间盘等易于受损，出现腰痛症状。因此，腰痛发病率高，且其发病率与年龄密切相关：患病年龄在30岁开始升高，主要发病年龄集中在41～55岁，目前发病年龄呈现明显年轻化的趋势，这与现代人的不良生活起居习惯有关。

（2）西医相关病症及鉴别诊断（表5-4）

腰痛
- 腰骶部疾患所致的腰痛
  - 损伤性：急性腰扭伤、慢性腰肌劳损
  - 退行性：腰椎间盘突出、腰椎管狭窄
  - 炎症与肿瘤：强直性脊柱炎、脊柱肿瘤
- 非腰骶部疾患所致的腰痛——肾脏、盆腔疾患：肾结石、盆腔炎
- 精神和心理性因素所致的腰痛——癔症、抑郁症

表5-4　腰痛的鉴别诊断

腰痛常见疾患	鉴别要点	
	病因	特点
急性腰扭伤	搬抬重物或突然站立时腰部用力不当	腰部肌肉收缩，坚硬如板（板状腰）；脊柱常向一侧弯曲，用手扶腰行走，坐下缓慢，上床困难
慢性腰肌劳损	腰部长期保持一种姿势导致腰部软组织劳损	腰背部长期隐痛，由坐位起立时腰部僵硬，需手扶腰部站起
腰椎间盘突出	腰椎间盘病变纤维环破裂后髓核突出，刺激或压迫神经根、血管或脊髓等组织	腰痛和一侧下肢放射痛是该病的主要症状。脊柱侧弯，直腿抬高试验（＋），咳嗽、排便用力时腰痛加重。腰椎间盘突出是独立的病症，有时也与腰椎管狭窄并见
腰椎管狭窄	系腰椎间盘、关节突和韧带退化而致狭窄，对马尾神经或神经根造成压迫	多发生于中年以上患者，起病缓慢，主要症状是腰痛、腿痛和间歇性跛行。腰痛主要在下腰部及骶部，站立行走时重，坐位及侧位屈髋时轻。腿痛常累及两侧，步行时加重，或伴有下肢感觉异常，运动乏力，特称为神经源性间歇性跛行
强直性脊柱炎	骶髂关节和脊柱附着点炎症	最重要的症状为脊柱活动范围减小。早期可出现腰痛、腰僵3个月以上，经休息不能缓解，逐渐发展为脊柱疼痛、僵硬感，甚至活动功能受限
脊柱肿瘤	肿瘤压迫神经根、脊髓或血管	疼痛主要表现为夜间痛或清晨痛，并且一般在白天因活动而缓解。当脊髓受压时，患者表现为感觉和运动障碍，甚至瘫痪

2.病因病机（表5-5、表5-6）

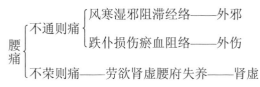

3.辨证

表5-5　辨病邪性质

病史	症状特点	病邪性质
寒湿接触史	冷痛重着、天气变化加剧	寒湿腰痛
陈伤宿疾史	痛处固定拒按、日轻夜重	瘀血腰痛
绵延日久	腰膝酸软、遇劳痛甚	肾虚腰痛

表5-6　辨位归经

腰痛部位	归经	常见疾病
腰脊正中疼痛	督脉	腰肌劳损
腰眼（肾区）隐隐作痛	肾经	
腰脊两侧疼痛、伴大腿后面疼痛	膀胱经	腰椎间盘突出
腰部两侧连及臀部	胆经	
腰痛向小腹、会阴部放散	肝经	盆腔疾患

4.治疗

（1）基本治疗

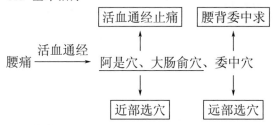

（2）方义

① 阿是穴、大肠俞穴：可疏通局部经络，调整局部气血，通经止痛。

② 委中穴：为治疗腰痛的要穴，明·徐凤《四总穴歌》中记载"腰背委中求"，现代实验研究也证实，针刺委中，腰部痛点压痛阈值于30分钟后上升95.3%，证实委中穴对腰痛有较好的治疗效果[1]。临床上不管对于急性腰扭伤，还是慢性腰痛如腰椎间盘突出、腰肌劳损等，委中穴都是常用腧穴之一。

（3）随证配穴　根据腰痛病邪性质选用不同腧穴及刺灸方法，这是针灸治疗腰痛的特色与优势之一。

寒湿腰痛——腰阳关穴——深刺久留
瘀血腰痛——膈俞穴——刺络拔罐
肾虚腰痛——肾俞穴——补法加灸

① 腰阳关穴：唐代王维有诗云："劝君更进一杯酒，西出阳关无故人"，阳关位于甘肃省境内，是古时通往西域的门户，军事地位非常重要，人体也有这样的一道关隘，即为督脉的腰阳关穴，本穴位于第4腰椎棘突下，为腰椎间盘突出的好发部位，也是人体腰部阳气通

行的关隘，故为治疗腰部疾病的专用腧穴，对于坐骨神经痛、腰扭伤、腰椎间盘突出症均有较好疗效，对于寒湿腰痛，根据"寒则留之"的针灸治疗原则，宜深刺、久留针，临床可深刺腰阳关2.5寸，或艾灸以温经散寒。

② 膈俞：膈俞穴具有活血化瘀之功效，对于瘀血腰痛，根据"瘀陈则除之"的针灸治疗原则，在此处刺络拔罐可起到祛瘀生新、通络止痛的作用。

③ 肾俞穴：肾俞穴为腰痛要穴，尤其适于肾虚腰痛。根据"虚则补之"的针灸治疗原则，宜在肾俞穴处施以补法，并加艾灸补虚益损。

医案举例：

清·方慎安《金针秘传》：甘镜先律师，留欧美有年，饮食起居皆有西洋化，以致遇有疾病，亦无不用外医。一日其夫人病腰痛不能辗转，注射电疗诸法无不用尽，终归无效。余素与甘友善，甘乃询以斯疾足下金针能愈否。余答金针无病不治，何况区区腰痛。乃刺肾俞，一补而瘥，镜先以神术目之。夫腰痛之起因甚多，虚实寒热皆有，须看准病原，自然发无虚射。甘夫人乃肾虚腰痛，如认为实证，用力去邪，殆矣。如孙东吴俞逸芬诸子，皆患此病，无不病随针去，而针法亦各不同。盖皆按照各人病原针之，不是千篇一律也。

（4）辨位归经配穴　根据腰痛部位归经选穴能起到最佳疗效（表5-7），这也是针灸治疗腰痛的特色与优势。

表5-7　腰痛辨经与选穴

腰痛部位	归经	选穴
腰脊正中疼痛	督脉	后溪穴、水沟穴、腰夹脊穴
腰眼（肾区）隐隐作痛	肾经	太溪穴、腰眼穴
腰脊两侧疼痛、伴大腿后面疼痛	膀胱经	昆仑穴、次髎穴
腰部两侧连及臀部	胆经	悬钟穴、外关穴、环跳穴
腰痛向小腹、会阴部放散	肝经	太冲穴、关元穴

（5）其他治疗

① 拔罐

a.操作方法：根据患者腰部肌肉的丰厚程度及体质选用大号、中号、小号火罐，在罐口涂一些润滑介质，将罐吸拔在皮肤上后，手握罐底，沿督脉、膀胱经循行上下、左右反复来回推动数次，至皮肤出现潮红或紫红瘀痕，推罐后在腰部压痛点再行拔罐，留罐5～10分钟。

b.作用：拔罐具有活血通络、祛风散寒、舒筋止痛等作用，往往作为治疗急慢性腰痛的辅助疗法。

② 穴位注射

a.操作方法：在腰部脊柱两侧寻找压痛点或者硬结处，用5毫升注射器抽取复方当归注射液或野木瓜注射液、盐酸利多卡因、普鲁卡因、地塞米松注射液等，刺入所选穴位，抽吸无回血后将药液注入，每次选2～4穴，每穴约注入1毫升药液。

b.作用：穴位注射结合穴位与药物的双重治疗作用，可使药效集中作用于神经周围以加强针刺镇痛之功，达到疏经活血、祛瘀止痛之目的。

5.按语

（1）针灸治疗腰痛应明确病因

① 急性腰扭伤、腰肌劳损、腰椎病变——疗效较好。

② 盆腔、肾脏病变——治疗原发病为主。

③ 脊柱结核、肿瘤——不属针灸治疗范围。

（2）腰椎病变、腰肌劳损患者应加强腰部锻炼（图5-1）

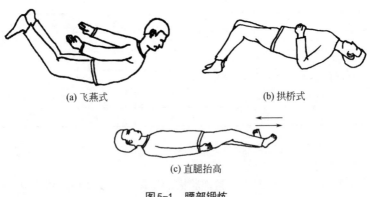

(a) 飞燕式　　　　　　　　(b) 拱桥式

(c) 直腿抬高

图5-1　腰部锻炼

附：坐骨神经痛

1.概述

坐骨神经痛指多种原因所致沿坐骨神经通路出现以疼痛为主要症状的综合征。

（1）症状与体征 《灵枢·经脉》篇记载了足太阳膀胱经的病候，"腰似折，髀不可以曲，腘如结，踹如裂"。这句话形象地描述了坐骨神经痛的症状。

① 疼痛部位：下腰部—臀部—大腿后面—小腿后外侧—足背。

坐骨神经痛的疼痛部位是沿坐骨神经通路出现，大多先从臀部或下腰部开始，沿大腿后面向下放射，直到足跟。

② 疼痛性质：放射性、电击样疼痛；时轻时重。

其疼痛为沿坐骨神经通路出现的放射性、电击样疼痛，一般发病数日内疼痛达到高峰，此后起伏不定，时轻时重。有的持续数周或数月慢慢好转，会复发。咳嗽或大便时往往加重病情，站立时腰向痛侧弯曲，甚至不能行走或翻身。

③ 压痛位置：臀中部、腘窝、小腿中部。

患者沿坐骨神经存在许多压痛点，主要在臀中部、臀线中点、腘窝和小腿中部等处。

（2）辨证归经

辨证归经

坐骨神经走向 ——————➤ 足太阳膀胱经、足少阳胆经

① 坐骨神经走向：坐骨神经是人体最粗大的神经，起始于腰骶部的脊髓，经过骨盆，从坐骨大孔穿出，抵达臀部，然后沿大腿后面下行到足，在腘窝处分为腓总神经和胫神经，管理下肢的感觉和运动。

② 辨证归经：足太阳膀胱经、足少阳胆经在下肢的循行分布为臀部、下肢后面及侧面，故根据坐骨神经痛的症状与体征，归属于足太阳经、足少阳经。

（3）相关病症 { 根性坐骨神经痛——腰椎间盘突出
干性坐骨神经痛——梨状肌综合征

坐骨神经痛可分为根性坐骨神经痛和干性坐骨神经痛，前者多见，病变主要在椎管内。病因以腰椎间盘突出最为多见，其他如椎管内肿瘤或腰椎结核、腰椎管狭窄、腰骶关节炎、黄韧带肥厚等。干性

坐骨神经痛的病变主要在椎管外，坐骨神经行程中。病因有梨状肌综合征、骶髂关节炎、盆腔内肿瘤、妊娠子宫压迫、髋关节炎、臀部外伤、臀肌注射位置不当等。

①腰椎间盘突出

a.病因：椎管内，椎间盘纤维环破裂髓核突出压迫神经根、血管。

b.疼痛部位：腰骶部，并向患侧下肢放散，常为单侧。

c.压痛位置：在病变腰椎（如 L4～5、L5～S1）棘突间有局限性深压痛。

d.诱发因素：活动、久站、久坐或咳嗽、喷嚏、排便等腹压增加时加重，卧床休息时缓解。

e.查体、辅检：患侧直腿抬高试验阳性，屈颈试验阳性。腰椎 X 线片可见脊柱侧弯，腰椎生理弯曲消失，病变的椎间隙可能变窄，相邻椎体边缘有骨赘增生。CT 扫描多可确诊，见病变腰椎体后缘有高密度的椭圆形阴影。

②梨状肌综合征

a.病因：椎管外，梨状肌病变、肿胀，压迫坐骨神经引起疼痛。

b.疼痛部位：腰痛不明显，臀部及下肢疼痛。

c.压痛位置：腰部无压痛；臀部坐骨结节与大转子之间、腘窝中央、腓骨小头下、外踝处有压痛。

d.诱发因素：走路或活动后加重，可出现间歇性跛行，卧床休息可减轻，

e.查体、辅助检查：可见臀肌萎缩，坐骨大切迹区压痛并可触到条索状物，拉塞格征（直腿抬高加强试验）阳性。

2.针灸治疗

（1）治法　活血通经，以足太阳经、足少阳经穴位为主。

（2）取穴　肾俞穴、大肠俞穴、腰夹脊穴、环跳穴、委中穴、阳陵泉穴、悬钟穴、丘墟穴。

（3）方义　环跳穴为治疗坐骨神经痛的要穴。本穴虽归经足少阳，却为足少阳、足太阳两脉之会，针刺此穴易循经感传，使气至病所，可调少阳、太阳之经气，疏通瘀阻之气血，达到通经止痛之目的。环跳穴下正当坐骨神经干通过，故深刺环跳穴，准确进针，常可刺中坐骨神经，并产生强烈地向大腿、小腿直到足部放射的触电样针感，从而产生良好的镇痛效应。

医案举例：

明·杨继洲《针灸大成》：辛酉日，夏中贵患瘫痪。不能动履，有医何鹤松，久治未愈。召予视，曰："此疾一针可愈。"鹤松惭去。余遂针环跳穴，果即能履。夏厚赠，予受之。逾数载又瘫矣。复来召予，因待禁廷，不暇即往，遂受鹤反间以致忿。视昔之刺鹊于伏道者，为何如？

小　结

1.概述：西医相关病症

2.病因病机：不通则痛、不荣则通

3.辨证：辨位归经、辨病邪性质

4.治疗：阿是穴、大肠俞穴、委中穴

随证配穴、辨位归经配穴

附：坐骨神经痛症状及针灸治疗

病案举例答案：

1.中医诊断——腰痛

2.辨证分型——寒湿腰痛

辨位归经——督脉

3.针灸处方 ⎰ 主穴——阿是穴、大肠俞穴、委中穴
　　　　　 ⎨ 随证配穴——腰阳关穴
　　　　　 ⎱ 辨位归经配穴——后溪穴，L3~4夹脊穴

参考文献

[1] 森川和宥.四总穴的功用——委中穴的针刺效果.天津中医，2002，19（6）：56.

（三）痹病（Bi Syndrome）

目的要求：

▶ 掌握痹病的病因病机、辨证论治

▶ 熟悉痹病的概念

▶ 了解痹病有关的现代医学知识

病案举例：

患者女性，80岁，因膝关节反复发作性疼痛10余年入住我院中医内科。2年前患者病情加重，行动艰难，经中西药治疗效果不佳，为求进一步诊治，来我院就诊。症见面色虚浮、体形肥胖、神倦乏力、畏寒喜暖、夜尿频多、大便正常，双膝关节肿大畸形，屈伸不利，痛处喜暖。舌淡，苔薄白，脉沉细。

问题：

1. 本病的中医诊断是什么？
2. 本例患者的辨证是什么？
3. 本例患者的针灸处方是什么？

1.概述

（1）概念　痹病是风、寒、湿、热等外邪侵袭人体，以关节、肌肉发生疼痛、麻木、屈伸不利，甚或关节肿大畸形为主症的一类病症。

（2）西医相关病症（表5-8）

表5-8　痹病相关疾病诊断

疾病	风湿性关节炎	类风湿关节炎	骨性关节炎
好发人群	青少年	青年女性	中老年人
病变部位	大关节	小关节	负重关节
特点	游走性、不遗留关节畸形	对称性、关节畸形、皮下结节	关节功能障碍、肿痛较轻
辅助检查	抗"O"（++）	X线、类风湿因子（RF）（+）	X线

2.病因病机

《素问·痹论》："风寒湿三气杂至，合而为痹。其风气胜者为行痹，寒气胜者为痛痹，湿气胜者为着痹也。"

临床还有一种情况：素体阳盛或阴虚火旺，复感风寒湿邪，邪从热化，流注关节，则为热痹。

3.辨证——辨病邪性质

疼痛游走、痛无定处——行痹
疼痛较剧，遇寒痛增——痛痹
酸痛重着、阴雨加重——著痹
灼热红肿、痛不可触——热痹

根据病因分析，风性善行数变，故痛无定处；寒性凝滞，故疼痛得温痛减，遇寒痛增；湿性重浊，故酸痛重着，阴雨天加重；火热为阳邪，故灼热红肿。

4.治疗

（1）基本治疗

　　　　　通痹止痛

痹证 —————→ 主穴：阿是穴、局部经穴

（2）随证配穴　根据痹病的病邪性质辨证选穴，是针灸治疗痹病的特色与优势。

行痹——膈俞穴、血海穴
痛痹——肾俞穴、腰阳关穴
著痹——足三里穴、阴陵泉穴
热痹——大椎穴、曲池穴

（3）方义

① 行痹：选膈俞穴、血海穴，取"治风先治血、血行风自灭"之义。这是由于风与血两者密切联系。风邪久留易致血瘀、血虚，而无论血虚、血热、血寒、血瘀皆可引起风证：血热炽盛可致血热生风，血虚可致虚风内生，血寒可导致血瘀，瘀血凝滞、血不养肤而风从内生。故治疗行痹宜选取具有补血活血功效的腧穴。但在临证运用中，也要正确理解"治风先治血"的内涵，治疗行痹时，首先要考虑治血，但也不能望文生义、单独治血，故宜佐以治风之穴如风池穴、风门穴、风市穴等穴位。

② 痛痹：取肾俞穴、腰阳关穴，取"益火之源、以消阴翳"之义，"益"是补充、加强，肾为先天之本，中寓命门之火，故为火之源；阴翳，这里指水湿、寒邪等，即用温补肾阳法治疗阴证、寒证。肾俞穴、腰阳关穴具有补肾助阳的作用，可配合灸法加强温经散寒之效。

③ 著痹：为湿邪偏盛，取足三里穴、阴陵泉穴健脾化湿，并可配合灸法。

④ 热痹：取大椎穴、曲池穴，用刺络拔罐法泻热消肿。

5.其他疗法

（1）蜂针

① 过敏试验：取蜜蜂（多采用中华蜜蜂或意大利蜂）1只，挟住蜂的腰段，蜇刺在患者1个穴位上（多用肾俞穴、志室穴、外关穴、曲池穴、手三里穴、大椎穴、足三里穴、血海穴等穴，或前臂外侧皮肤、局部肌肉多、肿胀隐见、消散快）；或取出1只蜂的蜂刺，点刺、散刺穴点，留针5分钟后，将蜂蜇刺拔出。蜂针后观察15～30分钟，若局部红肿直径小，而又无不适的局部或全身反应者，为阴性反应，可接受常规的蜂针治疗。若局部红肿直径大，或有全身反应者，为阳性反应，则接受蜂针治疗时易出现过敏反应，应用脱敏方法（小量点刺渐进施行蜂针）进行治疗。对于全身反应严重者，可不予以治疗。绝大多数患者可以进行蜂疗，只有极少部分约为2%的患者难以接受蜂针治疗。

② 活蜂蜇刺法：穴位消毒后，用镊子轻捏蜜蜂的头部或腰部，将其尾部对准穴位刺入，留针20分钟，第一次1只，逐渐增量至患者适应，一般用蜂2～10只/次，每周3次，1个月为1个疗程。

③ 取穴：蜂针治疗痹病近部取穴多选阿是穴，远部取穴以循经取穴为主，上肢取肩髃穴、天井穴、曲池穴、外关穴，下肢取承扶穴、梁丘穴、犊鼻穴、足三里穴、阳陵泉穴、申脉穴。以上穴位可交替应用，每次选穴2～10个。

④ 机制：蜂针疗法具有蜂针针刺和蜂毒双重治疗作用。蜂毒可起到镇痛、抗炎、消肿以及减少激素撤退综合征产生、增强体质等作用。

（2）火针

① 操作方法：置火针于酒精灯火焰的外上1/3处，加热至通红，对准穴位快速点刺。取穴以阿是穴、局部经穴为主。火针后3日内忌洗澡，根据病情轻重每周治疗1～3次，10次为1个疗程。

② 作用机制

a.借助火力，温通经络：火针借火热之力，亦可起到艾灸之功，达到温通经络的作用。

b.大开其孔，驱邪外出：高武的《针灸聚英》云："盖火针大开其孔，不塞其门，风邪从此而出"，即火针借助火力，开泻腠理，加之火针针具较粗，出针后其针孔不会很快闭合，使风寒湿邪均可从针孔排出体外。

c.行气开郁、以热引热：火针不仅可以治疗风寒湿痹，同时对热痹也卓有成效。使用火针可借火力行气活血、开门驱邪，使火热毒邪直接外泄。

附：肩周炎

1.概述

肩周炎是以肩部长期疼痛、活动受限为主症的疾病。其好发人群为中老年人，故被称为"五十肩"；主要症状特点为肩部疼痛、活动受限，故又称为"冻结肩"。

2.病因病机

$$\left\{\begin{array}{l}\text{肝肾亏虚，筋失所养}\\\text{外伤劳损，复感外邪}\\\text{痛而不动，筋强筋结}\end{array}\right.$$

3.辨证

（1）辨证分型

肝肾亏虚——肩部酸痛，劳累痛增，伴头晕目眩，耳鸣耳聋，腰膝酸软，舌质淡，脉细弱或沉。

风寒侵袭——肩部束痛，阴雨天加重，畏风恶寒，舌质淡，苔薄白或腻，脉弦滑或弦紧。

气滞血瘀——肩部肿痛，疼痛拒按，夜间痛甚，舌质暗或有瘀斑，脉弦或细涩。

（2）辨位归经

① 手阳明大肠经："上肩，出髃骨之前廉"（《灵枢·经脉》）——循行于肩前部。

阳明经型：肩峰前缘及上臂外侧前缘疼痛或有压痛，上肢后背、上举时疼痛加重或功能障碍。

② 手少阳三焦经："上肩"——循行于肩外侧。

少阳经型：肩关节上缘及上臂外侧中间、三角肌处疼痛或有压痛，上肢外展时疼痛加重或功能障碍。

③ 手太阳小肠经："出肩解，绕肩胛，交肩上"——循行于肩后部。

太阳经型：肩关节后缘及上臂外侧后缘疼痛或有压痛，上肢内收或内旋时疼痛加重或功能障碍。

4.治疗

（1）取穴：<u>肩髃穴、肩髎穴、肩贞穴</u>、阿是穴、中平穴。

（2）方义：肩髃穴、肩髎穴、肩贞穴三穴位于肩部周围，为治疗肩周炎的常用穴组，故称为"肩三针"。这三穴分别归属于手阳明经、手少阳经、手太阳经，分别位于肩峰下方、肩峰后下方、肩关节后方，正好对应于肩关节及其外部附着韧带的分布区，也是对肩部软组织重要附着点和分布区的高度提炼和概括。故对肩周炎有较好的止痛、松解粘连的作用，临床上既可使用电针，又可使用温针灸、穴位注射等方法治疗。

中平穴为经外奇穴，是治疗肩周炎的经验效穴，位于足三里穴下1寸。临床应用于治疗肩周炎用巨刺法，即取健侧中平穴，双肩发病取双侧穴。多采用3寸毫针，刺入2.5寸，大幅度提插捻转，得气后，嘱患者主动或被动活动患侧肩关节，做肩部外展、上举、后展等动作，每次30分钟。

巨刺法起源于《黄帝内经》，是一种左病右取，右病左取，在健侧肢体上取穴的针刺方法。《素问·缪刺论》云："邪之客于经左盛则右病，右盛则左病……如此者，必巨刺之，必中其经，非络脉也"，《素问·离合真邪论》还提出："气之盛衰，左右倾移，以上调下，以左调右"。根据"巨刺"法的含义，有专家推断"巨"乃"互"之误写。

（3）随证配穴

肝肾亏虚——太溪穴、肾俞穴

风寒侵袭——大椎穴、合谷穴

气滞血瘀——血海穴、膈俞穴

（4）辨证归经取穴

阳明经型——手三里穴、条口穴透承山穴

少阳经型——外关穴、阳陵泉穴透阴陵泉穴

太阳经型——天宗穴、昆仑穴透太溪穴

混合型——合并取穴

① 操作：以上穴位均取患侧。根据分型，取相应上肢穴位及下肢同名经穴位透刺，施快速捻转手法，留针30分钟，每隔10分钟行针1次。留针期间嘱患者由小范围到大范围逐渐活动肩关节。

② 方义：同名经"同气相求"，能迅速疏通同名经之气，具有活血通络止痛之功。肩周炎多因局部气血痹阻不通，筋脉失养而致，病位深在。采用透刺法，符合"邪气入深，深内而久留之"的治疗原则，能发挥一般针刺深度难以达到的激发筋肉深在部位的经气，使经气通关过节的功效；同时配合活动肩关节，可诱导"气至病所"。

5.功能锻炼

（1）大鹏展翅　用力将双肩外展平伸到90°，又落回到身旁，如飞鸟扇动翅膀，上下运动。

（2）拱手作揖　十指互抱成拳，两肘直伸做作揖状，健手帮助患肢，一上一下，尽量使肩关节抬高。

（3）打肩摸背　右手掌打到对侧左肩，左手背触及身后腰背部，然后反转对侧。

（4）青龙摆尾　双臂屈肘90°，贴紧腰际，两前臂向外旋转，在向外旋转时，上臂紧贴腰际不许分离。

肩周炎属自限性疾病，患者坚持正确的功能锻炼，可改善血液循环、松解粘连、防止肌肉萎缩，起到很好的治疗效果。

小　结

1.概述

2.病因病机：风寒湿三气杂至

3.辨证：辨病邪性质

4.治疗：阿是穴、局部经穴、随证配穴

5.蜂针、火针

6.附篇：肩周炎

病案举例答案：

1.中医诊断——痹病

2.辨证——寒痹

$$3.针灸处方 \begin{cases} 主穴——阿是穴、阳陵泉穴、阴陵泉穴、\\ \qquad\qquad 内外膝眼、鹤顶穴 \\ 随证配穴——肾俞穴、腰阳关穴 \end{cases}$$

二、神经系统病症

（一）中风（Apoplexy）

目的要求：

▶ 掌握中风的病因病机、针灸治疗原则及醒脑开窍针法

▶ 熟悉中风的辨证、假性球麻痹的针灸治疗

▶ 了解中风有关的现代医学知识

病案举例：

患者冯某，女，57岁，因突发左侧肢体无力，伴头晕8天于2008年11月5日入住笔者所属医院神经内科。患者既往有高血压、脑出血、心脏病（具体不详）病史，未作正规治疗；8天前出现头晕、嗜睡等症状，今日突发左侧肢体无力，遂急诊送入我院诊治。急诊头颅CT示：①右侧基底节区脑梗死；②左侧腔隙性脑梗死。初步诊断：①脑梗死（右侧基底节区）；②高血压病。查体：神志清楚，言语可，颈软，双侧瞳孔等大同圆，对光反射灵敏，左侧鼻唇沟变浅，伸舌居中，左侧面部痛觉稍减退，左上肢肌张力稍减低，左侧肢体肌力0级，左侧Babinski征（+），BP：180/110mmHg。患者现反应淡漠、少语、思睡，时有头晕，体肥，纳差、腹胀，便秘，眠可，舌质暗红、苔黄腻，右脉弦，左脉弦滑而大。

问题：

1.本病的中医诊断是什么？

2.本病的辨证分型是什么？

3.本病的治疗原则及针灸处方如何？

1.概述

（1）"中风"的概念 中风又名"卒中"，是以突然昏倒，不省人事，伴口角㖞斜、语言不利、半身不遂；或不经昏倒，仅见口㖞、半身不遂为临床主症的疾病。

（2）"中风"的命名

① 季节气候：祖国医学认为，中风发病与季节气候变化有关，与外感六淫中的风邪关系密切；现代流行病学调查亦显示，中风多于冬、春季或秋、冬季季节转换时发病人数增多，尤与风寒气候关系密切，这正符合中医风邪致病的特点，故将此病命名为"中风"。

② 发病突然：中风患者多于晚上睡眠或凌晨起床时突然发病，发病时间隐匿、发病急骤，与中医认为之"风邪善行数变"的特点相似，故名"中风"。

③ 症状多样：中风患者临床症状多样，即可见突然昏倒，又可不经昏倒，仅以口歪、半身不遂、语言不利等为主症，症状复杂多样，其病情变化迅速，同样符合"风性善行数变"之特点，故以"中风"命名。

（3）"中风"的危害　中风是严重危害人类健康和生命安全的常见难治性疾病，祖国医学将其列为"风、痨、臌、膈"四大疑难病之首。世界卫生组织的调查显示，脑卒中是世界范围内第三位死亡原因，而在我国被列为第一位的死亡原因，以其发病率高、致残率高、死亡率高的"三高"现象成为严重危害人类健康的常见疾病。

（4）西医相关病症　西医学的急性脑血管病或称脑卒中属本病范畴，将其主要划分为缺血性脑卒中和出血性脑卒中两大类。头颅CT、磁共振成像（MRI）等检查可确诊。

$$脑卒中\begin{cases}缺血性——脑血栓形成、脑栓塞、短暂性脑缺血\\ \qquad\qquad 发作(TIA)\\ 出血性——脑出血、蛛网膜下腔出血\end{cases}$$

① 缺血性脑卒中：缺血的常见原因有两种，一种为脑动脉粥样硬化，使脑血管内腔逐渐狭窄，脑血管内血栓形成，阻滞血供，此为脑血栓形成；另一种为原发病不在脑内，血液内栓子在流动过程中阻塞相应管径的血管，造成局部缺血，比较常见的病因是风湿性心脏病、心房纤颤，心脏瓣膜上的赘生物成为"栓子"进入脑内造成缺血，此为脑栓塞；两者统称为缺血性脑卒中。还有一种情况为短暂性脑缺血发作，是指微小血栓引起短暂性脑缺血，其症状多在数分钟内消失，颅脑CT检查正常。

② 出血性脑卒中：包括脑出血与蛛网膜下腔出血。脑内血管破裂，出血在脑内，称为脑出血，70% ～ 80%的脑出血是由于高血压使细小动脉硬化，因血压骤升而发生血管破裂所致；脑动静脉畸形、动

脉瘤也可引起脑出血。而脑浅表血管破裂，血液进入蛛网膜下腔，则称为蛛网膜下腔出血。

2.病因病机

中风的病机多为本虚标实，"本虚"是指肝肾不足，气血虚少；"标实"是指风、火、痰、瘀等实邪的存在。中风多是在"本虚"的基础上，复受劳逸失度、情志不遂、饮酒饱食或外邪侵袭等"标实"触发，导致风、火、痰、瘀等内生病邪，上扰清窍，痹阻脑脉而发病。在中风发病过程中，"本虚标实"贯穿始终。急性期以标实症候为主，恢复期或后遗症期则多以本虚症状为主。

$$
\text{本虚标实}\begin{cases} \text{本虚——肝肾阴虚} \\ \text{标实——风火痰瘀} \end{cases}\begin{rcases} \text{上扰清窍} \\ \text{痹阻脑脉} \end{rcases}\text{——中风}
$$

3.辨证

（1）辨主症

① 半身不遂：半身不遂为中风患者常见临床表现，轻者仅见单个肢体无力或瘫痪，重者则一侧肢体或四肢完全瘫痪，伴有肢体感觉减退或消失；急性期中风患者肢体瘫痪多表现为松懈瘫软，现代医学称为迟缓性瘫痪；而后遗症期则多表现为强痉挛缩，现代医学称为痉挛性瘫痪。

② 语言不利：轻者仅见吐字不清、语言不利；重者完全失语。既有表现为表达障碍突出，理解相对较好，现代医学称为运动性失语；又有表现为答非所问，表达较好但理解障碍突出，现代医学称为感觉性失语；还有混合性失语，表达障碍和理解障碍兼见。

③ 神识昏蒙：轻者神思恍惚、嗜睡，重者昏迷。

④ 口舌歪斜：示齿时口角歪向健侧，伸舌多歪向患侧，常伴流涎。

（2）辨病情轻重　中医根据中风患者病情轻重及有无神识昏蒙，将其分为中经络与中脏腑两大类型（表5-9）。

（3）辨病邪性质　中经络根据病邪性质的不同，分为风痰火亢、痰热腑实、风痰瘀阻、气虚血瘀、阴虚风动等证型[1]；中脏腑根据病邪性质的不同，分为闭证和脱证两大类（表5-9）。

表5-9　中风辨证分型

辨证	神志	病情	分型及主证	
中经络	无神志改变仅见半身不遂、言语謇涩、口舌歪斜	轻	风痰火亢	头晕目眩、心烦易怒、痰多而黏、舌红、苔黄腻、脉弦滑
			痰热腑实	咳痰或痰多、腹胀便秘、舌暗红、苔黄腻、脉弦滑
			风痰瘀阻	头晕目眩、痰多而黏、舌淡、苔薄白或白腻、脉弦滑
			气虚血瘀	面色㿠白、乏力自汗、舌淡、苔白腻或有齿痕、脉沉细
			阴虚风动	眩晕耳鸣、咽干口燥、舌红而瘦、少苔或无苔、脉弦细数
中脏腑	神识昏蒙	重	闭证（实证）	牙关紧闭、肢体强痉——邪气内闭清窍
			脱证（虚证）	目合口开、手撒肢冷——五脏真阳散脱于外

4.治疗

（1）针灸治疗原则

① 治痿独取阳明：早在《素问·痿论》中就提出了"治痿独取阳明"的理论。痿证是指肢体筋脉弛缓、痿软无力的病症，中风从广义上可归属于"痿证"的范畴，故根据"阳明经多气多血"、"阳明主润宗筋"的理论依据，多选取阳明经腧穴治疗，如上肢瘫痪选取手阳明大肠经的肩髃穴、曲池穴、合谷穴等；下肢瘫痪选取足阳明胃经的伏兔穴、足三里穴、解溪穴等；口舌歪斜则选取足阳明胃经的地仓穴、颊车穴等。

② 中风七穴——散风通络：中风七穴为古人用于治疗中风偏瘫的七个经验要穴，始见于北宋《太平圣惠方》，分别为百会穴、耳前发际、肩井穴、曲池穴、风市穴、足三里穴、绝骨穴。其主要依据"阳主动"之理论基础，手足活动不利，其病在阳，故以阳明经、少阳经之腧穴疏通经脉、调和气血；治疗中风尚需息风疏风，故取督脉与肝经交会之百会穴，既可疏散外风，又可平息内风。

③ 醒脑开窍针法：醒脑开窍针法于1972年由天津中医学院石学敏院士创立。本法具有三大特点[2]。

a.对中风病针刺治疗原则的补充：其认为中风总的病机为"窍闭神匿"，故拟定总的治则以"醒脑开窍、滋补肝肾"为主，疏通经络为辅。

b.对针刺治疗中风选穴配方的补充：根据对中风总的病机和治则的认识，在选穴配方上摆脱传统观念的束缚，提出以阴经穴为主、阳经穴为辅的治疗方法。

c.规范了针刺手法量学标准：包括对针刺达到的最佳刺激量进行了规定，如采用提插补法刺三阴交穴，需以患者下肢连续抽动3次为度；在针刺治疗中风病的过程中，对每一穴位的操作时间以及治疗次数也进行了科学的界定，如针刺内关穴，手法持续操作1～3分钟。治疗次数每日2次，10次为1个疗程，一般需要治疗3～4个疗程。

（2）针刺治疗

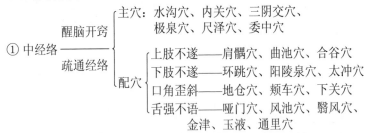

方义：水沟穴醒脑开窍，采用雀啄法，即快频率、足够长时间的针刺，以患者眼球湿润或流泪为最佳刺激量；内关穴调理心神，用泻法，持续操作1～3分钟；三阴交穴滋补肝肾，采用提插补法，以下肢连续抽动3次为度；极泉穴、尺泽穴、委中穴疏通经络，针刺极泉穴时应避开动脉，沿经下移1～2寸，提插泻法，尺泽、委中亦采用提插泻法，均以肢体有麻胀或抽动感为度。

②中脏腑 ─── 醒脑开窍 ─── 主穴：内关穴、水沟穴
　　　　　　 启闭固脱 ─── 配穴 ┤ 闭证──十二井穴
　　　　　　　　　　　　　　　　　└ 脱证──神阙穴

方义：内关穴宁心安神、水沟穴醒脑开窍，操作同①。十二井穴行点刺放血法，其治疗中风闭证，名为大接经，可通经接气、活血行瘀。根据"孤阴不生、独阳不长"的阴阳互根原理，元阳外脱必从阴救之，故治疗脱证采用艾炷隔盐灸神阙穴，且不拘壮数，直至肢温脉起、症状改善。任脉为阴脉之海，取任脉之神阙穴，正当脐中，为元神所在，艾灸可回垂绝之阳，阳气复则神苏矣。

（3）其他治疗——头针

① 焦氏头针：焦氏头针为山西焦顺发于1971年首先提出，是以大脑皮质功能定位为理论依据，以针刺为手段治疗各种疾病，临床常用于治疗脑源性疾病。对于中风的治疗，直接刺激头针各区既可改善大脑皮质血液循环，使相应局部缺血区的脑血流障碍得以改善，也可促使因出血灶压迫而处于休眠状态下的脑细胞觉醒，恢复其兴奋性，进而使患肢的运动功能逐渐得以恢复。

治疗中风常用的焦氏头针功能分区如图5-2所示。

a.运动区：相当于大脑皮质中央前回在头皮上的投影。上点在前后正中线中点往后0.5厘米处，下点在眉枕线和鬓角发际前缘相交处，上下两点之间的连线即为运动区。并将运动区划分为五等份，上1/5是下肢、躯干运动区；中2/5是上肢运动区；下2/5是头面部运动区，也称言语一区。

b.感觉区：相当于大脑皮质中央后回在头皮上的投影部位。自运动区向后移1.5厘米的平行线即为感觉区。其中上1/5是下肢、头、躯干感觉区；中2/5是上肢感觉区；下2/5是面部感觉区。

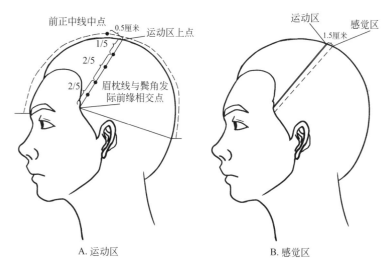

图5-2　焦氏头针功能分区

② 靳三针头穴："靳三针"是我国著名针灸学家、广州中医药大学首席教授靳瑞总结、创立的。治疗中风常选用颞三针、舌三针等头

部穴组。

a.颞三针：耳尖直入发际2寸处为颞Ⅰ针，以此为中点，同一水平向前、后各旁开1寸处，分别为颞Ⅱ针、颞Ⅲ针。为靳老专为中风偏瘫而设，其组方原理为根据古人"中风七穴"中的"耳前发际"取穴，结合中风偏瘫病位在脑的理论，取位于头部颞侧少阳经分布区域的"颞三针"，可平肝息风、鼓舞少阳生发之气机；按现代医学理论，头部颞侧的血管、神经分布丰富，因而针刺"颞三针"有疏通局部经络气血、加强局部血流的作用。对于中风后半身不遂、口舌歪斜、语言不利和各种智能障碍，均可选用"颞三针"治疗。

b.舌三针：廉泉上半寸为舌Ⅰ针，舌Ⅰ针向左、向右各旁开一指分别为舌Ⅱ针、舌Ⅲ针（图5-3）。舌三针三穴均位于舌底部，靳老根据中风失语舌窍失灵之病因病机，三穴齐发，可苏厥开窍、通脑醒神、利咽生津，主治中风失语、吞咽困难。从解剖学上看，针刺舌下三穴，可直接刺激舌下神经、迷走神经和舌咽神经，刺激舌咽肌群，有利于改善中风失语、吞咽困难等症状。

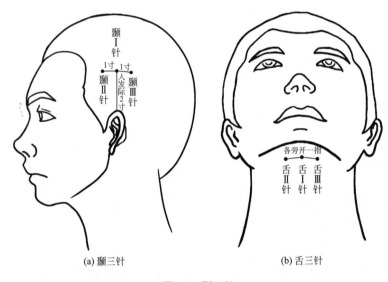

(a) 颞三针　　　　　　　　　　(b) 舌三针

图5-3　靳三针

5.按语

（1）中风的预防——中风先兆　中风发病前常有先兆症状，如素有眩晕、头痛、耳鸣，突然出现一过性言语不利或肢体麻木，视物昏花，一日内发作数次，或几日内多次复发。早在北宋王执中的《针灸资生经》就详细记载了中风先兆症状及预防，指出"凡人未中风一两月前，或三五月前，非时足胫上忽酸重顽痹，良久未解，此将中风之候。急灸三里、绝骨四处三壮，后用葱、薄荷、桃柳叶煎汤淋洗，驱逐风气于疮口出，灸疮春较秋灸，秋较春灸，常令两脚有疮为妙。"

现代临床研究证实，采用醒脑开窍针刺法可改善中风先兆的临床症状，还可改善患者的血液流变学指标[3]；而化脓灸（足三里穴、悬钟穴）不仅可即时解除或减轻中风先兆症状，而且对异常的血液流变学（全血黏稠度）有近期（60天后）调节作用[4]。

（2）针灸时机——宜早不宜迟

① 缺血性中风——尽早尽快：有人认为，脑梗死早期处于脑水肿状态，病情不断进展，有的患者病情危笃，生命体征不稳定，故主张在生命体征稳定、脑水肿消退后再行针刺治疗。但是，目前尚无证据表明针刺会加重脑水肿，引起生命体征不稳定。相反，临床研究证明针刺对脑卒中所致脑–心综合征患者心功能异常具有明显的治疗效果[5]，对急性脑卒中患者引发的心脏损伤有明显的保护作用[6]。从疗效来看，临床研究证明针刺治疗脑梗死越早越好。范刚启等应用正交设计法，初步证实在脑梗死病程10天以内针刺疗效优于10天后针刺[7]，后来又进一步证实在脑梗死病程3天内针刺疗效优于3天后针刺，针刺疗法的尽早参与，可显著改善脑梗死患者Fugl-Meyer上肢运动功能积分[8]。胡雯认为针灸早期介入治疗可减轻缺血"半暗带"内神经细胞的病理损害，可减轻病残程度。针灸治疗应与西医抗脑水肿治疗同期进行，可于发病后3～6小时开始[9]。

综上所述，针刺可以用于缺血性脑血管病急性期（14天）的治疗，在一般情况下没有禁忌，越早越好，针刺超早期（6小时）参与治疗值得重视和深入研究。

② 出血性中风——病灶出血静止、生命体征平稳：关于针刺治疗出血性脑血管病时机选择问题的争议集中在急性期针刺是否引起进一步出血而加重病情，是否引起再次出血。但迄今也未见到针刺引起出血加重或再度出血的报道[10]。而且，临床研究证实急性期针刺治疗脑出血有利于提高疗效。石学敏等[11]应用"醒脑开窍针法"治疗脑出血601例，10天以内三组（共计216例，急性期和亚急性期）治愈率显著高于稳定期（61例）、恢复期（210例）和后遗症期（14例）3组。

10天之内三组间比较，差异虽无显著性，但治愈率随病程延长而呈递减趋势。

因此，可以得出初步结论：针刺治疗出血性脑血管病（包括急性期）很少引发出血进一步加重或再度出血，急性期针刺治疗，有利于提高疗效。但病例选择应以病灶出血静止、生命体征稳定为指标。

（3）针灸治疗中风疗效的现代机制研究

① 疗效——肢体运动、语言、吞咽功能：临床研究表明，常规西药治疗对中风患者神经功能缺损症状的恢复疗效局限，而针灸治疗本病治法多样，尤其有助于改善患者肢体偏瘫、失语、吞咽困难等症。

② 副作用——不良反应少：临床实践表明，针灸疗法对脑卒中不仅具有独特的疗效，且具有成本低廉、应用方便、安全性高的特点。

③ 疗效机制——血液流变学、生化指标、脑血流、神经电生理、分子生物学：临床和实验研究证明，针刺对缺血性脑血管疾病具有改善脑组织氧代谢、调节异常生物电活动（肌电、脑电和体感诱发电位）、改善血管功能、改善脑血流量、改善血液流变学、调整血脂异常等作用。针刺对缺血性脑损伤保护作用分子机制的研究还表明，针刺对缺血性脑损伤具有多水平、多通道、多靶点的保护和干预作用，如对抗兴奋性氨基酸的毒性、抗自由基损伤、抑制细胞因子、减轻炎症反应、防止细胞内钙超载、抑制凋亡等。

（4）针灸治疗中风注意事项

① 高血压——适当配穴、刺激宜轻：对于血压高或血压不稳定的中风患者，注意选穴及手法的轻重，补泻适宜，防止针刺引起血压突然升高发生意外。可配合针刺曲池穴、三阴交穴、太冲穴等降压腧穴，疗效较好。

② 痉挛性偏瘫——选穴适宜、手法轻柔　中风偏瘫患者随着病程的延长，往往由软瘫变为硬瘫，有的患肢还出现挛缩，成为中风偏瘫中医生最感到棘手的难题。对于痉挛性偏瘫或易抽搐者，注意选穴适宜、手法轻柔，并注意观察留针过程中是否出现抽搐，若出现抽搐，则要及时调整针刺深度，或立即起针，防止出现弯针、断针、滞针。

③ 康复保健——配合主动、被动运动，心理调适：其实治疗本病不仅针灸是关键，其他康复疗法，以及家庭保健、心理调适均是必不可少的关键环节。如主动运动、被动运动、推拿疗法及尽早搀扶患者

下地行走，对缩短疗程均有重要意义；再如失语患者，应多与患者说话并让患者读报唱歌，这是有效的康复治疗方法；此外，对中风患者要加强心理调适，防止中风后抑郁的发生。

附：假性球麻痹

1.概念

假性球麻痹，又称假性延髓性麻痹，延髓英译为 bulb，有球、球状物之意，故名。假性球麻痹的病变部位在中枢，为两侧皮质延髓束受损后引起，临床多见于两侧脑血管病变如多发性脑梗死或多次脑血管意外而引起。真性球麻痹的病变部位在延髓，临床多见于脑干肿瘤、肌萎缩侧索硬化等疾病。

假性球麻痹的临床特点为受延髓支配的肌肉瘫痪或不全瘫痪，引起软腭、咽喉、舌肌运动困难，以饮水呛咳、吞咽困难、言语含糊、软腭上抬无力、咽反射存在、无舌肌萎缩或震颤为临床表现，真性球麻痹与其临床症状的区别要点在于出现舌肌萎缩、纤颤及咽反射消失（表5-10）。

表5-10 真性球麻痹与假性球麻痹的鉴别要点

项目	真性球麻痹	假性球麻痹
病变部位	病变部位在延髓，多为一侧损害	病变在皮质-延髓束，为两侧损害
病史	多首发	2次以上的脑卒中发作，且在不同侧
病因	延髓空洞症、肌萎缩侧索硬化、脑干肿瘤等	两侧脑血管病
病情	严重，多因呼吸循环衰竭而死亡	构音、吞咽障碍，呼吸循环障碍较轻
咽反射	消失	存在
舌肌萎缩纤颤	有	无
皮质功能障碍	不明显	明显，常有强哭强笑

2.病因病机

痰浊、瘀血阻滞脑络——舌窍失灵——语言、吞咽等功能障碍。

3.治疗

取穴：金津、玉液、风池穴、翳风穴、哑门穴、通里穴。

方义：金津、玉液位于舌系带两旁的静脉上，以三棱针点刺出血，不仅可以刺激与舌体联系的经络，达到疏通经气、开窍醒神的目的，而且有利于濡养舌体，增强舌的功能活动，从而改善语言、吞咽等功能。哑门穴，患者取俯伏坐位，针尖向鼻尖方向刺入 1～1.5 寸，患者全身有轻微的震麻闪电感即出针。哑门穴为督脉与阳维脉的交会穴，督脉与阳维脉均到达头部，与脑的关系非常密切，故哑门穴醒脑开窍的作用极强，为治疗痰浊、瘀血上扰清窍而引起的假性球麻痹的要穴。针刺风池穴、翳风则针向喉结，小幅度捻转手法，以咽喉部有麻胀感为佳。两穴均位于颈项部，可直接改善头项部的血液循环，促进延髓神经功能的恢复，善于治疗吞咽功能障碍。通里穴为心经络穴，善于清心开窍、以通为治，可促进患者语言功能的恢复。

小　结

1. 概述：中风的概念、西医相关病症

2. 病因病机：病因——风、火、痰、瘀、虚

病机——本虚标实

3. 辨证：辨病情轻重（中经络、中脏腑）、辨病邪性质（辨证分型）

4. 针灸治疗——醒脑开窍针法

中经络——内关穴、水沟穴、三阴交穴、极泉穴、尺泽穴、委中穴

中脏腑闭证——十二井穴

脱证——神阙穴

病案举例答案：

1. 中医诊断——中风

2. 辨证分型——痰热闭窍

3. 治疗原则——醒脑开窍针法

4. 针灸处方 { 主穴——水沟穴、内关穴、三阴交穴、极泉穴、尺泽穴、委中穴

配穴——颊车穴、地仓穴、下关穴

参考文献

[1] 国家中医药管理局脑病急症协作组.中风病诊断与疗效评定标准（试行）.北京中医药大学学报，1996，19（1）：55-56.

[2] 郭闫萍.醒脑开窍针刺法对针灸治疗中风的贡献.针灸临床杂志,
2007, 23 (11): 1-2.

[3] 王舒, 石学敏, 张存生."醒脑开窍"针刺法治疗中风先兆的血液
流变学观察.针灸临床杂志, 1995, 11 (6): 25-26.

[4] 邓柏颖, 谢感共, 罗敏然等.化脓灸对中风先兆症的即时与近期疗
效观察.广西中医学院学报, 2002, 23 (5): 21-24.

[5] 傅立新, 石学敏.针刺对脑-心卒中患者心功能影响的临床研究.中
国针灸, 1997, 17 (5): 261

[6] 赵建国, 傅立新, 李岩等.针刺治疗急性脑卒中引发心脏损伤疗效
观察.中国针灸, 2002, 22 (2): 75.

[7] 范刚启, 王鹤翌, 赵勇等.针刺治疗脑梗死最佳疗效方案初探.辽
宁中医杂志, 1996, 23 (1): 521.

[8] 范刚启, 吴旭, 陶月玉等.脑梗死上肢瘫针刺治疗方案的优选及其
对 TXB2、6-Keto-PGF 的影响.中国针灸, 2003, 23 (10): 567.

[9] 胡雯, 袁志太, 谭秀芳等.专病笔谈——中风病(2).中国针灸,
2004; 24 (6): 408-409.

[10] 罗和平, 高伟铿.专病笔谈——中风病(6).中国针灸, 2005,
25 (2): 109-110.

[11] 石学敏, 李军, 阎莉等.针刺治疗中风病的临床研究.上海针灸杂
志, 1992, 11 (4): 4.

(二)面瘫(Facial Paralysis)

目的要求:

▶ 掌握面瘫的分期论治

▶ 熟悉面瘫的病因病机

▶ 了解中枢性面瘫、周围性面瘫的鉴别

1.概述

(1)主症 以一侧面部麻痹、口眼歪斜为主要症状,故又称为
"口眼㖞斜"、"口僻"等。

(2)西医相关病症 本病相当于西医学的周围性面神经麻痹,最
常见于贝尔麻痹(Bell palsy),与面部受冷风吹袭,营养面神经的微
血管痉挛,引起局部面神经缺血、水肿、受压有关。也有因疱疹病

毒感染导致膝状神经节及面神经炎症所致，称为膝状神经节综合征（Annt Syndrome）（表5-11）。

① 病因

表5-11　周围性面神经麻痹病因及症状

分类	病因	症状
贝尔麻痹	内在因素——面神经管解剖结构（狭长的骨性管道） 外在原因——面部受冷风吹袭、茎乳突内病变、外伤	一侧面部麻痹、口眼歪斜
膝状神经节综合征	带状疱疹病毒感染，导致膝状神经节及面神经炎症	面瘫、味觉障碍（鼓索支受损）和听觉过敏（镫骨肌支以上受累），同侧唾液、泪腺分泌障碍，耳内及耳后疼痛，外耳道及耳郭部位带状疱疹

② 鉴别：根据病变部位不同，将面瘫又分为周围性面瘫和中枢性面瘫。故周围性面瘫应与中枢性面瘫相鉴别。

中枢性面瘫是指病损位于面神经核以上至大脑皮质中枢之间，即当一侧皮质脑干束受损时引起的面瘫，多为脑血管病变引起。由于面神经核上部的细胞接受两侧皮质脑干束的纤维，支配同侧眼裂以上的表情肌，而面神经核下部的细胞只接受对侧皮质脑干束的纤维，支配同侧眼裂以下的表情肌。因此，中枢性面瘫时表现为病变对侧眼裂以下的颜面表情肌瘫痪，常伴有与面瘫同侧的肢体瘫痪，无味觉和唾液分泌障碍等临床特点。两者的鉴别见表5-12和图5-4。

表5-12　中枢性面瘫与周围性面瘫的鉴别

病名	病变部位	临床症状				
		额纹消失	眼睑闭合不全	鼻唇沟变浅	口角歪向健侧	同侧肢体瘫痪
周围性面瘫	茎乳突孔内面神经	+	+	+	+	−
中枢性面瘫	皮质脑干束	−	−	+	+	+

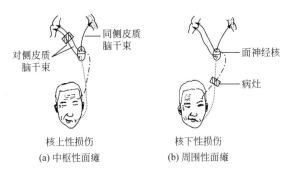

图5-4 中枢性面瘫、周围性面瘫病变部位区别

2.病因病机

机体正气不足，脉络空虚，卫外不固，风邪乘虚入中面部经络，气血痹阻、筋肉失于约束，则发为面瘫。故面瘫的发病两大因素缺一不可：正气不足、风邪侵袭。正如《灵枢·邪气脏腑病形》所言："诸阳之会，皆在于面，凡邪之中人，方乘虚时，及新用力，若饮食汗出腠开，而中于邪。"即指身体平素盛壮之人，入睡后，或劳累、汗出后，本来阳气隆盛的面部，此时亦正气不足，邪气自然可以乘虚而入。故患者多于晨起照面或劳累汗出后发现口眼歪斜等症状。

$$\left.\begin{array}{l}\text{正气不足}\\\text{脉络空虚}\end{array}\right\}\text{风邪袭络}\left\{\begin{array}{l}\text{气血痹阻}\\\text{经筋失调}\end{array}\right\}\text{口眼㖞斜}$$

3.辨证

（1）发病时间　发病突然，多于夜间发病。

《黄帝内经》云："虚邪贼风，避之有时。"虚邪贼风指乘虚入中人体的病邪和夜间侵袭人体的风邪，面瘫的发病即"虚邪贼风"侵袭面部经络而成，故发病突然，并多于夜间发病。

（2）主症　面部表情肌瘫痪。

①目：额纹消失，不能蹙额、皱眉，眼裂闭合不全。

②颊：鼻唇沟变浅，人中沟偏歪，面颊部麻木。

③口：露齿时口角歪向健侧，不能吹口哨、鼓气漏气，食物残留于患侧齿颊间。

（3）病邪性质

①风寒证：面部受凉史，患侧面部有拘谨感，舌淡苔白，脉浮紧。

② 风热证：感冒发热后起病，伴口苦咽干，舌红苔黄，脉浮数。

4.治疗

（1）基本治疗

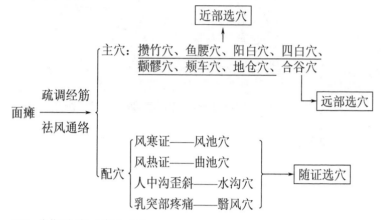

（2）分期治疗（表5-13）

表5-13　面瘫的分期治疗

分期	病情特点	诊疗要点	宜忌
急性期 （1周内）	疾病始发 病位较浅	取穴宜少 远端为主 轻浅刺激	忌多穴、强刺激、电针
恢复期 （2～4周）	至关重要 影响预后	局部取穴 电针、闪罐	忌辛辣刺激食物、冷风
顽固期 （5～8周）	病情迁延	透穴疗法 隔日针刺	电针刺激不宜过大
后遗症期 （2个月后）	治疗效果差	配合灸法 间隔2～3日	加强自我按摩

① 急性期：发病1周内。急性期是否使用针灸治疗是目前中西医分歧所在，多数西医认为，面瘫急性期，针刺可能引起面神经水肿加重，从而加重症状[1,2]；但中医认为，针灸治疗面瘫愈早愈好，可以未病先防，既病防变。临床研究反复证实，急性期介入针灸治疗，可明显使起效时间、治愈时间缩短，从而有效避免了患者进入后遗症期，遗留后遗症状[3,4]。那么，孰是孰非呢？

我们认为，面瘫急性期病位较浅，患部取穴宜少，轻浅刺激；以循经远取为主，《四总穴歌》云"面口合谷收"，取之可疏通阳明、通经行气。在面瘫的急性期给予良性刺激，使受压的面神经产生兴奋，加速局部血液循环，可以改善面神经的营养，减轻面神经的受压程度。反之，若急性期在局部进行强刺激或电针治疗，易引起茎乳突孔水肿加重，而导致病情加重。

② 恢复期：发病 2～4 周。这一时期对于面瘫治疗至关重要，它将影响着面瘫恢复的快慢。由于此期病情稳定，故选穴宜多，以局部为主，同时刺激手法也可逐渐加重，并采用电针、闪罐等治疗手段，以尽快驱邪外出。患者除积极治疗外，宜加强咀嚼等表情肌功能锻炼，忌辛辣刺激食物及面部冷风吹袭。通常患者经过这两个时期的针刺治疗，面瘫就能够达到基本治愈。

③ 顽固期：发病 5～8 周。一部分患者经前两个时期治疗面瘫虽有好转但未达到痊愈，病情迁延，转入巩固期。此期宜采用透刺法治疗，隔日针刺，透刺法可透穴通络，加强刺激量和针感，使"气至病所"；且精简用穴，减轻患者痛苦。同时不宜使用电针或适当使用，刺激量不宜过大，否则易出现面肌痉挛、倒错现象（因瘫痪肌肉出现挛缩，口角反歪向患侧）。

④ 后遗症期：发病 2 个月后。如果面瘫患者经过 2 个月治疗后仍然未能完全恢复，则转入后遗症时期。此期治疗效果相对较差，而且治疗时间也较长。此期宜 2～3 天针刺一次，且由于病程较长，患者气血转亏，宜配合灸法补气养血、扶正祛邪，并嘱患者加强面部按摩，促进病情恢复。

（3）其他治疗

① 电针（急性期不宜）：电针治疗面瘫多采用疏密波，可使神经产生兴奋，增强肌纤维收缩，加速血液循环，增加新陈代谢，使炎症渗出物得到吸收，从而促进面瘫患者神经肌肉功能的恢复。其在面瘫恢复期比较常用，而急性期不宜使用电针，以免加重面神经水肿而加重病情。

② 闪罐法（恢复期适用）：面瘫患者接受针刺治疗出针后，可采用闪罐法，在闪罐操作的同时还可配合面部推罐，将瘫痪侧肌肉朝对侧牵拉。但需注意安全，切忌火烧罐口，以免烫伤皮肤。闪罐法适用于面瘫恢复期，可加强对面部皮肤麻木症状的改善。

③ 透刺法（恢复期、顽固期适用）：一般采用 1.5 寸毫针平卧透刺。如额纹消失、眼睑闭合不全，取阳白穴、攒竹穴、丝竹空穴透刺

鱼腰穴；如口角歪斜，取颊车穴、地仓穴相互透刺；如面部麻木感，取下关穴透地仓穴。透刺疗法适用于面瘫恢复期、顽固期，一方面可加强针感，另一方面还可避免多针多穴的不足，从而提高治愈率、减少后遗症的发生。

5.按语

（1）针灸为治疗面瘫安全有效的首选方法。

（2）发病期为避免面部感受风寒，可戴口罩防护；为防止眼部感染，可点滴眼药水；并嘱患者配合自我按摩及功能锻炼。

（3）本病有自愈倾向，约2/3患者在3周内可基本恢复正常；针灸可缩短病程、减少后遗症；早期配合中药治疗疗效更佳。

牵正散为自宋以后治疗面瘫的协定方，由白附子、僵蚕、全蝎去毒，并生用，各9克组成。用法：共研细末，每服3克，热酒或温开水调下，每日3次，口服。亦可作汤剂水煎服，用量按原方比例酌定。本方有祛风化痰、通络止痉之功，使口眼㖞斜得以复正，故名"牵正散"。

小　结

1.概述：周围性面瘫、中枢性面瘫的鉴别

2.病因病机：正气亏虚、风邪袭络

3.辨证：主症

4.治疗

（1）主穴：攒竹穴、鱼腰穴、阳白穴、四白穴、颧髎穴、颊车穴、地仓穴、合谷穴

（2）分期治疗

（3）电针、闪罐

参考文献

[1] 王维治.神经病学[M].北京：人民卫生出版社，2006：477-478.

[2] 郭国际.实用神经系统疾病诊断与治疗[M].北京：中国医药科技出版社，2006：300-302.

[3] 沙岩.针灸治疗周围性面瘫临床研究近况[J].中国针灸，1999，19（11）：701-704.

[4] 王声强，白亚平，于溯.针刺治疗周围性面瘫若干影响因素的分析[J].中国针灸，2003，23（6）：367-370.

（三）眩晕（vertigo）

目的要求：

▶ 掌握眩晕的辨证分型、针灸处方、方义

▶ 熟悉眩晕的针灸治疗

▶ 了解眩晕的病因病机

病案举例：

邓×，男，62岁，因"反复头晕、呕吐4天，加重伴言语不清1天"于2009年2月10日入住神经内科。既往有糖尿病史7年，此次发病后在外院监测血压均较高，最高200/110mmHg。磁共振成像（2009年2月6日）示：左侧小脑半球梗死。查体：一般情况好，心、肺、腹无异常；四肢肌张力正常，左侧肢体肌力稍差，轻瘫试验（－）；左侧指鼻试验欠稳准，出现意向性震颤，左侧跟膝胫试验完成尚可。双侧病理征（＋）。深、浅感觉无异常。治疗予改善循环、营养神经及抗眩晕等处理。患者现神清，精神倦怠。自诉眩晕为天旋地转感，持续性，睁眼、转侧时加重，闭目减轻，伴恶心、频繁呕吐痰涎，不伴耳鸣、复视，无声音嘶哑、饮水呛咳。舌胖大，苔白腻，脉滑。

问题：

1. 本病的中医诊断是什么？
2. 本病的中医辨证是什么？
3. 针对本例患者，针灸处方应如何拟定？

1.概述

（1）概念

眩——眼花 ⎫
　　　　　⎬ 眩晕 ⎧ 轻——发作短暂、闭目即止
晕——头晕 ⎭ 　　　⎩ 重——如坐车船，难以站立，恶心呕吐

眩晕是以头晕眼花、视物旋转为主要症状的疾病。轻者发作短暂，平卧闭目片刻即安；重者如坐车船，天旋地转，不能站立，甚至恶心呕吐。

（2）西医相关病症（表5-14）

表5-14　眩晕的西医分类

分类	特点	常见疾病
神经源性眩晕	发病突然，伴有与病变血管分布范围相应的神经系统症状和体征。椎-基底动脉供血不足，体位改变时症状明显加剧，经颅多普勒可协助诊断；小脑、脑干病变，则眩晕为首发或唯一症状，伴恶心呕吐、步态不稳、构音障碍等，CT或MRI可协助诊断	椎-基底动脉供血不足及小脑、脑干病变
耳源性眩晕	反复发作的旋转性眩晕，波动性耳聋、耳鸣（三联征）和耳胀满感（四联征）。睁眼与转头时加重，听力检查等可协助诊断	梅尼埃病
颈性眩晕	头颈部活动时突然出现眩晕，伴颈肩部疼痛、眼部干涩、视物模糊、手足麻木等症状。颈椎正侧位X线片可协助诊断	颈椎病
全身疾病	眩晕不伴有旋转感。高血压的眩晕多为持续性、非发作性，眩晕与血压增高有直接关系	高血压病、贫血、神经衰弱
生理性眩晕	多与前庭功能有关。表现为乘车船时头晕目眩、面色苍白、四肢发冷、恶心呕吐	晕动病

2.病因病机

眩晕病因有外感、内伤两大类，而眩晕多为内伤致病，因外感风、寒、暑、湿致眩晕，实为外感病的一个症状，而非主要证候。故外感眩晕不在本节讨论的范围之内。

眩晕的三大病因如下。

（1）情志失调　《素问·至真要大论》云："诸风掉眩，皆属于肝"，指出眩晕与肝关系密切。情志失调、气郁化火，或急躁恼怒，肝阳上亢，而致清窍被扰而发为眩晕。

（2）饮食不节　金元四大家朱丹溪提出"无痰不作眩"。饮食不节、恣食肥甘厚味、滞脾而痰湿中阻，浊阴之气上蒙清窍而发为眩晕。

（3）体虚劳伤　明代张介宾在《景岳全书·眩晕》中提出："虚者居其八九，而兼火兼痰者，不过十中一二耳。"素体虚弱或过度劳伤、肾精亏损、气血不足、清窍失养则发为眩晕。

故肝阳、痰浊、体虚为眩晕发作的三大病因，与眩晕的发病有着密切的关系，总的病机在于清窍被扰、被蒙或失养。总结如下：

情志失调——肝阳上亢——扰动清窍 ⎫
　　　　　　　　　　　　　　　　├实证⎫
饮食不节——痰浊中阻——痰蒙清窍 ⎭　　│
　　　　　　　　　　　　　　　　　　　├眩晕
　　　　　　┌气血亏虚⎫　　　　　　　 │
体虚劳伤　 ┤　　　　　├清窍失养——虚证⎭
　　　　　　└肾精亏损⎭

病因——肝阳、痰浊、体虚
病机——清窍被扰、被蒙或失养

3. 辨证

（1）辨主症　头晕目眩、恶心欲吐、甚则昏眩欲仆。

（2）辨虚实

① 实证：新病、发作期、体质壮实。

肝阳上亢——急躁易怒、耳鸣口苦

痰浊中阻——头重如裹、呕吐痰涎

② 虚证：久病、缓解期、体质虚弱。

气血亏虚——面色㿠白、神疲乏力

肾精亏损——腰膝酸软、失眠健忘

4. 治疗

（1）基本治疗

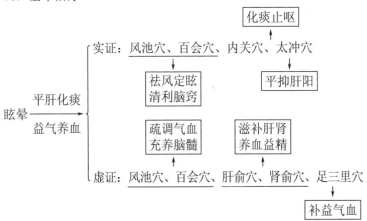

（2）方义

① 风池：因本穴为治疗风邪侵袭的要穴，故善于治疗肝阳化风、

血虚生风而引起的眩晕。在临床上常用于椎–基底动脉供血不足引起的眩晕和颈性眩晕的治疗。曹永峰等[1]采用山莨菪碱风池穴穴位注射治疗颈性眩晕20例，显效率100%，疗效优于对照组（低分子右旋糖酐+丹参注射液静滴，66%）。陈希平[2]等针刺风池、天柱穴治疗椎基底动脉供血不足性眩晕，对照组常规给予尼莫地平等西药。结果显示，针刺在急性期第1次治疗后的效果明显优于尼莫地平药物治疗，且经颅多普勒（TCD）结果表明针刺能显著增加椎–基底动脉的平均血流速度。

风池穴深部正当椎动脉之"寰椎段"所在，为椎动脉发生重大折曲之处，此处椎动脉易受到压迫，尤其当颈部体位改变时，易影响椎–基底动脉供血而发生眩晕。针刺或穴位注射风池穴可以通过对椎动脉、静脉神经丛的调节解除椎–基底动脉痉挛，从而改善椎–基底动脉供血。但是风池穴所处解剖位置比较特殊，所以操作时务必谨慎，针尖不可向上深刺，以免伤及延髓。

② 百会穴：百会穴位于人体最上端，有升清降浊、补益脑髓的功效，艾灸具有温化痰涎、补益气血的作用，故百会穴善于治疗痰浊中阻型、气血亏虚型眩晕，临床多使用艾灸的方法。如广州中医药大学已故著名针灸学家司徒铃教授，以压灸百会穴配合颈夹脊穴针刺的方法治疗颈性眩晕，屡获奇效[3]。何颖沈[4]等采用压灸百会穴治疗痰浊中阻型眩晕45例，总有效率达95.6%。

（3）辨证配穴
- 肝阳上亢——行间穴、太冲穴
- 痰湿中阻——丰隆穴、阴陵泉穴
- 气血两虚——脾俞穴、胃俞穴
- 肾精亏损——悬钟穴、三阴交穴

（4）其他治疗——头针　治疗眩晕常用的焦氏头针功能分区如图5-5所示。

① 晕听区

【定位】位于耳尖直上1.5厘米处，向前、后各引2厘米的水平线（共4厘米）。

【主治】眩晕、耳鸣、听力减退、梅尼埃病。

使用梅花针叩刺头针晕听区，对于梅尼埃病引起的眩晕效果较好。

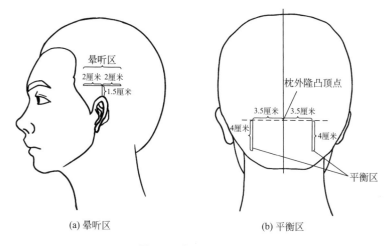

(a) 晕听区　　　　　　　　(b) 平衡区

图5-5　眩晕的头针分区

② 平衡区

【定位】从枕外隆凸顶点旁开3.5厘米处，向下引平行于前后正中线的4厘米长的直线。相当于小脑半球在头皮上的投影。

【主治】小脑疾病引起的平衡障碍。

头针平衡区善于治疗小脑、脑干病变引起的眩晕，伴共济失调等平衡障碍。

5.按语

（1）针灸治疗本病疗效较好，尤其对于颈椎病、椎动脉供血不足、高血压及晕动病效果较好。临床治疗本病需明确诊断，积极治疗原发病。

（2）眩晕患者宜保持心情愉快，注意劳逸结合，饮食清淡忌油腻。眩晕发作时应卧床休息，闭目养神，少作或不作旋转、弯腰等动作，以免诱发或加重病情。

小　结

1.概述：西医相关病症

2.病因病机：清窍被扰、被蒙或失养

3.辨证治疗

实证——风池穴、百会穴、内关穴、太冲穴

虚证——风池穴、百会穴、肝俞穴、肾俞穴、足三里穴

4.头针

病案举例答案：

1.中医诊断——眩晕

2.辨证分型——痰浊中阻型

3.针灸处方 $\begin{cases} 主穴——百会穴、风池穴、内关穴、太冲穴 \\ 配穴——丰隆穴、阴陵泉穴 \end{cases}$

参考文献

[1] 曹永峰，薛缠琴.654-2风池穴注射治疗颈性眩晕20例.中国实用乡村医生杂志，2205，12（9）：41-42.

[2] 陈希平，郑加平，姜宝英等.针刺风池、天柱穴对椎基底动脉供血不足性眩晕的治疗作用.临床急诊杂志，2007，8（6）：349-350.

[3] 庄礼兴.压灸百会穴为主治疗颈性眩晕40例临床观察.针灸临床杂志，2000，16（6）：50.

[4] 何颖沈，王继宁.百会穴压灸治疗痰浊中阻型眩晕45例.上海针灸杂志，2007，26（10）：3.

（四）郁证（Depression）

目的要求：

▶ 掌握郁证的针灸处方

▶ 了解郁证的西医相关病症

1.概述

（1）郁证的概念　以心情抑郁、情绪不宁、胸部满闷、胸胁胀满、或易怒易哭、或咽中如有异物梗塞为主症的一类病症。

郁证的两大特点：①以心情抑郁为主症；②临床症状复杂多样。

（2）西医相关病症

① 抑郁症：抑郁症是一种常见的精神疾病，发病率高，几乎每5个成年人中就有1个抑郁症患者。综合起来有三大主要症状：情绪低落、思维迟缓和运动抑制。情绪低落即忧愁伤感、甚至悲观绝望；思维迟缓主要表现为反应迟钝、记忆力减退等；运动抑制是指行走缓慢、懒言少动。严重者可出现自杀念头和行为，抑郁症是精神科自杀

率最高的疾病，15%抑郁症患者死于自杀。

目前西医对本病的治疗以抗抑郁药为主，但需长期服用，有一定的副作用及成瘾性。针灸目前已广泛应用于抑郁症的治疗，且取得了较好的临床疗效，但需配合心理疏导。符文彬等[1]采用多中心随机对照研究，将440例患者分为针刺组、氟西汀组、非穴位针刺组。针刺组以四关穴（合谷穴、太冲穴）为主，氟西汀组服用药物氟西汀20毫克/日，非穴位针刺组患者接受针刺治疗，但取穴偏离真正的穴位。结果显示，针刺组总有效率（86.4%）优于非穴位针刺组、氟西汀组，且副作用远低于氟西汀组。

② 神经症：根据《中国精神障碍分类与诊断标准》第3版（CCMD-3，2001）[2]将神经症分为以下6种类型：恐惧症、焦虑症、强迫症、躯体形式障碍、神经衰弱及其他待分类神经症。本病主要表现为以精神症状为主的运动、消化、睡眠等多系统症状，临床特点为病程长、主诉多、体征少、病情易变化、反复，给针灸治疗辨证归经带来困难。

笔者在临证治疗神经症时[3]，当病变累及数经或者在行经络辨证时因病证复杂而不易辨清病变到底属于何经时，常从奇经八脉论治，结合奇经八脉证治特点辨证归经选穴，不仅取穴简洁，而且效果显著。以失眠、头痛、眩晕为主要证候者属督脉病证，取神庭穴、百会穴；以腹胀腹痛、月经不调为主要证候者属任脉病证，取关元穴、气海穴；以月经不调伴腹部气逆上冲为主要证候者属冲脉病证，取公孙穴；以腰酸腿软、带下量多为主要证候者属带脉病证，取足临泣穴；以呃逆、呕吐、食欲缺乏、胃部不适、心悸心慌、胸胁满闷为主要证候者属阴维脉病证，取内关穴；以寒热、恶寒为主要证候者属阳维脉病证，取外关穴；以肢体拘挛抽搐、疼痛、功能活动受限或目疾为主要证候者属阴跷脉、阳跷脉病，取申脉穴、照海穴。有两组以上证候者每次取2～3个主穴，交替使用。

医案举例：

患者何××，女，41岁，已婚，家庭主妇。因外伤后左臂麻木、疼痛3个月余于2009年4月2日9∶25急诊入院。

患者以外伤后左臂麻木、疼痛3个月余为主要症状，伴头昏、视物模糊、左侧额颞部疼痛。1年前因外伤致左侧乳房上部瘀青，治疗后未遗留异常。3个月余前自觉左臂出现麻木、疼痛、无力，不能上举，即去当地医院行左臂X射线、颈部X射线检查未见异常。但上述症状逐渐加重，伴头昏、视物模糊、左侧额颞部疼痛等。遂到笔者所在医院就诊，入院后查肌电图未见异常。查体示神清，四肢肌力、肌张力正常，双侧肱二头肌腱、肱三头肌腱、膝反射、腱反射（+），双侧指鼻试验、轮替动作、跟膝胫试验良好，左臂浅感觉、深感觉稍减弱，未见病理征。汉密尔顿焦虑量表评分18分。诊断为神经症。

入院后给予倍他司汀（敏使朗）等支持对症治疗，无明显效果，请笔者所在科室会诊治疗。患者左臂肌肉紧张、麻木、疼痛，不能上举，头痛、眩晕、失眠多梦、口苦咽干、情绪紧张、易激惹、便秘，舌边尖红，脉弦数。中医诊断为郁证。针灸处方：①申脉穴、照海穴、行间穴；②神庭穴、百会穴、侠溪穴。两组交替使用。第1次针刺时患者精神紧张，不愿配合，在医生与家属的安抚下逐渐平静，接受针灸治疗，针刺1次后即症状改善，左臂疼痛减轻，可上举至头，仅遗留头昏、口苦、精神紧张症状；连续治疗3次后改为隔日1次，2周后痊愈出院。

③ 更年期综合征：更年期综合征是指年龄45-55岁的妇女，由雌激素水平下降而引起的一系列症状。更年期妇女，由于卵巢功能减退，垂体功能亢进，分泌过多的促性腺激素，引起自主神经功能紊乱，从而出现一系列程度不同的症状，如月经变化、面色潮红、心悸、失眠、乏力、抑郁、多虑、情绪不稳定、易激动、注意力难于集中等。

西医治疗目前广泛使用雌激素补充疗法，但应用雌激素有较多禁忌证与风险，其主要危险是增加了子宫内膜癌的发生率。针灸治疗更年期综合征在改善失眠、头晕、心烦、乏力等症状方面具有一定效果，可在一定程度上降低雌激素用量，但需长期坚持治疗。

2.病因病机

情志失调——肝失疏泄 ⎫
思虑过度——脾失健运 ⎬ 心神失养、邪扰心神——郁证
五志过极——扰动心神 ⎭

3.辨证

心神失养——心烦失眠、心悸多梦

肝气郁结——胸闷、嗳气、烦躁易怒

脾失健运——神疲乏力、面色无华、不思饮食

梅核气（痰气郁结）——咽中如有物梗塞、吞之不下、吐之不出

脏躁（心神惑乱）——精神恍惚、悲忧善哭、喜怒无常

4.针灸治疗

（1）基本治疗

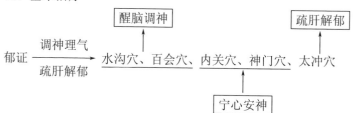

（2）方义　郁证的针灸治疗重点在于调神，即醒脑调神与宁心安神，醒脑调神——水沟穴、百会穴；宁心安神——神门穴、内关穴；太冲穴疏肝解郁。

（3）取穴注意事项　郁证患者临床症状往往复杂多样，患者主诉众多，针灸治疗取穴时不可根据患者主诉症状而选取局部穴位治疗，而应以调神理气、疏肝解郁为原则，选取醒脑调神、宁心安神的穴位为主，否则只会徒劳无功。

5.暗示疗法

暗示疗法是指利用言语、动作等方式，亦可结合其他治疗方法，如药物、针刺等，使被治疗者受到积极暗示的影响，消除疾病症状或加强治疗效果的目的。暗示疗法历史悠久，第一次世界大战期间，英国著名心理学家麦独孤运用"暗示疗法"成功治愈了前线士兵的心理恐惧症——"弹症病"，使之名声大震。暗示疗法在神经症等心理疾病中的运用，正是利用了患者本身性格特点中的高度暗示性，故针灸治疗郁证如结合暗示疗法，往往可以起到积极的治疗效果。

小　结

1.概述：西医相关病症

2.病因病机：心神失养、邪扰心神

3.辨证：心神失养、肝气郁结、脾失健运、痰气郁结、心神惑乱

4.针灸治疗

治疗原则：调神理气、疏肝解郁

取穴：水沟穴、百会穴、内关穴、神门穴、太冲穴

5.暗示疗法

参考文献

[1] 符文彬，樊莉，朱晓平等.针刺治疗抑郁性神经症：多中心随机对照研究.中国针灸，2008，28（1）：3-5.

[2] 中华医学会精神分会编.中国精神障碍分类与诊断标准.第3版.济南：山东科学技术出版社，2001：87-89.

[3] 李宝国，张东淑.针刺治疗神经症疗效观察.上海针灸杂志，2012，31（11）：816-818.

三、呼吸系统病症

目的要求：

▶ 掌握感冒、哮喘的针灸处方及其他针灸疗法

（一）感冒（Common Cold）

1.概述

（1）概念　感冒是以鼻塞、流涕、喷嚏、咳嗽、头痛、恶寒、发热、全身不适等为主症的一种外感疾病。

（2）特点　感冒以头目症状、肺卫表证为主要症状。《素问·太阴阳明论》曰："伤于风者，上先受之。"头面为人体最上部，故感冒常侵袭人体头面部而引起一系列头目症状。肺为脏腑之华盖，其位最高，开窍于鼻，司呼吸，主皮毛，其性娇气，不耐邪侵，故外邪从口鼻、皮毛入侵，肺卫首当其冲，故感冒以肺卫表证为主要症状。

（3）时行感冒　隋代巢元方的《诸病源候论·时气病诸候》曰："因岁时不和，温凉失节，人感乖戾之气而生病者，多相染易"，即人感时行病毒之邪而感冒则为时行感冒。以下疾病皆属于时行感冒的范畴。

① 非典型性肺炎：2003年蔓延全球32个国家的传染性非典型肺

炎（重度急性呼吸综合征，SARS）是一种因感染SARS冠状病毒引起的与流感相似的新的呼吸系统传染性疾病。主要通过近距离空气飞沫传播，以发热、头痛、肌肉酸痛、胸闷等为主要临床表现，严重者可出现呼吸窘迫。截至2003年8月7日，全球累计发病例数为8422例，依据报告病例计算的平均病死率达9.3%。

② 禽流感：2005年疫情开始出现扩散的禽流感是由禽流感病毒引起的急性传染病，可通过消化道、呼吸道、皮肤损伤等多种途径传播。人感染后的症状主要表现为高热、咳嗽、流涕、肌痛等，多伴有严重的肺炎，严重者因心、肾等多种脏器衰竭而导致死亡，病死率高达60%。

③ 甲型流感：甲型流感是由新型甲型H1N1流感病毒引起的呼吸系统疾病，该病毒可在猪群中造成流感爆发，2008年，人感染猪流感的疫情在多个社区爆发，发病人群多为青壮年，可能是通过接触受感染的生猪或被猪流感病毒感染的环境或人而发病。症状与普通人流感相似，包括发热、咳嗽、喉咙痛、身体疼痛、头痛、疲劳等，严重者继发肺炎和呼吸衰竭，甚至死亡，世界卫生组织统计的死亡率为0.4%。

2.辨证

（1）辨寒热、兼夹（暑湿）

风寒证——恶寒重、发热轻、无汗、鼻流清涕、咳痰清稀、舌苔薄白、脉浮紧

风热证——微恶寒、发热重、汗出、鼻流浊涕、咳痰黄稠、舌苔薄黄、脉浮数

夹暑——心烦口渴、汗出不解 ⎫
⎬ 舌苔白腻、脉濡 ⎧ 夏季或初秋发病
夹湿——头昏重胀、胸闷纳呆 ⎭ ⎩ 春夏之交梅雨季节多见

（2）辨普通感冒与时行感冒

普通感冒——散发性、肺卫症状重、全身症状轻

时行感冒——流行性、肺卫症状轻、全身症状重

流行性感冒爆发时期最有必要辨别普通感冒与流行感冒，其辨证有两大要点：①是否有流行病接触史；② 肺卫症状与全身症状的轻重区别。普通感冒呈散发性发病，肺卫症状（鼻塞、流涕、咳嗽等）明显，但病情较轻，全身症状（头痛、肌肉和关节疼痛、乏力、腹泻）不重，少有传变；时行感冒呈流行性发病，有流行病接触史，传染性强，肺系症状较轻而全身症状显著，症状较重，且可以发生传变，合并它病。

3.针灸治疗

（1）基本治疗

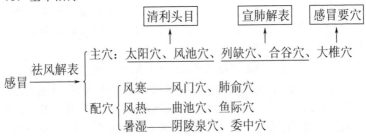

（2）方义　太阳穴、风池穴清利头目而改善头目症状；列缺穴、合谷穴宣肺解表而改善肺卫症状。大椎穴为临证治疗感冒的要穴：大椎穴位于背部上端，又为手、足六阳经与督脉的交会穴，为诸阳交会之所，故本穴为泻阳邪、调阳气的要穴，泻之可清热，灸之可温阳散寒，既可配合曲池穴治疗风热感冒，又可配合风门穴治疗风寒感冒。刘月振[1]研究表明，大椎穴刺络拔罐治疗风热型感冒，症见发热咽痛、咳嗽、周身酸楚无力、咳痰黄稠，96例全部治愈，一次治愈率为79.2%，大大缩短了感冒病程。

（3）其他治疗

① 拔罐：拔罐是治疗感冒后咳嗽的常用有效方法，常用腧穴为大椎穴、风门穴、肺俞穴等。拔罐具有负压、温热作用，负压作用可起到开泄腠理、祛除外邪的效果；温热作用则可温通经络、驱风散寒。大椎穴、风门穴、肺俞穴是治疗肺系疾患的要穴，拔罐使风寒感冒后期未散尽之邪尽快发散，还可加快肺中痰液的吸收和排出，从而起到治疗感冒后期咳嗽的目的。

② 刮痧：采用穴位（风池穴、太阳穴、大椎穴、风门穴、肺俞穴、夹脊穴等穴）刮痧法，具有解表驱邪、宣肺散寒、清热泄毒之功，遵循"急则治其标"的原则，常用于治疗感冒发热，刮拭出痧后再给饮温开水以发汗解表。

③ 艾灸：《素问·四气调神大论》云"是故圣人不治已病治未病，不治已乱治未乱，此之谓也。夫病已成而后药之，乱已成而后治之，譬犹渴而穿井，斗而铸锥，不亦晚乎！"即强调了未病先防的重要性。

常用的保健要穴如足三里穴、涌泉穴、关元穴、气海穴等均有增强人体抵抗力、抵御外邪侵袭的作用。艾灸有疏通经络、祛风散寒之功，温灸足三里穴等穴可强健脾胃、扶正祛邪，驱使并引导风寒之邪由谷道排出体外，使邪去正安，从而达到防治感冒的效果。尤其对于平素气虚、阳虚，容易外感之人，经常艾灸足三里穴可有效防治感冒。

小 结

1.概述：感冒的概念、时行感冒
2.辨证：辨寒热、兼夹；辨普通感冒与时行感冒
3.针灸治疗：针刺、拔罐、刮痧、艾灸

参考文献

[1] 刘月振，杨道建.大椎穴刺络拔罐治疗感冒96例.中国中医药信息杂志，1997，4（12）：38.

（二）哮喘（Asthma）

1.概述

（1）概念

哮——声响——呼吸急促、喉间哮鸣 ┐
　　　　　　　　　　　　　　　　├哮喘
喘——气息——呼吸困难、张口抬肩 ┘

明代医家虞抟在《医学正传》中曰："哮以声响名，喘以气息言"，哮证和喘证在临床上常同时并见，故合称哮喘，是以气急、胸闷、发作性喘息、喉间哮鸣，甚则呼吸困难为主症的疾病。

（2）西医相关病症（表5-15）

表5-15　哮喘的西医分类

病名	高发人群	诱因及发作时间	特点
支气管哮喘	常见于儿童或青年	春秋季易发，吸入物、食物等过敏原诱发	来去快、呼气性困难、发作停止后如常人
慢性喘息性支气管炎	常见于中老年人	寒冷季节易发，呼吸道感染时加重	长期咳嗽、咳痰，伴喘息
心源性哮喘	有心脏病史的患者	常见夜间发作	夜间阵发性呼吸困难、咳粉红色泡沫样痰

2.病因病机

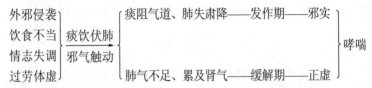

祖国医学认为，哮喘病机为正虚邪实，多因先天禀赋不足，又有宿痰伏肺，遇外邪如吸入花粉、烟尘，或偏嗜肥腻、进食虾蟹鱼腥，以及情志、劳倦等诱因触动，致使外邪与宿痰搏击于气道，肺失宣降而致哮喘发作；如反复发作，必致肺气耗损，久则累及肾气，多见虚象。

3.辨证

辨虚实：

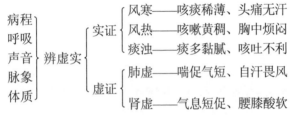

哮喘可从病程、呼吸、声音、脉象、体质等方面辨虚实。发作期，呼吸深长有余，呼出为快，气粗声高，伴有痰鸣咳嗽，脉象有力者为实喘；久病者，呼吸短促难续，深吸为快，气怯声低，少有痰鸣咳嗽，脉象微弱者为虚喘。实证则根据病邪性质不同辨证：从痰液的性质及全身症状可以辨别不同的证型；虚证则根据涉及脏腑不同而辨证：肺虚以自汗畏风、易感冒为辨证要点；肾虚以腰膝酸软、畏寒肢冷为辨证要点。

4.针灸治疗

（1）基本治疗

哮喘 祛邪肃肺 补益肺肾
实证：肺俞穴、定喘穴、膻中穴、列缺穴、尺泽穴
虚证：肺俞穴、定喘穴、太渊穴、膏肓穴、肾俞穴、太溪穴

（2）方义　哮喘实证患者多处于发作期，治疗上以控制发作为目的，故治则以祛邪为主，处方中肺俞穴、定喘穴宣肺祛痰平喘；膻中

穴宽胸理气；列缺穴、尺泽穴清泻肺气、驱邪外出。

虚证患者多处于缓解期，治疗上以预防复发为目的，故治则以补虚为主，处方中肺俞穴、定喘穴益肺平喘；太渊穴、膏肓穴补益肺气；太溪穴、肾俞穴补益肾气。

① 定喘穴：定喘穴是止哮喘的经验穴，在第7颈椎棘突下，旁开0.5寸。针刺定喘穴可迅速解除呼吸困难，也可采用穴位注射氨茶碱、山莨菪碱、柴胡注射液、鱼腥草注射液等药物。大多数哮喘患者可以在穴注后3天内止喘，但必须巩固治疗10～20次，以防病情复发[1]。

② 膏肓穴：成语"病入膏肓"来源于《左传》中的一段典故，讲述春秋时医缓为晋景公治病，诊断景公之疾处心下膈上，已入膏肓，无法施治，事后不久，景公果然疾发身亡，后人遂用"病入膏肓"指代病重难治。而膏肓穴位于第4胸椎棘突下，旁开3寸，是治疗各种虚劳及慢性疾患的要穴，由于穴位所处与肺脏临近，故尤善补益肺气，常用灸法。

（3）辨证配穴

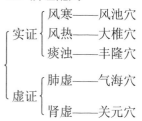

（4）其他治疗

① 天灸：天灸是在三伏天之初伏、中伏、末伏一年中最热的时节，将特定中药贴敷于特定的穴位，使人体阳气得天阳之助，达到驱逐内伏寒邪、补益人体正气的目的。伏日为庚日，庚日属金，与肺相配，故天灸善于治疗哮喘、慢性支气管炎、过敏性鼻炎等肺系疾病。天灸治疗哮喘往往选取肺俞穴、定喘穴、风门穴等，以宣通肺气，从而防治哮喘的发生。

② 自血疗法：自血疗法就是把患者自身的血液，从静脉血管内抽出来，再由臀部肌肉注入病人自身体内，从而刺激机体的非特异性免疫反应，促进白细胞吞噬作用，达到调理人体内环境，降低机体敏感性和增强机体免疫力的目的，以治疗疾病的方法，对支气管哮喘具有一定的疗效。

"自血疗法"为广州中医药大学已故首席教授靳瑞首创，20世纪60年代中期，靳老将前苏联的"自血疗法"与经络穴位相结合，发展成为"经络注血疗法"，该疗法是指抽取病人自身的静脉血（或根据不同疾病的需要选用某些药物，与自身静脉血混合后），即刻注射入病人身上的某些穴位，用于治疗某些疾病的一种治疗方法。靳老使用"经络注血疗法"治疗了多种疾病，显示出对某些变态反应性疾病如哮喘的治疗有着非常显著的疗效，被众多医生所效仿。自身血液中含有丰富的微量元素、抗体、补体、酶类等物质，将自身血（及具有针对性治疗作用的药物）注射到具有针对性治疗作用的穴位并经组织吸收后，可激发患者的自身免疫系统与内环境，调整神经、内分泌功能，改变机体的反应性。王斌等[2]研究表明，自血疗法治疗哮喘可降低哮喘患者外周血单核细胞中炎性因子IL-4、IL-5的表达，增强IL-10的表达而发挥其对哮喘的免疫调节作用。

③ 穴位埋线：穴位埋线是将羊肠线等埋入穴位，一方面利用肠线作为异性蛋白埋入穴位可提高机体应激、抗炎能力；另一方面肠线在组织中被分解吸收对穴位起到持续刺激作用，以达到治病的目的。埋线疗法治疗支气管哮喘疗效较好，对控制症状与发作有明显效果，治疗以选取背俞穴如肺俞穴、脾俞穴、肾俞穴为主，达到调整脏腑功能、化痰平喘的目的。

5.按语

（1）哮喘发作严重或哮喘持续状态，应配合药物治疗。

（2）气候转变时应注意保暖；过敏体质者，注意避免接触致敏源和进食过敏食物。

小　结

（1）概述：哮喘的概念、西医相关病症

（2）病因病机：病因——邪实正虚

病机——痰饮伏肺、邪气触动

（3）辨证：辨虚实

（4）针灸治疗

实证——肺俞穴、定喘穴、膻中穴、列缺穴、尺泽穴

虚证——肺俞穴、定喘穴、太渊穴、膏肓穴、肾俞穴、太溪穴

其他治疗：天灸、自血疗法、穴位埋线

参考文献

[1] 王伟，覃卓琳.定喘穴位注射治疗支气管哮喘260例临床观察.中国针灸，1999，（11）：667-668.

[2] 王斌，李俊雄，胡岳山.自血穴位注射疗法对哮喘患者IL-4、IL-5、IL-10 mRNA表达的影响.中医外治杂志，2005，14（3）：10-11.

四、消化系统病症

（一）胃痛（Gastralgia）

目的要求：

▶ 掌握胃痛的辨证、针灸治疗

▶ 熟悉胃痛的病因病机

▶ 了解胃痛的鉴别、相关西医病症

1.概述

（1）概念　胃痛指以上腹胃脘反复性发作性疼痛为主的症状。

（2）胃痛与心痛的鉴别　由于心与胃的位置临近，胃痛可影响及心，表现为连胸疼痛；心痛亦常涉及心下，出现胃痛的表现。《医学正传》曰："古方九种心痛……详其所由，皆在胃脘而实不在心也"，说明两者之间容易发生混淆，故临床上应辨别胃痛与心痛（表5-16）。

表5-16　胃痛与心痛的鉴别

症状	胃痛	心痛
常见疾病	胃炎、胃溃疡	冠心病、心肌梗死
诱因	刺激性食物、气候变化	劳累、情绪激动
部位	上腹部	胸骨后
性质	烧灼、胀闷	刀割、压榨、沉闷，可窜至上肢、肩背
伴随症状	嗳气、反酸	心悸气短、汗出肢冷
缓解因素	解痉制酸药、保暖	休息、硝酸甘油
发作时间	数日、数周	数分钟、数小时
相关检查	胃镜、消化道钡餐	心电图、心肌酶谱

（3）西医相关病症

① 急慢性胃炎：胃炎是指胃黏膜的炎性病变，可分为急性和慢性两类。急性胃炎以上腹不适、疼痛、厌食、恶心呕吐为主要表现，慢性胃炎病程迁延，大多无明显症状和体征，一般仅见饭后饱胀、泛酸、嗳气等消化不良症状。

② 消化性溃疡：消化性溃疡是胃溃疡和十二指肠溃疡的总称，是由胃酸和胃蛋白酶损伤胃壁、十二指肠壁黏膜组织而引起。溃疡疼痛与饮食之间的关系具有明显的相关性和节律性，十二指肠溃疡多表现为空腹痛，疼痛在两餐之间发生；胃溃疡多表现为餐后痛，常在餐后1小时内发生。

③ 胃神经官能症：胃神经官能症是因自主神经系统功能失常导致胃的运动与分泌功能失调，无器质性病变，临床表现主要为呕吐、嗳气、厌食等症状。

2.病因病机

本病病位在胃，与肝、脾关系密切。总的病因病机分为虚实两端，实证为气滞血瘀、不通则痛；虚证为气血不足、不荣则痛。

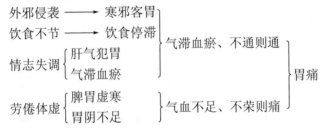

3.辨证

（1）辨虚实

实证——痛势较剧、痛处拒按、纳后痛增、饥时痛减

虚证——疼痛隐隐、痛处喜按、空腹痛甚、纳后痛减

（2）辨寒热

寒证——胃脘冷痛、遇寒痛增

热证——胃脘灼痛、遇热痛剧

（3）辨气血

气滞——痛呈窜痛、胀痛，情志诱发

血瘀——痛处固定、刺痛、入夜痛甚

（4）辨证分型

寒邪客胃——得温痛减，遇寒痛增

饮食停滞——嗳腐吞酸、吐后或矢气后痛减

肝气犯胃——脘痛连胁、因情志不畅而诱发

气滞血瘀——痛有定处、入夜痛甚

脾胃虚寒——泛吐清水、喜温喜按

胃阴不足——灼热隐痛、似饥而不欲食

4.针灸治疗

（1）基本治疗

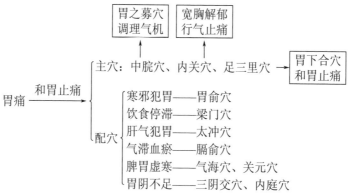

（2）方义　《针灸大成·卷九·治症总要》曰："腹内疼痛，内关、三里、中脘"，首次提出针灸治疗胃病的基本方——中脘穴、内关穴、足三里穴，后世医家通过大量临床研究证实，针刺此三穴治疗慢性胃炎、消化性溃疡、萎缩性胃炎等消化系统疾患疗效较好。实验研究证实[1]，与足三里穴的不同配穴相比，与中脘穴、内关穴、足三里穴配伍对胃黏膜损伤的修复作用最好。

（3）其他治疗　穴位注射：药物常选用山莨菪碱、维生素B₁、胎盘组织液、丹参注射液等，穴位多选择合谷穴、足三里穴、内关穴等治疗胃肠疾病的要穴。

5.按语

（1）针灸对慢性胃炎、胃肠神经官能症等引起的胃痛、上腹部胀满不适、恶心、嗳气等症状效果较好。

（2）嘱患者注重精神、饮食调摄：调畅情志，规律饮食，少饮咖啡、茶等饮料，忌辛辣刺激食物。

医案举例：

谢某某，男，44岁。昨日突发胃痛，疼痛隐隐，喜温喜按，面色㿠白，四肢逆冷，精神萎靡，呕吐清水，头目眩晕，脉迟缓，舌淡嫩。

中医诊断：胃痛

辨证：脾胃虚寒

治疗：针刺中脘穴、内关穴、足三里穴，艾灸气海穴、关元穴

小 结

1.概述：胃痛与心痛的鉴别

2.病因病机：气滞血瘀、不通则痛；气血不足、不荣则痛

3.辨证：辨虚实、寒热、气血

4.治疗

（1）胃病基本方：中脘穴、内关穴、足三里穴

（2）穴位注射

参考文献

[1] 燕平，冀来喜，郝重耀等.腧穴组方对急性胃黏膜损伤大鼠胃黏膜形态学的影响.中国针灸，2003，（4）：217-219.

（二）呕吐（Vomiting）

目的要求：

▶ 掌握呕吐的主穴
▶ 熟悉呕吐的病因病机

1.概述

（1）概念

呕——声响——有声无物 ⎫
⎬ 呕吐
吐——吐物——有物无声 ⎭

呕吐是由于胃失和降、胃气上逆所致的以饮食、痰涎等胃内之物从胃中上涌，自口而出为临床特征的一种病症。呕以声响名，吐以吐物言，有声无物曰呕，有物无声曰吐，呕与吐常同时发生，故并称为呕吐。

（2）西医相关病症

① 急慢性胃炎：由胃黏膜炎性病变引起的以胃痛、腹胀、嗳气、嘈杂、厌食，或呕吐等症状为主的疾病。急性胃炎较多见呕吐症状。

② 胃神经官能症：胃神经官能症主要为胃运动与分泌功能失调，无器质性病理改变，患者多见干呕伴嗳气、恶心、胸闷等症状，无器质性病变。

③ 肿瘤（化疗）：恶心、呕吐、干呕是胃肠道肿瘤患者化疗过程中最常见的不良反应，尽管化疗期间使用了止吐药物，但仍有患者发生恶心、呕吐反应。不仅影响患者生活质量，甚至有患者因恶心呕吐而拒绝再次化疗。

④ 颅脑疾患：脑干、小脑梗死或脑干肿瘤等颅脑疾患引起的呕吐，多伴眩晕，呕吐较剧，多以痰涎为主，其治疗应以原发病为主。

⑤ 妊娠呕吐：是指妊娠早期（2～3个月）出现以恶心、呕吐、厌食或食入即吐为主要症状的孕期病症，发生原因可能与母体内血浆绒毛膜促性腺激素（HCG）水平急速升高有关。

⑥ 腹部术后胃潴留：胃潴留多发生于腹部手术后3～14天，特别是胃癌根治术、胰十二指肠切除术、门静脉高压症断流术后常见的并发症。主要表现为上腹部饱胀、恶心、呕吐及顽固性呃逆，呕吐物为大量胃内容物及少量胆汁，呕吐后症状可暂时缓解。行胃镜检查：可见胃内有大量液体残留。

⑦ 糖尿病性胃轻瘫：指继发于糖尿病基础上的以胃动力低下为特点的临床综合征，典型症状为早饱、厌食、嗳气、恶心、呕吐、上腹不适或疼痛；X射线钡餐检查示胃收缩无力，蠕动减弱，钡剂滞留时间延长＞6小时。

⑧ 晕动症：晕动症的发生与交通工具在运动时所产生的颠簸、摇摆或旋转等形式的反复加速运动有关，从而产生一系列自主神经功能障碍症状如头晕、恶心、呕吐、面色苍白、出冷汗等。

目前针灸对于神经性呕吐、肿瘤化疗后呕吐、妊娠呕吐这些西医治疗效果不理想的疾病，临床研究较多，而且均取得了良好效果。

2.病因病机

宋·严用和的《济生方·呕吐》云："若脾胃无所伤，则无呕吐之患。"说明呕吐的病变在胃，其总的病因病机为胃失和降、胃气上逆，但与肝、脾关系密切。

胃与脾同居中焦，升降相因，燥湿相济，故胃出现疾患，极易影响到脾的功能；胃与肝在病理上也经常相互影响，肝气太过，木旺乘土，即出现肝气犯胃的病变，正如《金匮要略》所云："见肝之病，知肝传脾，当先实脾。"故呕吐与胃、肝、脾三脏关系最为密切。

3. 辨证

（1）辨病位

在胃——脘腹胀满、呕吐酸腐、吐后反快
在脾——呕吐痰涎、食欲缺乏、大便溏薄
在肝——呕吐吞酸、嗳气频作、胸胁胀痛

① 在胃，胃失和降则中满——故表现为脘腹胀满，呕吐酸腐，吐后反快，辨证要点为吐后反快，因胃主受纳腐熟水谷，以降为顺，胃失和降，饮食停滞，即会出现吐后反快。

② 在脾，脾失健运则生痰——可见呕吐痰涎，食欲缺乏，大便溏薄，辨证要点为呕吐痰涎，因脾为生痰之器，脾主运化，运化失司，痰湿停滞于脾胃，即会出现呕吐痰涎。

③ 在肝，肝失疏泄则气郁——则见呕吐吞酸，嗳气频作，胸胁胀痛，辨证要点为嗳气频作，因肝主疏泄，疏泄不及，气机不畅，即会出现嗳气频作。

（2）辨呕吐物

呕吐腐臭难闻——饮食停滞
呕吐吞酸——肝气犯胃
呕吐痰涎——痰饮中阻
呕吐清水——脾胃阳虚
呕吐少量黏液——胃阴不足

4. 针灸治疗

（1）针刺治疗

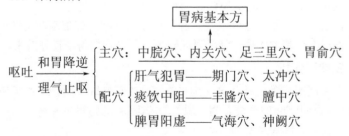

胃病基本方

呕吐　和胃降逆　理气止呕

主穴：中脘穴、内关穴、足三里穴、胃俞穴

配穴
肝气犯胃——期门穴、太冲穴
痰饮中阻——丰隆穴、膻中穴
脾胃阳虚——气海穴、神阙穴

（2）其他治疗

① 涌泉穴位敷贴：涌泉穴治疗呕吐，取其引火（气）归原、平气降逆之效，即《黄帝内经》中所言"上病下治"。既可采用电针涌泉穴的方法，亦可穴位敷贴涌泉穴治疗呕吐。傅洁等研究表明[1]，电刺激涌泉穴可以较好地预防和改善顺铂动脉灌注化疗后患者的恶心、呕吐症状。徐秀菊研究表明[2]，吴茱萸、肉桂、干姜研末以陈醋调糊，于化疗前30分钟贴敷双侧涌泉穴，治疗化疗后呕吐疗效（89.7%）优于对照组［肌注甲氧氯普胺（胃复安）］。

② 足三里穴位注射：采用甲氧氯普胺（胃复安）或维生素 B_1、维生素 B_{12}、山莨菪碱（654-2）等穴位注射足三里穴，对于各种原因引起的呕吐如化疗后呕吐、妊娠呕吐、神经性呕吐，均有较好疗效。足三里穴为调理脾胃功能的要穴，对消化系统的多种疾病和症状都有一定的特异性治疗作用，穴位注射发挥了药物和穴位的复合作用，故临床收效较佳。

5. 按语

（1）针灸对各种原因引起的呕吐效果较好，但对于肿瘤、颅脑疾患引起的呕吐，针灸只能作对症处理，应重视原发病的治疗。

（2）对于急慢性胃炎、胃神经官能症、妊娠等引起的呕吐应注重精神、饮食调摄，宜少食辛辣刺激性食物，并注意调畅情志。

小 结

1. 概述：临床常见病因
2. 病因病机：胃失和降、胃气上逆
3. 辨证：辨脏腑
4. 治疗：主穴为中脘穴、内关穴、足三里穴

参考文献

[1] 傅洁，孟志强，陈震等.涌泉穴电刺激预防顺铂所致恶心呕吐临床观察.中国针灸，2006，26（4）：250-252.

[2] 徐秀菊.中药贴敷涌泉穴防治化疗后呕吐临床观察.实用中医药杂志，2002，18（9）：29.

（三）呃逆（Hiccup）

目的要求：

▶ 掌握呃逆的针灸治疗方法。

1.概述

（1）概念：呃递是胃气上逆动膈，气逆上冲，以喉间呃呃连声、声短而频、不能自止为主要表现的病症。

呃逆轻重有别，轻者偶尔发作，止后无恙；重者喉间有声，不能自制，更甚者饮食难进、影响术后切口愈合，还可能是某种疾病的危象。

（2）西医相关病症

① 单纯性膈肌痉挛：多由过饱、吞咽气体过多引起胃扩张所致；或辛辣、过冷、过热的食物刺激导致，可在诱因消除后自行缓解。《灵枢·杂病》谓："哕，以草刺鼻，嚏，嚏而已；无息，而疾迎引之，立己；大惊之，亦可已。"即可以取嚏法、屏气法、惊吓法治疗功能性呃逆。

② 消化系统病症：胃炎、胃神经官能症等均可引起呃逆，胃神经官能症引起的呃逆多与自主神经功能紊乱有关；或胃肠道肿瘤化疗后也可出现呃逆。

③ 中枢神经系统疾病：中枢性呃逆，多由颅内疾患，如脑血管病变、脑外伤等直接或间接影响到呼吸中枢、脑干迷走神经和颈髓所致，症状较顽固。

④ 腹部术后：反射性呃逆是腹部术后呃逆最常见的病因，多见于胃、脾、胆囊、结肠等术后，主要由迷走神经、膈神经受刺激引起。术后频繁呃逆可造成胃管脱出，影响刀口愈合，妨碍说话、进食、睡眠，加重患者的痛苦。

⑤ 肝病：重症肝病并发顽固性呃逆并非单一因素所致，一方面，肝脏与膈肌相邻，肝脏病变更容易影响或累及膈肌而产生呃逆；另一方面，肝脏炎症、肠腔胀气、高胆红素血症等各种毒素的刺激或脑水肿形成皆是其发病因素。

⑥ 呃逆危象：器质性病变（如心肌梗死、脑血管疾病等）引起的呃逆不容忽视，甚至提示病情危重，要引起重视。《景岳全书·呃逆》载："实呃不难治，而唯元气败竭乃最危之候。"，中医认为，重症后

期、急危患者，呃逆断续不继，呃声低微，气不得续，饮食难进，脉细沉伏，乃元气衰竭，胃气将绝之危候。

2.针灸治疗

（1）基本治疗

主穴：中脘穴、内关穴、足三里穴、膈俞穴

经验效穴：迎香穴、攒竹穴

（2）方义

① 膈俞穴：膈俞穴为足太阳膀胱经穴位，杨继洲的《针灸大成》载其主呃逆，从穴位解剖来看，膈俞穴相当于膈肌在背部的体表投影。故治疗呃逆可采用膈俞穴穴位注射、埋针、刺络拔罐等方法进行治疗。

② 迎香穴：迎香穴为手阳明大肠经与足阳明胃经相交接之处的腧穴，足阳明胃经起于鼻翼两侧的迎香穴，故针刺迎香穴可起到疏调阳明经气、平胃止呃之功效。临证可采用1.5寸针向鼻根部斜刺，即透刺鼻通穴，行针使患者有眼鼻酸感、流眼泪为度，往往呃逆即止，出针时宜按压针孔，以防血肿。

③ 攒竹穴：攒竹穴位于眶上切迹处，针刺及按压攒竹穴可以强烈刺激眶上神经，从而抑制延髓呼吸中枢向膈肌传导神经兴奋，缓解膈肌不自主的间歇收缩运动，达到治疗呃逆的目的。故指压攒竹穴治疗呃逆，效果较好，往往1次治愈，且简单易用。

（3）辨病辨证治疗（表5-17）

表5-17　呃逆的辨病辨证治疗

呃逆常见病症	辨病辨证论治
自主神经性呃逆	配合安神定志要穴；配合耳针——胃、膈、神门 结合暗示疗法
中枢性呃逆	辨证论治——痰热腑实加内庭穴、丰隆穴；脾肾阳虚加灸关元穴、气海穴 配合焦氏头针——胃区
腹部术后呃逆	配合胃肠病要穴——合谷穴、内庭穴、足三里穴
肝病后呃逆	配合疏肝解郁要穴——太冲穴 配合穴位注射——足三里穴
顽固性呃逆	穴位交替应用；多种针灸方法结合；辨证论治

胃区

【部位】目正视，从瞳孔直上的发际处为起点，向上引平行于前后正中线的2厘米长的直线。

【主治】胃痛、上腹部不适。

头针胃区与食管下段、膈、胃等内脏器官相对应（图5-6），针刺可直接兴奋大脑皮质高级中枢，调整膈神经的生理状态，可能使迷走神经和膈神经的传入纤维相对阻断而止呃。

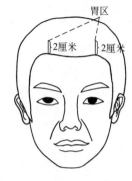

图5-6　焦氏头针——胃区

（4）穴位注射

穴位选择——足三里穴、膈俞穴等

药物选择——山莨菪碱（654-2）、甲氧氯普胺（胃复安）、维生素B_1、维生素B_{12}

注意事项——取穴准确是取效的关键

刘宏[1]采用甲氧氯普胺（胃复安）足三里穴位注射治疗心胸外科术后顽固性呃逆，疗效优于氯丙嗪注射液臀大肌注射。麦风香[2]以膈俞为主穴进行穴位注射，实证配中脘穴，虚证配足三里穴，治疗术后、癌肿放化疗后、脑血管疾病等出现的呃逆共122例，结果治疗1次痊愈者45例，总治愈率为93%。

小　结

1.概述：西医相关病症

2.针灸治疗：主穴、经验效穴、辨病辨证论治、穴位注射

参考文献

[1] 刘宏，于奇，韩继彪.胃复安足三里穴位注射治疗心胸外科术后顽固性呃逆.中医药临床杂志，2008，20（2）：139.

[2] 麦风香.膈俞穴位注射治疗呃逆122例.四川中医，2002，20（6）：73.

（四）便秘（Constipation）

目的要求：

▶ 掌握便秘的辨证、针灸治疗

▶ 熟悉便秘的病因病机

▶ 了解便秘的相关西医病症

1.概述

（1）概念　便秘是指大肠传导功能失常导致的以大便排出困难、排便时间或排便间隔时间延长为临床特征的一种病症。

（2）便秘的危害

① 便秘导致直肠癌高发：便秘导致肠黏膜脱落，是近年来直肠癌持续高发的根本原因。

② 便秘可能成为心脑血管疾病发作的诱因：冠心病患者发生便秘时，用力排便往往导致血压升高、心率加快，极易引起心绞痛发作，严重者可诱发急性心肌梗死，甚至猝死；老年高血压病患者，如有便秘，在排便过程中过度用力容易诱发脑出血。

（3）西医相关病症　功能性便秘是本节讨论的范畴，临床上常见以下几种疾患。

① 习惯性便秘：习惯性便秘是指长期的、慢性功能性便秘。多由不良生活习惯引起，如食量过小、食物精细、食物热量高、蔬菜水果少、饮水少，对肠道刺激不足；或运动少、久坐、卧床，使肠动力缺乏等；或人际关系紧张、家庭不睦、心情长期处于压抑状态，都可导致肠蠕动抑制而形成习惯性便秘。

② 神经系统疾病：神经系统疾病患者多因长期卧床，进食减少，或由于神经损害影响胃肠和排便功能，发生便秘。如脑梗死、脑萎缩、截瘫、抑郁症、厌食症等均可引起便秘。

③ 药物性便秘：药物性便秘多由滥用泻药而引起，如刺激性泻药（酚酞、大黄、番泻叶）长期大量服用可引起继发性便秘，或麻醉药（吗啡类）、抗抑郁药等也可引起肠应激性下降而导致便秘。

2.病因病机

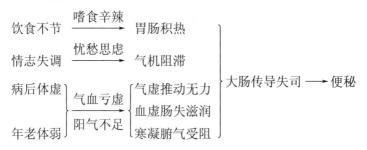

3.辨证

（1）辨主症

主症：大便秘结不通，排便艰涩难解。

（2）辨虚实　根据大便性状或伴随症状辨虚实。

$$实秘\begin{cases}热秘——大便干结、口干口臭、喜冷饮 \\ 气秘——欲便不得、嗳气频作、胸胁痞满\end{cases}$$

$$虚秘\begin{cases}气虚——临厕努挣乏力、挣则汗出气短 \\ 血虚——大便秘结、面色无华、头晕心悸 \\ 阳虚——大便艰涩、腹中冷痛、畏寒喜暖\end{cases}$$

4.治疗

（1）基本治疗

便秘 —调理肠胃 行滞通便→ 主穴：天枢穴、支沟穴、水道穴、归来穴、丰隆穴

配穴 $\begin{cases}热秘——合谷穴、内庭穴 \\ 气秘——太冲穴、中脘穴 \\ 气虚——脾俞穴、气海穴 \\ 血虚——足三里穴、三阴交穴 \\ 阳虚——神阙穴、关元穴\end{cases}$

（2）方义

① 天枢穴：本穴为大肠经募穴，可疏通腑气。《黄帝内经》云："天枢之上天气主之，天枢之下地气主之"，即天枢所在部位为人体升清降浊之处，精微物质归脾胃化生血液，糟粕者则从大肠、尿道排出体外。本穴对胃肠功能具有双向良性调节作用，表现为胃肠运动功能低下者可促使其运动增强；而运动功能亢进者则使其功能降低。临床常用于治疗老年习惯性便秘、婴幼儿腹泻等，可取得良好疗效。

② 支沟穴：本穴为三焦经穴，可宣通气机。三焦主持诸气，总司全身的气机和气化，针刺支沟穴能通调三焦气机，气机顺则腑气通，故便秘之疾得愈。针刺支沟穴留针期间，患者往往出现肠鸣、便意，惧针者还可以指代针，掐揉穴位，也可收到满意的治疗效果。

③ 水道穴、归来穴、丰隆穴：三穴均归属于胃经，可调理脾胃、行滞通腑。

（3）其他疗法

① 耳穴：取大肠、直肠、肺、皮质下、交感等。每次取一侧耳穴，双耳交替；3 ～ 5天更换耳贴，5次为1个疗程。

② 走罐：走罐疗法多适用于便秘证属肠胃积热者。自膀胱经大杼穴向小肠俞穴快速推动，反复2 ～ 3次，以皮肤出现红色、紫红色瘀点为度，再于肺俞穴、胃俞穴、大肠俞穴、小肠俞穴处留罐8 ～ 10分钟。隔日1次，10次为1个疗程，治疗期间嘱患者忌食辛辣温燥之品。

5.预防

便秘患者平时应注意饮食宜忌，改变不良生活习惯，消除社会心理因素引起的便秘。

小　结

1.概述：西医相关病症

2.病因病机：大肠传导失司

3.辨证：辨虚实、辨寒热

4.针灸治疗

（1）基本治疗　天枢穴、水道穴、归来穴、丰隆穴、支沟穴

（2）其他疗法　耳针、走罐

（五）泄泻（Diarrhea）

目的要求：

▶ 掌握泄泻的辨证、针灸治疗

▶ 熟悉泄泻的病因病机

▶ 了解泄泻的西医相关病症

1.概述

（1）概念　排便次数增多，粪便稀薄，或泻出如水样。

（2）西医相关病症

① 急慢性肠炎：多因暴饮暴食、过食生冷食物、食用腐败变质食物，或腹部受凉等因素，使胃肠道的分泌、消化吸收和蠕动功能发生障碍所致。其临床表现主要为腹痛、腹泻、发热，严重者可致脱水、电解质紊乱、休克等。

② 溃疡性结肠炎：溃疡性结肠炎是一种原因不明的结肠黏膜炎症、溃疡性疾病，其临床表现为腹痛、腹泻、黏液血便等。

③ 肠易激综合征：肠易激综合征是指由情绪因素、饮食、药物等引起的胃肠功能紊乱。以腹痛、腹胀、排便习惯改变为主要表现。

2.病因病机

饮食不节　生冷不洁 → 损伤脾胃 ⎫
　　　　　　　　　　　　　　　⎬ 急性泄泻
感受外邪　暑湿热邪 → 困阻脾土 ⎭

久病气虚　脾胃虚弱 → 运化失司 ⎫
情志失调　肝失疏泄 → 脾失运化 ⎬ 慢性泄泻
年老体弱　肾阳亏虚 → 脾失温煦 ⎭

3.辨证

（1）辨缓急

急性 ⎰ 主症：发病急、病程短、大便次数较多
　　 ⎱ 兼症 ⎰ 大便清稀、完谷不化、腹痛喜温——寒湿
　　　　　　　 ⎨ 便有黏液、肛门灼热、口渴喜冷饮——湿热
　　　　　　　 ⎩ 大便恶臭、泻后痛减、嗳腐吞酸——食滞

慢性 ⎰ 主症：发病缓、病程长、大便次数较少
　　 ⎱ 兼症 ⎰ 大便溏薄、腹胀肠鸣、面色萎黄——脾虚
　　　　　　　 ⎨ 泄泻与情志有关、嗳气食少、胸胁胀闷——肝郁
　　　　　　　 ⎩ 五更泄泻、形寒肢冷、腰膝酸软——肾虚

（2）辨轻重

饮食如常——轻症——预后好

食少消瘦 ⎫
　　　　　⎬ 重症——预后差
腹泻无度 ⎭

4.治疗

（1）基本治疗

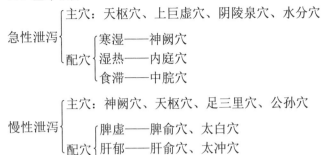

急性泄泻
- 主穴：天枢穴、上巨虚穴、阴陵泉穴、水分穴
- 配穴
  - 寒湿——神阙穴
  - 湿热——内庭穴
  - 食滞——中脘穴

慢性泄泻
- 主穴：神阙穴、天枢穴、足三里穴、公孙穴
- 配穴
  - 脾虚——脾俞穴、太白穴
  - 肝郁——肝俞穴、太冲穴
  - 肾虚——肾俞穴、命门穴

（2）方义

① 急性泄泻：以天枢穴、上巨虚穴、阴陵泉穴、水分穴为主穴，其中天枢穴为大肠募穴，调理脾胃；上巨虚穴为大肠下合穴，运化湿滞；两穴配伍应用属合募配穴，为治疗六腑病的常用方法。

阴陵泉穴健脾化湿；水分穴利水渗湿；两穴配伍取"利小便以实大便"之意。祖国医学认为，泄泻之病因多责之以湿，"利小便以实大便"之法源于张机的《伤寒论》，水湿从小便出，大便下利自止，乃分消走泄之法。

② 慢性泄泻：以神阙穴、天枢穴、足三里穴、公孙穴为主穴，其中神阙穴温补元阳、固本止泻；足三里穴、公孙穴健脾益胃。

（3）其他疗法

① 穴位注射

药物选择——黄连素注射液

穴位选择——天枢穴、上巨虚穴、足三里穴

② 中药敷脐

处方1——黄连、黄芩、黄柏研为细末，大蒜液调糊，1次/日，5天为1个疗程。

处方2——葛根、黄芩、白芍颗粒剂各1包混匀，水调为糊状，敷脐，1次/日，5天为1个疗程。

中药敷脐最适于小儿腹泻。小儿生理上脏腑娇嫩，"肝常有余，脾常不足"，外邪侵袭或饮食不洁都可引起脾胃功能失常，出现饮食积滞、水湿停聚，脾虚湿胜而泄泻。中药敷脐克服了小儿打针服药难的问题，被广大患儿及其家长接受。

③小儿推拿：治疗小儿腹泻还可采用捏脊、摩腹等小儿推拿方法。

捏脊时患儿俯卧，医者用拇指罗纹面顶住皮肤，食指、中指两指前按，三指同时用力捏拿皮肤，两手交替向前移动，边推边捏边提拿。自长强穴开始，沿着督脉向上至大椎穴为1遍，每次捏5～7遍。捏脊推拿可调整督脉与膀胱经之气机，脾俞穴、胃俞穴、大肠俞穴、小肠俞穴均为膀胱经之背俞穴，按揉之可调理脾胃，助小肠分清泌浊、大肠传导运化，达到止泻之目的。

摩腹操作时患儿仰卧，暴露脐腹部，医者用掌心先揉腹3分钟，再摩腹50～100圈，并可配合揉按天枢穴、水分穴等穴，可起到促进消化吸收的作用。

5.按语

（1）针灸治疗急慢性泄泻疗效较好。

（2）注意饮食宜忌，可配合食疗。

小　结

1.概述：西医相关病症

2.病因病机：肠胃运化、传导功能失常

3.辨证：辨缓急、辨轻重

4.针灸治疗

（1）基本治疗

急性泄泻：天枢穴、阴陵泉穴、上巨虚穴、水分穴

慢性泄泻：神阙穴、天枢穴、足三里穴、公孙穴

（2）其他疗法　穴位注射、中药敷脐、小儿推拿

五、妇科病症

目的要求：

▶ 掌握月经不调、痛经的针灸治疗

▶ 熟悉月经不调、痛经的辨证

▶ 了解月经不调、痛经的其他疗法

（一）月经不调（Irregular Menstruation）

1.概述

（1）概念

$$\text{正常月经}\begin{cases}\text{月经周期——28～30天，但提前或延后7天以内仍属正常}\\\text{经期——3～7天}\\\text{经量——中等，一次月经出血量为30～50毫升}\\\text{经质——色暗红，无明显血块、无特殊气味}\end{cases}$$

月经不调——凡月经的周期、经期、经量、经质发生异常，以及伴随月经周期出现明显不适症状的疾病，称为月经不调。

常见不适症状——行经期间出现头晕、腰酸、小腹隐痛或胀痛、乳房胀痛、心烦易怒、畏寒喜暖等症。

（2）月经不调的危害　月经病为妇科经、带、胎、产四大证之首。

① 不孕：下丘脑-垂体-卵巢轴中的一个或多个环节功能失调引起无排卵或卵巢功能失常，是月经病的病理生理基础之一，也是不孕的原因之一。即无排卵、卵巢功能失常是造成月经不调和不孕的共同原因，故月经不调与不孕关系密切。

② 色斑、暗疮、肥胖：月经不调常由神经内分泌功能失调引起，而神经内分泌功能失常还可引发黄褐斑、暗疮、肥胖等一系列疾病。

③ 月经性牙痛、月经性偏头痛、月经性气胸。

2.中医对月经病的论治

①《素问·上古天真论》："女子七岁，肾气盛，齿更发长；二七而天癸至，任脉通，太冲脉盛，月事以时下，故有子……七七，任脉虚，太冲脉衰少，天癸竭，地道不通，故形坏而无子也。"

②《圣济总录》：妇人"以血为本"。

根据上述经文描述，血液是月经的物质基础，而脾生血，肝统血，肾藏精，主生长发育生殖，故肝、脾、肾三脏与月经关系密切；而冲、任、督三脉"一源三歧"，均起于胞宫，冲脉又为"血海"，故只有肾气充盛，肝脾调和，冲、任、督三脉气血充盛，月经则按时而下。综上所述，月经病与肝、脾、肾三脏和冲、任、督三条经脉有着密切的关系，故月经不调宜从上述经脉、脏腑论治。

3.分类与辨证

临床上月经不调多数表现为月经周期的异常，故根据月经不调的周期不同而划分为三类。

① 经早——月经周期提前7天以上——热证、气虚

② 经迟——月经周期延后7天以上——寒证、血虚

③ 经乱——月经或提前或错后，超过7天——肝郁、肾虚

以上情况连续两个月经周期以上，即称为月经不调。

经早（月经先期）多数与热证相关，这符合火热之邪的致病特点：火热之邪易生风动血，侵犯血脉，加速血行，甚至迫血妄行，故热邪扰动胞宫，使经期提前；而气虚则统摄无权，冲任不固，故经期提前。

经迟（月经后期）多数与寒证相关，这符合寒邪的致病特点：寒性凝滞，使经脉气血运行不畅、凝结不通，故造成经期错后；而血虚则血源不足，血海不能按时满溢，故经期错后。

经乱（月经先后无定期）则多与肝郁、肾虚相关，这两脏与月经病均有非常密切的关系，两脏功能失调既可化火扰动胞宫而先期，又可使血海空虚而后期。

4.针灸治疗

（1）基本治疗

经早 $\xrightarrow{\text{清热调经}}$ 三阴交穴、关元穴、血海穴

经迟 $\xrightarrow{\text{温经散寒}}$ 三阴交穴、归来穴、气海穴

经乱 $\xrightarrow{\text{疏肝益肾}}$ 三阴交穴、关元穴、肝俞穴、肾俞穴

① 方义：三阴交穴，足太阴脾经脉气所发，为肝、脾、肾三阴经的交会穴，肝、脾、肾均和人体血液的生成和代谢有密切关系，女子以血为本，故有"妇科三阴交"的说法，举凡经期不顺、月经过多和过少、更年期综合征等，皆可治疗；归来穴，有使月经返回、恢复之意，本穴为多气多血的足阳明胃经的经穴，位于下腹，内当卵巢、精索所在，可调理月经、补血益精；关元穴、气海穴为任脉要穴，任脉与月经关系密切，两穴位于下腹部，与子宫临近，为培元固本、治疗妇科病的要穴；血海穴善于清热活血而治疗血证，女子以血为用，故血海穴为治疗妇科病要穴。

② 治疗时机：月经不调宜根据月经周期治疗，月经来潮前5～7天开始治疗，至月经来潮第3天为1个周期，一般连续治疗3～5个月经周期；对于行经时间不宜掌握者，可于月经干净之日起开始针刺，隔日1次，直到月经来潮时为止，连续治疗3～5个月。

（2）兼夹证

① 月经过多——隐白穴

② 经期乳房胀痛——膻中穴、期门穴

③ 腰骶疼痛——次髎穴

④ 经间期带下量多——带脉穴

（二）痛经（Dysmenorrhea）

1.概述

（1）概念　妇女在月经期前后或月经期中发生周期性小腹疼痛或痛引腰骶，甚至剧痛昏厥者，称为痛经。

（2）西医相关病症　现代医学把痛经分为原发性痛经和继发性痛经，前者又称功能性痛经，系指生殖器官无明显器质性病变者，多见于未婚未孕的年轻女性，可于婚后或分娩后自行消失；或与内分泌、神经、精神因素等有关；后者多继发于生殖器官某些器质性病变，如盆腔子宫内膜异位症、慢性盆腔炎等。

本节讨论的痛经，包括西医的原发性痛经和继发性痛经。功能性痛经容易痊愈，器质性病变导致的痛经病程较长，缠绵难愈，并应以治疗原发病为主。

2.辨证（辨虚实）

实证——经前、经期痛，痛胀俱甚，腹痛拒按

虚证——经后、经期痛，隐隐作痛，喜温喜按

3.针灸治疗

（1）基本治疗

主穴——三阴交穴、地机穴、十七椎穴

实证 ——行气散寒→ 中极穴、次髎穴

虚证 ——调补气血→ 足三里穴、气海穴

（2）方义　三阴交穴为通经止痛的要穴。有人[1]通过实验研究证实，电针三阴交穴5分钟后可缓解子宫血管的痉挛状态，改善子宫微循环，缓解胞宫疼痛，电针20分钟后止痛效果持续增强。现代研究证实，针刺三阴交穴可以调节子宫平滑肌的收缩，对不同功能状态的子宫收缩影响不同，或增强或抑制，既能促进子宫平滑肌收缩而催产、下胎，又能使子宫平滑肌舒张而治疗痛经，证实针刺三阴交穴具有双向调节作用。

地机穴为脾经之郄穴，为脾经气血深聚的部位，具有较强的解痉镇痛、行气活血之功。

十七椎穴虽为经外奇穴，但位于督脉的循行线上，督脉总督一身之阳，为"阳脉之海"，具有调节全身诸阳经经气之功能。而痛经多为腹部，腹部属阴，根据《素问·阴阳应象大论》"故善用针者，从阴引阳，从阳引阴"的治疗原则，针刺十七椎穴治疗痛经可通调阳经之气，气行则血行，从而达通则不痛之效。

次髎穴则为临床治疗痛经的经验效穴。次髎穴与痛经病位相近，针刺时要求针感向小腹或会阴放射，可使针刺感应作用于胞宫，起益肾壮阳、行气活血、调经止痛之效。

（3）其他疗法

耳穴贴压

主穴：子宫、内分泌、交感、皮质下、神门、卵巢

配穴
{
若小腹冷痛，得温痛减，宜加脾、肾
若月经量少不畅、经血色紫黑有块，宜加肝
若经血量少质稀、心悸气短，宜加脾、心
若小腹隐隐作痛、腰膝酸软，宜加肝、肾
}

操作：于月经前3天开始，将直径1.2～2毫米的磁珠置于0.5厘米×0.5厘米的胶布中央，用拇指与食指对压所贴耳穴，每穴按压3～5分钟，以局部出现热感为止，每天按压3～5次。隔天更换一次，双耳交替，连续治疗7天。

（4）经期调摄　贪凉饮冷是痛经发生的重要诱因，所以经期生活习惯的调摄非常重要。痛经患者忌当风而卧、饮食生冷、洗冷水浴，经期调摄对痛经的防治具有重要意义。

参考文献

[1] 赵雅芳，李春华，嵇波.电针三阴交、血海对痛经模型大鼠子宫微循环的影响.微循环学杂志，2011，21（2）：4-7.

六、儿科病症

目的要求：

▶ 掌握遗尿、疳证针灸治疗方法以及治疗小儿脑瘫的"靳三针"特定穴组。

▶ 熟悉遗尿、疳证、小儿脑瘫的病因病机

▶ 了解遗尿、疳证、小儿脑瘫有关的现代医学知识

（一）遗尿（Enuresis）

1.概述

（1）概念：遗尿指满5周岁以上，具有正常排尿功能的小儿，在睡眠中小便不能自行控制的症状。

一般儿童5岁后膀胱感觉中枢已成熟，大脑皮质能反射性地通过膀胱括约肌的收缩来控制或延迟排尿，如果5岁以后小儿大脑皮质及皮质下中枢功能失调，大脑排尿中枢对来自膀胱充盈的反射不能作出正确的应答则发生遗尿。

（2）"遗尿"的危害：世界卫生组织（WHO）研究指出：遗尿使97%的患儿心理压力增大；89.7%的儿童与其他小朋友相处困难；90%以上的孩子智力、身高、心理等发育受影响，且尿床史越长，情况就越严重。研究表明[1]，绝大多数遗尿患儿存在不同程度的心理行为异常，其中包括注意缺陷障碍伴多动、学习障碍、儿童孤独症等。小儿遗尿症与心理行为异常密切相关，它对儿童身心健康和成长的危害已远远超过了遗尿症本身。

（3）西医对遗尿症的认识　遗尿症一般分为原发性遗尿和继发性遗尿两类。

① 原发性遗尿：原发性遗尿与遗传的关系早已被关注，多认为呈常染色体显性遗传，值得关注的是具有阳性家族史的患儿持续到青少年期以及出现严重遗尿症状的发生率更高。

② 继发性遗尿：如隐性脊柱裂患儿排尿功能异常主要表现为膀胱逼尿肌稳定性下降，脊柱裂及并发病变部位越低，膀胱功能障碍越明显。这类患者宜到泌尿专科就诊，以明确膀胱功能障碍的类型以及有无手术指征。另外，尿道畸形、脊髓炎、脊髓损伤、癫痫、大脑发育不全等疾患也可并发遗尿症。

2.针灸治疗

（1）针灸治疗原则：尿液的正常排泄，主要决定于肾的气化和膀胱的制约功能。清·陈复正的《幼幼集成·小便不利证治》云："小便自出而不禁者，谓之遗尿；睡中自出者，谓之尿床。此皆肾与膀胱虚寒也。"故遗尿的治疗原则为促进膀胱的气化功能、温肾固摄。

（2）基本治疗

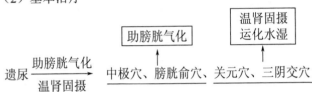

（3）方义　中极穴为膀胱的募穴，位于脐下，能充益肾气、固涩止遗、调补膀胱功能；膀胱俞穴为膀胱的背俞穴，膀胱与肾相表里，能补肾生髓止遗，与中极穴俞募相配助膀胱气化；关元穴为任脉要穴，能温补肾阳、培补元气、固脱止遗；三阴交穴为脾经、肝经、肾经的交会穴，脾主运化水谷、肝主疏泻、肾主水，故三阴交穴能调补脾肾、运化水湿。

（4）其他疗法

① 埋针：埋针疗法延长了治疗时间，加强了刺激幅度，与传统针刺方法比较，体穴埋针多沿皮下刺入，基本无痛感，小儿患者易于接受，多选择背部膀胱经、头部腧穴，患儿活动时不易移动。也可采用透穴埋针，沿皮顺经脉方向刺入，降低痛感，易于被患儿接受。可留针2～3天，埋针期间嘱患儿不要洗澡，患儿或家长每日按压针体3次，隔2天更换1次。

② 心理治疗：遗尿可导致患儿适应性差、情绪消极，由此可出现自信心下降，影响学习成绩，主要的行为问题表现为注意缺陷、焦虑、抑郁、退缩、自尊受损等。故心理治疗对患儿的治疗至关重要。

a.解除心理负担：对于遗尿患儿要耐心教育引导，切忌打骂、责罚，鼓励患儿消除怕羞和紧张情绪，建立起战胜疾病的信心。

b.培养良好习惯：每日晚饭后注意控制饮水量。在夜间经常发生遗尿的时间前，及时唤醒患儿排尿，以训练儿童夜间排尿控制能力，坚持训练1～2周。

参考文献

[1] 崔明辰.小儿遗尿症与心理行为异常相关性临床分析.实用全科医学，2007，5（6）：57-58.

（二）疳病（Infantile Malnutrition）

1.概述

（1）概念　疳病是小儿脾胃受损、气液耗伤而形成的以形体消瘦、面黄发枯、精神萎靡或烦躁、饮食异常、大便不调为特征的病症。

"疳"有两种含义：一为"疳者甘也"，谓其病由恣食肥甘厚腻所致；二为"疳者干也"，是指病见气液干涸，形体干瘪消瘦的临床特征。

（2）西医相关病症

① 营养不良：指身体必需的营养摄入不足，既可见于面黄肌瘦的患儿，也可见于肥胖儿童。目前儿童营养不良主要由偏食造成，故偏好高脂肪、高热量食品的肥胖儿童同样会产生营养不良。

② 小儿厌食症：小儿厌食症是小儿时期常见的慢性消化系统疾病。由于现代饮食结构的改变，喂养观念的偏差，或者家长强迫喂食引起儿童反感，都可造成患儿食欲缺乏或食欲减少，甚至拒食，本病城市发病率较高。

③ 肠道寄生虫病：肠道寄生虫病是寄生在人体小肠的寄生虫所导致的疾病的总称，最常见的有蛔虫病、蛲虫病、绦虫病和钩虫病等。本病发病与不良饮食习惯、当地卫生条件、健康意识、经济水平等有关，我国农村发病率较高。如最常见的肠道寄生虫病——蛔虫病以腹痛绕脐、时作时止、面色萎黄、食欲缺乏、吐蛔或便出蛔虫为主要临床表现。

2.针灸治疗

（1）针灸治疗原则

本病的病位在脾胃，故疳证的治疗原则以顾护脾胃为本。

（2）基本治疗

$$疳证 \xrightarrow[化滞消疳]{健脾益胃} 中脘穴、足三里穴、四缝穴$$

（3）方义　中脘穴为胃经募穴，针之有健脾和胃的功效；足三里穴为胃经下合穴，尤善调补脾胃、消食导滞；四缝穴则为治疗小儿疳积的经验效穴：最早记载于明代杨继洲所著的《针灸大成》。操作方法为浅刺四缝穴，以从针孔中挤出黄白色透明黏液为佳，具有健脾消积、解热除烦、通畅百脉、调和脏腑的作用。实验研究证实[1]，针刺四缝穴能提高患儿血清锌和尿淀粉酶的含量，增进患儿食欲，改善小儿对营养物质的吸收，从而达到补益气血、调理脾胃功能的目的。

（4）其他治疗

① 捏脊法

a.体位：依小儿合作程度，采用俯卧位或让大人用腿、手控制住患儿下肢，裸露脊背。

b.手法：医者用双手拇指、食指两指将患儿背部下方长强穴处皮肤捏起，沿背部脊柱两旁，边捏边提，一直向上捏提至大椎穴为一遍，如此反复3～5遍。

c.治疗时间：每天早晚各一次，治疗半小时后再进食为宜，7天为1个疗程。视疗效一般治疗1～2个疗程。

d.注意事项：背部皮肤有破损者，待愈合后方可施治。

② 穴位敷贴法：胡黄连、丁香、肉桂、鸡内金、白胡椒、五倍子各等份，研细末，加入麝香少许，以醋或温水调糊，敷于神阙穴（即脐中），胶布固定，每日或隔日换药1次，治疗6次为1个疗程，一般用药2～4个疗程。上方适用于脾胃虚弱的患儿，症见形体较消瘦，厌食或食欲缺乏，毛发稍稀，多汗，面色萎黄，大便或溏或干，舌淡苔薄白，脉细软。如兼有食积，症见肚腹臌胀，头大肢细，多食多便，舌苔厚腻，脉细滑，可在上方基础上加大黄、青皮、牵牛子、京三棱共研细末，调敷即可。

3.按语

饮食调理是本证一般护理的重要环节，患儿日常饮食宜定时定量，根据消化功能的好转程度来调配食物和进食量，不宜过饱过饥。食物宜新鲜清洁，不宜过食生冷肥腻之品。

参考文献

[1] 闫滨.针刺四缝穴加捏脊治疗疳积症临床观察.昆明医学院学报，2009，30（5）：105-107.

（三）小儿脑瘫（Infantile Cerebral Paralysis）

1.概述

小儿脑性瘫痪（简称脑瘫）是指患儿在出生前到出生后1个月内由各种原因所致的非进行性脑损伤综合征，主要表现为中枢性运动障碍及姿势异常，症状在婴儿时期出现，可伴有智力低下、行为异常、听觉、视力障碍及学习困难等多种并发症的脑部综合症候群。主要是由围产期和出生前各种原因引起颅内缺氧、出血等导致，如母孕期感染，新生儿窒息、早产、围产期缺氧缺血性脑病、颅内出血等。本病归属于中医学"五迟"、"五软"、"痿证"的范畴。

小儿脑瘫发病率高，多对患儿造成残障，给家庭和社会带来了严重的精神与经济负担。本病至今国内外仍无特效疗法。

2.病因病机

先天禀赋不足 ⎫
后天失于调养 ⎭ 精血亏虚、髓海失养——五迟、五软、痴呆

3.辨证分型[1]

① 肝肾不足型：即手足徐动型。表现为筋骨萎弱不用，不能坐起、站立、行走或运动能力明显低于正常同龄期小儿，可兼有二便失禁、智力低下、失语等症。舌质淡，苔薄白，脉细无力。

② 脾肾两亏型：即肌张力低下型。表现为四肢肌张力低下，手软下垂，不能握拳，足软迟缓，不能站立，常有流涎、纳呆、便溏。舌质淡，苔薄白，脉细缓。

③ 心血不足型：即共济失调型。表现为四肢活动不协调、不受意识支配、智力低下、失语等，可伴肌肤苍白、发稀萎黄。舌质淡白，舌体胖大，苔薄白，脉沉细。

④ 肝虚风动型：即震颤型。表现为四肢不自主颤动、头胀头晕、急躁易怒、爱哭闹等。

⑤ 风痰阻络型：即痉挛型。表现为四肢抽搐痉挛，或强直不能制

止，或有精神失常，癫狂怒骂。舌质紫暗，苔白腻或黄厚腻，脉弦滑。

现代医学临床分型如下。

① 痉挛型：以锥体系受损为主，多表现为肌肉僵直或痉挛。

② 手足徐动型：以锥体外系受损为主，不随意运动增多，表现为手足徐动、舞蹈样动作、肌张力不全、震颤等；

③ 共济失调型：以小脑受损为主，常表现为手足徐动及舞蹈样动作，或头不停地摆动，甚至全身震颤，难以自我控制，步履蹒跚或呈划圈式步态，常伴眩晕、腰脊酸软等。

④ 肌张力低下型：往往是其他类型的过渡形式。

⑤ 震颤型：多表现为手足不自主震颤。

4.针灸治疗——靳三针疗法

主穴：四神针、脑三针、颞三针

配穴 {
智力低下——智三针
语言障碍——舌三针
肢体瘫痪——手三针、足三针
}

定位：

四神针——百会前后左右各旁开1.5寸处

脑三针 {
脑户：在头部，当后发际正中直上2.5寸，风府穴
上1寸，枕外隆凸的上缘凹陷处
脑空（双）：在头部，当枕外隆凸的上缘外侧，
头正中线旁开2.25寸，平脑户
}

颞三针 {
颞Ⅰ针：耳尖直上发际2寸处
颞Ⅱ、Ⅲ针：以颞Ⅰ针为中点，同一水平向前、后各旁开1寸处
}

智三针 {
神庭：在头部，当前发际正中直上0.5寸
本神（双）：当前发际上0.5寸，神庭穴与头维穴连线的
内2/3与外1/3的交点处
}

舌三针 {
舌Ⅰ针：廉泉上半寸；以拇指横纹压住下颌，指下即是
舌Ⅱ针、舌Ⅲ针：舌Ⅰ针左右各旁开1指
}

手三针 {
曲池穴：屈肘成直角，当肘横纹外侧端与
　　　　肱骨外上髁连线的中点
外关穴：腕背横纹上2寸，尺骨与桡骨之间
合谷穴：在手背，第1、第2掌骨间,当第2掌骨桡侧的中点处
}

足三针 {
足三里穴：在小腿前外侧，当犊鼻穴下3寸，距胫骨前缘一横指
三阴交穴：在小腿内侧，当足内踝尖上3寸，胫骨内侧缘后方
太冲穴：在足背侧，当第1跖骨间隙的后方凹陷处
}

操作：选用30号1寸毫针，头部穴位平刺0.5～0.8寸，舌三针向舌根方向刺0.5～1寸，四肢穴位常规针刺，均留针30分钟，主穴每次均针刺，配穴交替使用，每日1次，4个月为1个疗程。

方义："靳三针"是由我国已故著名针灸学家、广州中医药大学首席教授靳瑞教授经过反复、系统的临床和实验研究而总结、创造出来的，被针灸界誉为"岭南针灸新学派"。

靳三针疗法以"三针"力专效宏，取穴简洁而著称，但也不拘泥于"三针"。对于临床上一些疑难杂症，特别是脑病患者，区区数针，往往难以奏效，鉴于此，靳瑞教授不避嫌疑，大胆提出多针多穴法，如治小儿脑瘫，选多个穴组，针刺数量之多，令人瞠目。靳教授认为，不如此则好似杯水车薪，殊难建功，从他诊治近万人次智力发展障碍患者，显效率达22%以上，足见其功。

"靳三针"治疗小儿脑瘫的头部特定穴组恰好处在大脑皮质对应分区内，因此针刺能够提高该区的脑血流速度，加大脑供氧量，从而改善大脑发育状况，促进脑组织的修复，同时还可调节中枢及周围神经以助于肢体及语言的康复。

其中四神针位于巅顶部，百会穴之旁，属督脉和足太阳膀胱经所过区域，督脉与膀胱经均"入络于脑"，故针之可调整大脑经气，益智健脑。颞三针位于头部颞侧，为颞叶皮质投射区域，又靠近中央前回、后回，颞叶与学习记忆关系密切，可提高智力，改善运动功能。脑三针在脑后部，相当于小脑的投射区，针刺该区对运动功能失调者有良效。智三针位于额部，相当于神庭穴、本神穴，与神志关系密切，现代医学亦认为大脑额叶与智力有关，主治智力下降、精神障碍等症。舌三针三穴均位于舌底部，内当舌体根部，为治疗舌疾之要穴，可苏厥开窍、通脑醒神、利咽生津，主要用于治疗脑瘫患儿常见

的语言障碍；手三针中曲池穴、合谷穴属手阳明大肠经，外关穴属手少阳三焦经，通于阳维脉，阳主动，此三穴远近结合，可主治上肢活动障碍；足三针三穴分处下肢的上、中、下三部，可疏通经络，用于治疗下肢的运动、感觉障碍。

研究表明[2]，针刺四神针、脑三针、颞三针为主穴治疗小儿脑瘫患儿，治疗3个月后大脑中动脉、大脑前动脉、基底动脉的平均流速、收缩峰流速均有明显加快，阻力指数明显下降，与治疗前比较有显著性差异。说明靳三针可改善颅内血供高阻力状态，增加脑血流量，有利脑功能恢复。

参考文献

[1] 刘焕荣，霍瑞兰，刘晓明.刺血通经治疗脑性瘫痪.中国针灸，1999，（12）：717-718.

[2] 刘卫民，袁海斌，王波.靳三针对小儿脑瘫脑血流的影响.光明中医，2007，22（8）：33-34.

第九周

经络指引健康——灸法强身健体

目的要求：

▶ 熟悉灸法的临床适应证及操作方法

灸法是指利用艾叶等施灸材料的热力烧灼、熏熨体表或腧穴局部，从而防治疾病、养生保健的治疗方法。其作用主要包括下列几个方面。

1.防病治病

明代李梴在《医学入门》中曰："药之不及，针之不到，必须灸之"，说明了灸法防治疾病的重要作用，由于其具有温经散寒、通络活血、消肿散结、回阳救逆之功效，故临床适应证广，尤其适用于阳虚、阴寒之邪为患及经药物、针刺等治疗效果不佳的病症，甚至对某些实证、热证亦可用灸法。如阳虚下陷引起的脱肛、遗尿、阴挺、久泻久痢等；感受寒湿之邪所致的痹症、痛经、胃痛、腹痛等；气滞血瘀之疾如瘿瘤、乳痈等均可以采用灸法治疗。

2.强身健体

唐代孙思邈在《备急千金要方》中对灸法的防病保健作用作了详尽论述，其中记载："凡入吴蜀地游宦，体上常须两三处灸之，勿令疮暂瘥，则瘴疬、温疟毒气不能著人也。"民间也有"家有三年艾，郎中不用来"的说法。现代研究亦表明[1]，艾灸在治疗免疫相关的疾病过程中，具有抗感染、抗自身免疫病、抗过敏反应、抗癌、抗痛和抗衰老等作用，这主要是通过调节体内失衡的免疫功能实现的。

3.延年益寿

灸法不仅能治疗疾病，而且有一定的延年益寿作用。南宋·窦材在《扁鹊心书》中说"保命之法，灼艾第一，丹药第二，附子第三"，"人于无病时，常灸关元、气海、命门、中脘，虽不得长生，亦可得百年寿"。灸法不仅可以提高老年人的机体免疫功能，还可以预防和治疗心脑血管疾病、肿瘤、慢性支气管炎和哮喘等老年人的常见病、多发病，对延缓衰老、提高老年人的生活质量有重要意义。

以下简要介绍几种灸法的临床适应证及其操作方法。

一、亚健康（Subhealth）

（一）概念

亚健康是指人体处于健康与疾病之间的一种状态，处于亚健康状态者，不能达到健康的标准，主要表现为记忆力减退、注意力不集中、精神不振、失眠多梦、乏力疲劳、烦躁易怒或情绪低落等。据WHO调查统计，处于亚健康状态的人占人口总数的60%～70%，亚健康状态得不到有效干预将有可能发展成为多种疾病，故预防及调理亚健康具有十分重要的意义。

（二）辨证

祖国医学认为"正气存内，邪不可干"，健康人是平衡协调的有机体，亚健康则是致病因素作用于机体时，人体阴阳的相对平衡出现偏失，而未成显著疾病的状态，故调治宜从整体平衡观出发，使人体阴阳平衡、脏腑气血恢复正常。目前一般根据亚健康患者的临床证候，将其分为四型：脾虚湿困型、肝郁脾虚型、心脾两虚型、肝肾阴虚型，各型的主要证候及治则如表5-18所示。

表5-18　亚健康的辨证分型及治则

辨证分型	主要证候	治疗原则
脾虚湿困	眩晕，头重如蒙，胸闷呕恶，四肢困倦，食少纳呆，舌体胖大，苔白腻，脉濡缓	健脾祛湿、升清化浊
肝郁脾虚	精神抑郁，胸中窒闷，咽中不适如有物梗阻，咳之不出，咽之不下（即梅核气），脉弦细	行气开郁、化痰散结
心脾两虚	心悸不耐劳作，倦怠乏力，气短自汗，失眠健忘，头晕目眩，面色无华，舌淡，脉细弱	健脾益气、养心安神
肝肾阴虚	头晕目眩，耳鸣耳聋，目干畏光，视物不清，月经不调，甚则须发早白，牙齿松动，身体消瘦，舌红少苔或无苔，脉细弱	滋养肝肾

（三）治疗

1.取穴

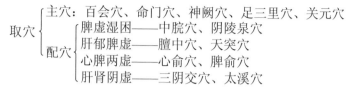

取穴 {
主穴：百会穴、命门穴、神阙穴、足三里穴、关元穴
配穴 {
脾虚湿困——中脘穴、阴陵泉穴
肝郁脾虚——膻中穴、天突穴
心脾两虚——心俞穴、脾俞穴
肝肾阴虚——三阴交穴、太溪穴
}
}

2.操作

每次选主穴2～3个，根据辨证分型选用配穴，每穴灸10分钟，以局部皮肤潮红为度；隔日1次，或每周3次。

（四）方义

主穴中百会穴为手、足六阳经与督脉之交会穴，位于人体头部最上方，具有升阳益气、定眩安神之作用；命门穴为督脉要穴，具有温补肾阳、抗衰老的功效；神阙穴位于肚脐正中，为补虚培元的要穴；足三里穴归属于足阳明胃经，为保健要穴，尤善调理脾胃功能；关元穴功擅调理下焦，具有强壮作用，可治疗元气虚损诸疾；配穴则根据证候不同，选用具有调整相关脏腑功能作用的穴位。综上所述，上述穴位均具有扶正祛邪、协调阴阳、调理脏腑气血功能、提高人体免疫力、消除疲劳、恢复体力的作用。再借助灸法之热力，可加强其温通经络、行气活血、强壮保健之作用。

（五）注意事项

如施灸时间过长，局部皮肤出现小水疱，可任其自愈；如水疱过大，可用消毒针具刺破放液，一般2周即可愈合。过饱、过饥、酒后不宜立即施灸。

二、衰老（Senility）

（一）概念

衰老是指随着时间的推移而产生的一种自发性的必然过程，表现为组织器官功能退化、适应性和抵抗力减弱、免疫力下降等。祖国医学认为，人体的生长、发育、衰老与脏腑气血的盛衰关系密切，肾气亏虚是衰老的主要原因，其他因素如机体气血不足、经络之气运行不畅、脏腑功能减退、阴阳失去平衡，均会加快衰老。

（二）治疗

灸法是强身保健、延缓衰老、益寿延年的重要方法，下面介绍几种常用的灸法。

1.直接灸

临床多选用足三里穴、肾俞穴、绝骨穴、关元穴、气海穴、命门穴等穴，施以艾炷直接灸，能增强老年人机体免疫力，降低其生物学年龄，延缓衰老。其中化脓灸足三里穴、绝骨穴两穴对老年高血压病患者可起到降低血压、血清总胆固醇、甘油三酯的作用[2]。

2.隔姜灸

隔姜灸关元穴、气海穴、足三里穴等穴，一方面可防止灼伤皮肤，另一方面也加强了灸法温经散寒之功效，是强壮保健的常用方法。

3.天灸

天灸可借助药物对穴位的刺激，激发经络之气，常选用肺俞穴、脾俞穴、肾俞穴、命门穴、大椎穴、膏肓穴、足三里穴等穴，结合三伏天、三九天施灸，可起到"冬病夏治"、"冬病冬防"之目的，对于老年人高发疾病如体虚感冒、支气管哮喘、膝骨关节炎等，均有较好的防治作用。

（三）方义

上述疗法所取穴位多为人体强壮保健要穴，如足三里穴、关元穴、神阙穴、肾俞穴等。其中足三里穴有健运脾阳、补中益气、温中散寒之作用，善于调理脾胃功能，使气血得以生化，从而营养周身，和缓衰老；因衰老和肾虚关系密切，故使用灸法温补关元穴、肾俞穴、命门穴等穴，可温肾固本、补虚培元、强壮体质。

（四）注意事项

灸法抗衰老具有简便易行、经济实用、安全、无不良反应、不产生耐受性等优点，尤其对于中老年人来说，易于理解，乐于接受，易于操作。但需坚持使用，且宜配合饮食起居的调理，忌嗜食肥甘厚味、劳逸失度、房劳不节等，方能取效。

三、肿瘤（Tumour）

（一）概念

肿瘤是指机体在各种致癌因素下，局部组织个别细胞的生长增殖机制失常引起的疾病，按其分化成熟程度及其对机体影响的不同又分良性肿瘤与恶性肿瘤两大类，常表现为局部细胞异常增生形成局部肿块。肿瘤尤其是恶性肿瘤是威胁人类健康和生命的严重疾病之一。

（二）治疗

历代中医文献特别是针灸学医籍中记载了很多灸法治疗肿瘤的验案。目前临床上应用灸法治疗某些恶性肿瘤，多作为手术、放化疗等方法的辅助手段，以减轻放化疗的毒性反应，使肿瘤引起的发热、出血、疼痛等症状得到缓解，增强机体免疫功能，提高患者的生存质量，延长生存期。

1. 灸法治疗化学治疗和放射治疗引起的副反应

（1）消化道反应　消化道反应为放疗或化疗常见的不良反应，往往表现为厌食、呕吐甚则不能进食，导致患者生活质量下降，患者失去对治疗的信心或对治疗产生恐惧感而放弃治疗。隔姜灸或直接灸治疗放化疗引起的消化道不良反应取得了较好的效果，具体用法如下。

① 隔姜灸：中脘穴、脾俞穴、胃俞穴采用隔姜灸。用艾绒搓捏成大小适中的艾炷，将新鲜生姜切成直径约2厘米、厚约0.2厘米的姜片，在中心处用针穿刺数孔，上置艾炷放置在穴位上，点燃后待其徐徐燃尽，不吹其火，每穴灸3壮。

② 艾条灸：足三里穴、合谷穴、大椎穴采用艾条灸。将药艾条一端点燃，对准穴位，医者可将中指、食指放在穴位两侧感受温度，以防烫伤，每穴灸10～15分钟，以局部温热潮红为度。每日1次。一般10次为1个疗程。

（2）白细胞减少症　化学抗癌药物作为一种治疗肿瘤的有效手段，已被广泛应用于临床。但抗癌药物有抑制骨髓造血功能的毒性作用，造成患者白细胞减少，机体免疫功能失调，常常使一些患者失去继续治疗的可能甚至死于严重的骨髓抑制合并感染中。近年来艾灸已被证实具有提高机体免疫功能和升高白细胞的功效。具体操作如下。

① 太乙神针：选取大椎穴、身柱穴、至阳穴、命门穴，将太乙神针充分点燃，用布7层包裹其烧着的一端，立即按于腧穴上灸熨，使热力透过布层，深入肌肤，针冷则再燃再熨，如此反复灸熨7～10次，以局部皮肤发红为度。如患者感觉太烫，可略将太乙神针提高，以免烫伤皮肤。每天1次，5次为1个疗程，一般治疗3个疗程。

② 艾条灸：取大椎穴、合谷穴、足三里穴、三阴交穴。点燃艾条一端，距离皮肤2～3厘米行温和灸，以局部温热而不灼痛为宜。每日1次，灸毕按摩各穴位3～5分钟。

2.灸法对肿瘤并发症的作用

（1）癌性疼痛　癌性疼痛是癌症直接或间接引起的疼痛，60%～80%的晚期癌症患者伴有剧烈疼痛，并因其持续时间长、进行性加重而严重影响患者的生活质量，甚至造成机体内环境改变及免疫功能低下。目前临床上治疗中、重度癌痛，主要是以吗啡为主，但机体会对药物产生耐受性及成瘾性，导致治疗效果欠佳。灸法止痛具有无成瘾性、依赖性及毒性作用的特点，同时又有提高机体免疫功能的作用，应用于癌痛的治疗取得了一定的疗效。具体用法如下：取阿是穴、中脘穴、神阙穴、关元穴，将点燃的清艾条置于艾灸盒内，放置在疼痛局部或腧穴皮肤上熏灸，每次约30分钟，温度以病人可耐受为度，每天2次，10次为1个疗程。

（2）癌因性疲乏　癌因性疲乏是肿瘤患者常见的伴随症状，主要见于晚期胃癌、乳腺癌、胃肠道肿瘤等。据报道78%的癌症患者在病程中会伴有疲乏症状，且与恶心、疼痛等症状相比，发生快、程度重、持续时间长，不能通过休息来缓解，严重影响患者的生活质量，且目前尚无较好的治疗措施。研究发现，艾灸可减轻患者疲乏症状，增强机体免疫功能，是晚期肿瘤患者提高生活质量较好的治疗方法。具体操作如下：采用艾炷隔姜灸神阙穴、关元穴、气海穴、中脘穴，每穴灸10～20分钟，至皮肤出现潮红为度，每日1次，1个月为1个疗程。

（三）方义

灸法具有疏通经络、消瘀散结、祛瘀生新、调理气血及活血化瘀等作用，可激发经气，提高机体免疫功能，扶正祛邪，从而使肿瘤引起的疼痛、疲乏等症状及放化疗引起的副作用得到缓解，提高患者生存质量。

（四）注意事项

灸法是一种有效的治疗肿瘤及其并发症的方法，但需长期坚持使用，并配合针刺、中药、穴位注射等疗法，方能发挥最佳疗效。

小　结

1.灸法的作用
2.亚健康、衰老、肿瘤的概念及艾灸防治方法

参考文献

[1] 唐照亮，宋小鸽，章复清，等.艾灸抗炎免疫作用机制的实验研究.安徽中医学院学报，2003，22（2）：31-33.
[2] 袁民，徐玉珍，陈大中.化脓灸治疗高血压病的临床观察.上海针灸杂志，1995，14（3）：104-105.

第十周
求医不如求己——拔罐防病祛邪

目的要求：

▶ 熟悉拔罐的临床适应证及操作方法

火罐疗法是通过罐体刮熨皮肤及罐内负压、温热效应，刺激经络、穴位，以达舒筋活络、行气活血、消肿止痛、祛风除湿之目的，适用于年龄较大儿童和成人。因其操作简单易行，为日常生活中常用的防治疾病方法。其临床常见的适应证简述如下。

一、咳嗽（Cough）

（一）概述

咳嗽多见于外感病发病过程中或病后余邪未清、迁延不愈。祖国医学认为，咳嗽是因外邪侵袭，肺失肃降，肺气上逆而致。尤其小儿肌肤娇嫩，形气未充，卫外功能较差，如遇气候变化失常，小儿穿衣厚薄不适，易感外邪致肺气不宣，发生咳嗽。

（二）辨证

外感咳嗽根据外邪性质不同，分为风寒咳嗽和风热咳嗽。

> 风寒咳嗽：咽痒，痰稀薄色白，伴鼻塞流清涕、头痛、肢体酸痛、恶寒发热、无汗等
>
> 风热咳嗽：咽痛，咳痰不爽，痰黄或黏稠，伴汗出恶风、鼻流黄涕、发热口渴等

（三）治疗

> 主穴：定喘穴、肺俞穴
>
> 配穴 ⎰ 风寒咳嗽——风门穴
>   ⎱ 风热咳嗽——大椎穴

用闪火法拔罐,留罐8～10分钟(年龄较小的小儿罐内负压宜小,负压过大易伤患儿皮肤),小儿也可采用闪罐法,每日1次,3～5次为1个疗程。

(四)方义

定喘穴为治疗咳嗽的经验效穴,肺俞穴宣肺止咳,大椎穴清泻热邪,风门穴祛风解表,再配合火罐的负压、温热作用,负压作用可使局部毛细血管扩张、充血,从而起到促进局部血液循环、开泄腠理、祛除外邪的效果;温热作用则可温通经络、驱风散寒,使感冒后期未散尽之邪尽快发散,还可加快肺中痰液的吸收和排出,从而达到治疗咳嗽的目的。

(五)注意事项

背部有疖肿等感染时不宜行拔罐治疗;天气寒冷时,要提高房间内温度再行治疗。

二、颈肩综合征(Neck-shoulder Sydrome)

(一)概述

颈肩综合征是以持续性或间断性颈肩疼痛或肌肉僵硬不舒,伴上肢疼痛或麻木、颈项部活动明显受限为主要临床表现的疾病。随着社会压力的增大,电脑的普及,本病的发病呈现年轻化的趋势。祖国医学认为,本病为外伤、劳损或感受风寒湿邪,导致颈肩局部经气不通、气血瘀滞而成。

(二)治疗

患者取俯卧位,医生在酸胀、麻木及疼痛的颈肩部胸锁乳突肌、斜方肌外上缘处皮肤上涂抹适量跌打万花油,将火罐吸附于皮肤上,并于病变部位来回推动火罐,以局部皮肤出现紫红色或紫黑色瘀点为宜。走罐后采用三棱针在瘀点局部点刺,选口径适中的火罐,用闪火法在上述部位拔罐,留罐约10分钟,每处出血2～3毫升,隔日1次,5次为1个疗程。

(三)方义

走罐疗法可使局部皮肤毛细血管扩张,血液循环增快,局部炎症得到消除和缓解，局部组织疼痛及痉挛得以解除，刺络拔罐则更能将局部瘀滞邪毒进一步排出，使邪毒随血尽出，热毒解而余邪去，瘀阻通而疼痛止。

（四）注意事项

走罐时用力宜均匀适中，以免损伤皮肤；刺络拔罐后宜保持局部皮肤清洁，以防感染。

三、膝关节炎（Gonarthritis）

（一）概述

膝关节炎主要见于中老年人，本病主要是由于膝关节长期负重或运动不当，使膝骨关节发生退行性改变而致。本病归属于中医"痹病"的范畴，中老年人由于年老体虚、肝肾渐衰，容易感受风寒湿邪造成膝关节局部疼痛、麻木、肿胀，尤以上下楼梯时为甚。

（二）治疗

可采用药罐疗法：将羌活、独活、防风、木瓜、桑枝、川续断、牛膝、杜仲、艾叶、红花、鸡血藤、川芎、当归各15克装入布袋内，加清水煮沸5分钟，再把小号竹罐投入药汁内煮10分钟，使用时用镊子夹起竹罐直接叩于患侧内膝眼、外膝眼及鹤顶穴处，每次15分钟，隔日1次，10次为1个疗程。

（三）方义

方用杜仲、牛膝、川续断补益肝肾，防风、木瓜、桑枝、羌活、独活祛风通络，红花、川芎、艾叶、鸡血藤、当归活血祛瘀。内膝眼、外膝眼、鹤顶穴位于膝关节局部，配合药罐疗法可使上述药液通过穴位渗透肌肤，达到舒筋活络、散寒止痛的作用。

（四）注意事项

如局部皮肤破损、肌肉瘦削、骨骼凹凸不平则不宜使用。

小 结

拔罐疗法治疗咳嗽、颈肩综合征、膝关节炎的方法及注意事项

第十一周
美丽女人经络造——针灸美容美形

目的要求：

▶ 熟悉：针灸美容美形的适应证及操作方法

针灸美容美形是以中医整体观念为基础，以针刺、艾灸、梅花针叩刺、耳穴贴压等一系列疗法为手段，达到疏通经络、调理脏腑、美容养颜、塑身美形的效果。目前针灸美容美形因其效果显著、副作用小等优势越来越受到人们的重视，在损容性疾病的治疗及美容保健方面显示出了巨大的潜力。

一、单纯性肥胖（Obesity）

（一）概述

单纯性肥胖是指由于能量摄入超过能量消耗而引起的肥胖，约占肥胖者的99%。任何因素，只要使能量摄入多于能量消耗，都可能引起单纯性肥胖。这些因素包括进食过多、体力活动过少、社会心理因素、遗传因素等。

而继发性肥胖病则是由内分泌紊乱或代谢障碍等疾病所引起，如下丘脑病变、垂体病变、胰岛素病变、甲状腺功能减退症等，肥胖只是这些疾病的重要症状与体征之一，约占肥胖者的1%，应以治疗原发病为主，故本节主要讨论单纯性肥胖症。

（二）病因及辨证

单纯性肥胖的病因众多，主要有遗传、高脂肪高热量饮食及运动不足等因素，而不同年龄、性别也有不同的原因。

（1）儿童多以不良饮食习惯如暴饮暴食、喜食油腻或甜食为主要因素。

（2）女性多与青春期、产后、更年期内分泌及体内代谢变化有关。

（3）男性则因喝酒、吸烟容易造成体内脂肪堆积及产生以腹部粗大（腰围大于臀围）为表现的中心性肥胖。

中医学认为，饮食不节、缺乏运动、久病体虚、情志失调等因素均可导致脏腑功能失调、湿浊内生或气血壅塞而产生肥胖。根据不同证候特点可将肥胖分为四种证型（表5-19）。

表5-19　单纯性肥胖中医辨证分型及证候特点

辨证分型	常见人群	证候特点
脾胃积热型	青少年	肥胖而壮实、食欲旺盛、面色红润、容易上火、口干口渴、便秘
痰湿内盛型	女性、中年人	肥胖而形体臃肿、面部虚浮、肢体困重、胸腹胀满、不喜饮水、嗜睡、白带量多
脾胃气虚型	劳倦体虚之人	肥胖而肌肉松弛、面色苍白、胃口欠佳、倦怠乏力、动则汗出、大便困难
脾肾阳虚型	中老年人	肥胖而肌肉松弛下坠、面色㿠白、精神疲惫、食量较少、腰膝酸软、畏寒怕冷、夜尿频多、白带清稀

（三）肥胖的危害

肥胖不但影响美观，还会引发高血压病、糖尿病、脑血管意外、冠心病、高脂血症、痛风、胆石症、脂肪肝等诸多并发症。其中向心性肥胖（腹部脂肪堆积过多而四肢相对较少）由于脂肪主要分布在腹腔脏器周围，故会增大疾病的风险性，更容易导致机体产生一系列代谢性疾病。随着人们对肥胖危害认识的逐步加深，如何健康减肥也越来越受到人们的关注。

（四）针灸治疗

1.基本治疗

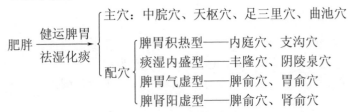

肥胖 —健运脾胃 祛湿化痰→
主穴：中脘穴、天枢穴、足三里穴、曲池穴
配穴
脾胃积热型——内庭穴、支沟穴
痰湿内盛型——丰隆穴、阴陵泉穴
脾胃气虚型——脾俞穴、胃俞穴
脾肾阳虚型——脾俞穴、肾俞穴

2.方义

上方中脾俞穴、胃俞穴、肾俞穴用补法，或加灸，其余穴位均用泻法。留针20～40分钟，每日或隔日治疗1次，20次为1个疗程。主穴中中脘穴、足三里穴有健运脾胃功能，天枢穴、曲池穴疏导肠胃气机。配穴中阴陵泉穴、丰隆穴、内庭穴、支沟穴四穴专攻湿、痰、热、滞；脾俞穴、胃俞穴、肾俞穴有调理脏腑功能。

现代研究证实，针灸减肥的机制主要包括两个方面。

（1）调整神经-内分泌系统　针刺可增强患者偏低的下丘脑-垂体-肾上腺皮质系统的功能，从而增加能量消耗，促进脂肪分解；抑制胃肠蠕动及胃酸分泌，延迟餐后胃排空时间，从而减轻饥饿感，抑制食欲，减少食量。

（2）调整人体代谢功能　针刺可以改善和调整异常的糖代谢和血脂代谢，达到减肥的效果。

3.局部肥胖

腰腹部肥胖——腹部八穴：水分穴、阴交穴、天枢穴（双）、
滑肉门穴（双）、外陵穴(双)

上臂粗——臂臑穴、臑会穴

小腿粗——委中穴、承山穴

大腿粗——梁丘穴、阴市穴、伏兔穴

胃部凸出——中脘穴、梁门穴

下腹部凸出——关元穴、水道穴、中极穴、归来穴

4.其他疗法

（1）穴位按摩

① 患者仰卧位，医生先取适量按摩膏涂于胸腹部前正中线及其两侧足阳明循行路线上，以拇指指腹部在胸部分别沿前正中线及乳中线即锁骨中线（避开乳晕部）从上到下按揉，在腹部分别沿前正中线及腹部旁开2寸的直线从上到下按揉，往返5～10次。

② 用拇指按揉中脘穴、带脉穴、足三里穴，每穴按揉2～3分钟。

③ 按揉背部脊柱两侧：患者俯卧位，医者以一手掌根部从上到下按揉背部后正中线及其两侧旁开1.5寸（足太阳膀胱经循行路线）的直线，往返5～10次。

以上按摩方法对位于前正中线的任脉、胸腹部胃经循行路线、后

正中线的督脉、背部膀胱经循行路线及重点穴位进行按揉刺激，能起到健脾益胃、利水化湿、调节阴阳平衡的作用，从而达到减肥的功效。

（2）耳穴贴压

① 取穴：神门、饥点、口、内分泌、缘中、脾、胃、大肠、腹、便秘点。

② 操作：采用耳穴压丸法，用王不留行子或白芥子1～2粒贴在约0.5厘米×0.5厘米大小的胶布上，贴敷在上述耳穴上。三餐前半小时嘱患者按压耳穴，用拇指、食指循耳前后捻压至疼痛或麻木为宜。3～7天更换1次，双耳交替。

耳压神门、口、饥点可抑制食欲，增加饱感，进而达到减少摄入的目的；内分泌、缘中、脾、胃等穴能调整内分泌功能，加强代谢，并动员多余脂肪参与代谢；大肠、腹、便秘点可促进肠蠕动，加强排泄功能。

5.注意事项

（1）月经期、孕期女性不宜接受针灸减肥。

（2）中度或重度肥胖者见效快，轻度肥胖者见效慢；部分人表现为减肥不减重，即腰围减少但体重不变。

二、痤疮（Acne）

（一）概述

痤疮，俗称粉刺、青春痘、暗疮，是毛囊皮脂腺的慢性炎症性皮肤病，以颜面及胸背部散在发生针尖或米粒样大小的皮疹，初起如细小丘疹和脓疱，或见黑头，能挤出粉渣样物为特点，严重时伴有结节、囊肿、瘢痕、色素沉着。

（二）病因及辨证

痤疮的致病因素主要有以下几方面。

（1）**雄激素过高**　青春期性腺成熟，雄性激素分泌增多，使皮脂腺分泌增加而形成痤疮，是青春期痤疮的主要发病因素。

（2）**微生物感染**　毛囊皮脂腺内的痤疮丙酸杆菌大量繁殖，分解皮脂，刺激毛囊，造成感染，形成丘疹、脓疱或结节，重症者愈后留有瘢痕。皮脂腺分布密集的面部、前胸、上背部都是痤疮好发部位，并不只局限于面部。

（3）内分泌失调　内分泌失调是年龄超过30岁的女性痤疮患者的主要致病因素，常伴有月经失调、白带失常等症状。

（4）其他　痤疮还与饮食刺激和遗传因素等相关。

中医认为，痤疮的病因与外感风热毒邪、嗜食辛辣肥腻食物，或情志不畅有关，这些因素导致肺、脾、胃、肝经热毒蕴结，上攻颜面、胸背，而发为痤疮。根据临床表现，可将其分为四种证型（表5-20）。

表5-20　痤疮临床分型

辨证分型	证候特点
肺经风热型	颜面部潮红，痤疮以散在分布的红色丘疹为主，可有脓疱，不出现疼痛等自觉症状，舌质淡红苔薄黄，脉浮数
脾胃湿热型	面部皮肤油腻，皮疹色红，或伴有脓疱、结节，炎症显著时可自觉局部灼热、疼痛，大便秘结，舌苔黄腻，脉濡或滑数
冲任不调型	月经前后痤疮加重，可伴有月经不调、痛经，舌暗红，苔薄黄，脉弦细数
痰瘀互结型	面颊及下颌部皮疹较多，以结节、囊肿为主，内有脓血或黄色胶状物，日久不消退，破溃后遗留瘢痕，凹凸不平，舌暗红或紫暗，脉弦滑

（三）针灸治疗

1.基本治疗

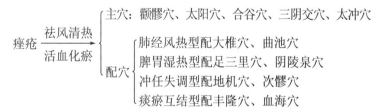

2.方义

主穴中颧髎穴、太阳穴疏通面部经气，合谷穴、三阴交穴、太冲穴祛风清热、活血化瘀。根据不同辨证分型配合相应穴位调整脏腑功能，使气血和调，肌肤得以濡养而痤疮自愈。

3.其他疗法

（1）刺络拔罐

① 取穴：a.大椎穴、肺俞穴、胃俞穴；b.膈俞穴、肝俞穴。两组穴位交替使用。

② 操作：穴位局部皮肤常规消毒后，用三棱针或一次性注射器针头快速点刺穴位局部，以微出血为度，然后分别在所刺穴位上拔罐，留罐10分钟，各罐出血量共计3～5毫升为宜，起罐后用消毒干棉球擦净血迹。隔3天治疗1次，10次为1疗程，一般治疗1～3个疗程。

③ 方义：此法能清泻肺胃热邪、疏肝活血、解毒散结，用火罐拔出血液，可使瘀血去、新血生，而治疗痤疮。

（2）自血疗法

① 取穴：主穴为肺俞穴；配穴为肺经风热配大椎穴，脾胃湿热配足三里穴，冲任失调配地机穴；痰瘀互结配三阴交穴。

② 操作：选用一次性2毫升注射器（带6～7号注射针头），肘部静脉严格消毒后抽取静脉血2毫升，穴位局部经消毒后，左手固定穴位，右手持注射器对准穴位快速刺入皮下，然后将针头缓慢刺入肌层，达到一定深度并有"得气感"且无回血后，便可将自身血液注射入穴位内，每个穴位注射量约0.5毫升，每周2次，4周为1个疗程。

③ 方义："自血疗法"又称"经络注血疗法"，为广州中医药大学已故首席教授靳瑞首创，其源自20世纪50年代的前苏联的"自血疗法"，对于过敏性皮肤病等有一定的疗效。早在20世纪60年代中期，靳老将前苏联的"自血疗法"与经络穴位相结合，发展成为"靳氏经络注血疗法"。

痤疮发病过程中的免疫学机制近年来备受关注，自身血液中含有丰富的微量元素、抗体、补体、酶类等物质，将自身血注射到具有针对性治疗作用的穴位并经组织吸收后，可激发患者的自身免疫系统与内环境，调整神经、内分泌功能，改变机体的反应性。本方选取具有调理肺脏、润泽皮毛作用的肺俞穴，配合疏散风热之大椎穴、健脾利湿之足三里穴、健脾活血之地机穴、活血化瘀之三阴交穴、进行自血注射，可更好地激发人体免疫机制，改善机体特异性或非特异性体液与细胞免疫力，从而达到治疗痤疮的目的。

三、斑秃（Alopecia Areata）

（一）概述

斑秃是指骤然发生的头皮部毛发斑片状脱落的病症。因发病突然，患者无自觉症状，俗称"鬼剃头"。本病多由精神紧张、内分泌紊乱等因素而诱发。西医以激素治疗为主，疗效确切，但不良反应大，停药后易复发。中医认为本病由于情志失调、气滞血瘀、血不养发，或劳倦体虚、风邪乘虚而入、发失所养而致。

（二）针灸治疗

1.梅花针、艾灸——祛瘀而生新

（1）操作　用梅花针从脱发区四周向中心作环状重手法密集弹刺，至微微渗血为度。治疗初期，脱发区皮肤光滑如亮，毫无毳毛生长，则宜重叩，微出血为度；如治疗后见稀疏嫩发，则宜轻叩，间日1次或间隔2日1次。然后用艾条行局部温和灸，每处5～10分钟，至皮肤红晕为度，每日1～2次为宜。

（2）方义　梅花针叩刺可疏通局部经络、祛除瘀滞，有祛瘀之功；艾灸则可荣养经脉、调和气血，促进毛发生长，起到生新的作用。两者合用，尤善促进局部新陈代谢、血液循环，从而对促进毛发组织的修复和再生有一定作用。

2.生姜涂搽——祛风散寒

将秃发的部位充分暴露，脱发区局部常规消毒，将新鲜生姜切片，用力搓擦脱发处皮肤，时间4～5分钟，使头皮发热，可祛风散寒，促进毛发生长。

3.心理调适——心病还需心药医

中医心理疗法主张"心身并治"，张介宾在《景岳全书》中指出"若思郁不解致病者，非得情舒愿遂，多难去效"。精神心理因素是斑秃的常见诱因，如用脑过度、精神刺激、紧张焦虑、抑郁悲伤或惊恐等均可诱发本病。医者可采用转移注意、暗示开疑法对患者进行心理调适。转移注意就是把患者的注意力从疾病上转移到其他方面，以便减轻病情；暗示开疑则是应用暗示疗法，医生以坚定的神情和口吻鼓励病人积极治疗，还可通过痊愈病人的现身说法，以增强患者的治疗信心。

四、黄褐斑（Chloasma）

（一）概述

黄褐斑是常见的色素沉着类疾病，表现为面颊部对称存在的淡褐色至棕黑色斑片，深浅、大小不一，也可见于眼眶、额部、眉间、两颧、鼻部、口周等处。它是影响女性美容的常见问题，多发于青春期后，可有季节性，夏重冬轻。

（二）病因及辨证

黄褐斑的致病因素主要包括如下几种。

1.内分泌因素

内分泌失调是造成黄褐斑的首要因素。尤其是雌激素与黄褐斑发生关系密切，最常见的原因有口服避孕药、妊娠等。妊娠妇女黄褐斑的发生率为30%～70%，分娩后约87%的女性色素沉着可以减少甚至消失；口服避孕药者约有20%可产生黄褐斑，多在服药1～2个月后出现，因为避孕药中含有的雌激素可刺激黑色素细胞，促使黄褐斑产生，故建议对雌激素敏感者，改用其他避孕方式；另外，长期服皮质类固醇激素也可导致黄褐斑。

2.日晒

阳光中的紫外线是促使黄褐斑加重的主要因素，这也是防晒对于黄褐斑患者显得至关重要的原因所在。

3.药物与化妆品

长期应用氯丙嗪（冬眠灵）、苯妥英钠等药物会诱发黄褐斑；化妆品也可诱发黄褐斑，尤以劣质化妆品更为有害。

4.情绪

烦躁易怒或抑郁的情绪可以引发黄褐斑，黄褐斑患者本身又会因为病情产生急躁或消极的情绪，而进一步加重病情。

5.妇科及其他疾病

黄褐斑常会伴发于某些慢性病，特别是妇科疾病如月经不调、痛经、子宫附件炎、子宫肌瘤、卵巢囊肿、不孕症等，其他如肝炎、肝硬化、结核、甲状腺疾病等也会成为黄褐斑的诱因。

6.遗传

黄褐斑的发生有一定的家族性、地域性因素。

中医临床上多根据黄褐斑的色泽及伴随症状，确定病变性质为在肝、在脾、在肾及病情虚实。

在肝者，多为肝气郁结证，表现为面部出现褐色斑点，常伴有心烦易怒、两胁胀痛、嗳气、失眠、经前乳房胀痛等症状。

在脾者，多为脾气亏虚证，表现为斑色灰褐，伴随食欲下降、胸闷、疲乏无力、肢体困重、月经不调、闭经等症。

在肾者，多见肾水不足证，表现为斑色黑褐，伴有面色晦暗、头晕耳鸣、脱发、腰酸腿软、失眠多梦、月经量少、色黑有块等症。

（三）针灸治疗

针灸治疗本病从调整肝、脾、肾三脏功能入手，以调和气血、消散瘀滞、祛斑美容为目标。

1.基本治疗

主穴：阿是穴（皮损区）、肝俞穴、脾俞穴、肾俞穴、血海穴、三阴交穴。

配穴：肝郁者配太冲穴，脾虚者配足三里穴，肾虚者配命门穴。

2.方义

针灸处方以局部取穴和远端取穴相结合，局部取穴主要取黄褐斑及其密集区周围，使用美容针或细毫针，根据黄褐斑的面积，围绕黄褐斑向中心斜刺5～8针，可疏通面部经络气血；远端取穴则以背俞穴调理脏腑功能，配合活血化瘀之血海穴、三阴交穴为主穴，共奏活血祛斑之功。

3.其他疗法

（1）刺络拔罐

① 取穴：膈俞穴、肝俞穴、阳性反应点（在脊柱两侧寻找浅黄色或深褐色斑点或斑块）。

② 操作：穴位局部皮肤消毒后，用梅花针叩刺，使局部微微渗血，再以叩刺区域为中心拔罐，留罐8～10分钟后，除去罐内血液、清洁皮肤。隔日1次，15次为1个疗程。

③ 刺络拔罐法能使瘀血去、新血生，梅花针叩刺穴位可激发、调

节经络脏腑功能，达到祛斑的目的。

（2）耳穴贴压

① 主穴：面颊、额、颞、外鼻、内分泌、肾上腺、皮质下、缘中；配穴：在肝者配肝穴，在脾者配脾穴，在肾者配肾穴，月经不调者加卵巢、内生殖器。

② 操作：根据黄褐斑好发部位，在患者耳穴面颊、额、颞、外鼻处放血，先按摩上述部位穴区，常规消毒皮肤，以毫针点刺穴位，以刺破表皮、渗出血珠为宜，共放血2～3毫升，每周1～2次。其余穴位用王不留行子贴压，每天按压2～3次，以局部发红发热为度，3～5天更换1次，20次为1个疗程。

③ 方义：耳穴放血具有疏通经络、祛瘀生新、镇静清热、消炎止痛的作用，耳穴贴压取内分泌、肾上腺、缘中、皮质下、内生殖器、卵巢等穴，能调节脑垂体及子宫、内分泌功能，肝、脾、肾三穴能补肾益精、疏肝解郁、健脾活血，诸穴相配，共奏祛斑美容之功。

（3）面部刮痧

① 操作：先清洁皮肤，再均匀涂抹润肤乳，按照额头、眼周、面颊、口周、鼻部、下颌的顺序，用面部刮痧板依次从面部中间向两侧沿肌肉纹理走向或顺应骨骼形态单方向刮拭，在色斑、痛点处采用压力大、速度慢的手法。然后按揉太阳穴、印堂穴、迎香穴、颧髎穴、承泣穴、四白穴、承浆穴、大迎穴、颊车穴及黄褐斑部位。刮拭速度宜缓慢柔和，力度均匀平稳，以皮肤潮红为度，不要求出痧。每周2次，4周为1个疗程。

② 方义：面部刮痧可开泄腠理、驱邪外出，又可疏通经络、宣通气血。可改善面部血液循环，加速新陈代谢，促使代谢产物排出，从而达到排毒养颜健肤、行气活血消斑的作用。

4.注意事项

妇科疾病如月经不调、痛经、子宫肌瘤、卵巢囊肿等引发本病者，或以肝病、结核等为原发病者，要以治疗原发病为主。同时要建立患者祛斑治疗的信心和积极性，做好生活、饮食及精神调理，方可取效。

小 结

1.单纯性肥胖的概念、病因、辨证、针灸治疗（基本治疗、穴位按摩、耳穴贴压）

2.痤疮的概念、病因、辨证、针灸治疗（基本治疗、刺络拔罐、自血疗法）

3.斑秃的概念、针灸治疗（梅花针、艾灸、生姜涂搽、心理调适）

4.黄褐斑的概念、病因、辨证、针灸治疗（基本治疗、刺络拔罐、耳穴贴压、面部刮痧）

第十二周
健康"耳"中求

目的要求：

▶ 熟悉耳穴疗法的临床适应证及操作方法

　　早在《黄帝内经》中就有"耳者，宗脉之所聚也"的记载，1957年，法国医学博士诺吉尔提出"倒置胎儿"的耳穴分布规律，从而开启了耳穴疗法系统的研究和运用。耳穴在耳郭的分布犹如倒置的胚胎，当人躯体或脏腑发生病变的时候，耳郭往往会在相应部位出现阳性反应点，如结节、压痛等，通过刺激相应耳穴则可以起到强身健体、防治疾病的作用。

　　耳穴疗法的作用特点可总结为以下两个方面。

　　（1）可结合中西医理论选穴　既可根据西医理论选择相应耳穴，如交感可调节血管舒缩功能，皮质下可调节大脑皮层功能；又可运用中医理论，根据经络、脏腑相应的生理功能和病理反应辨证取穴，如肺可调整肺脏功能而治疗咳喘、皮肤疾患等。

　　（2）可根据疾病发作或加重的时间规律加强刺激　耳穴贴压、埋针等可留置3～5天，期间可嘱患者根据疾病发作或加重的时间规律按压、刺激耳穴，以加强疗效，如失眠患者可在睡前半小时按压相应耳穴。

　　下面介绍耳穴疗法常见的临床适应证及操作方法。

一、更年期综合征（Climacteric Syndrome）

（一）概述

　　妇女更年期综合征是由于卵巢退行性改变，雌激素和孕激素分泌减少，促性腺激素分泌增多，从而引起生殖器官、心血管系统、神经系统及其他内分泌代谢系统的一系列变化和症状。祖国医学认为，本病属"绝经前后诸症"的范畴，是由于这一时期的妇女肾中阴精不足，不能维系肾阳，虚阳浮越则出现心悸、潮热、盗汗等症状，还可影响心、肝、脾诸脏使其功能失调而出现一系列临床症状。

（二）辨证

（1）阴虚型　潮热盗汗、烦躁易怒、头晕耳鸣、五心烦热、心悸健忘、失眠多梦、口燥咽干、腰膝酸软、大便秘结、小便短赤、舌质红、少苔或无苔、脉细数。

（2）阳虚型　面色㿠白或晦暗、精神不振、乏力自汗、少气懒言、气短心悸、畏寒肢冷、纳呆便溏、夜尿频数、舌质淡、舌体胖嫩、苔白润、脉迟无力。

（三）针灸治疗

治疗原则——补肾、调理脏腑、平衡阴阳

（1）取穴

取穴 ┃ 主穴：肾、内生殖器、内分泌、皮质下、神门、交感
　　　┃ 配穴 ┃ 阴虚型——肝、心
　　　┃　　　┃ 阳虚型——脾

（2）操作　耳郭常规消毒，待自然干燥后用耳穴按压棒在所选耳穴区域内寻找敏感点，取王不留行子贴压于敏感点上，嘱病人每日自行按压3～5次，每次按压5～10分钟，以耳郭潮红为度，3～5天更换1次，双耳交替，10次为1个疗程。

（3）方义　耳穴肾可补益肾阳、滋养肾阴；内生殖器调理女性生殖系统功能；内分泌调节内分泌功能；神门、皮质下镇静安神，调节大脑皮质功能而治疗心悸失眠；交感调节自主神经功能而治疗潮热盗汗；耳穴心可安心神、滋心阴、降心火，耳穴肝、脾可疏肝解郁、健脾助运。

（4）注意事项　治疗过程中需嘱患者坚持自行按压耳穴，以耳郭有胀、热、微痛的感觉为度，方能取得较好疗效。患者更年期综合征的出现与社会、家庭及精神情绪等多种因素有关，故在治疗过程中宜配合心理疏导。

二、失眠（Insomnia）

（一）概述

失眠，以经常不能获得正常睡眠为特征，轻者入睡困难，或醒后难以入睡，重则彻夜不寐，严重影响工作、生活、学习和健康。祖国医学认为，失眠由情志所伤、劳逸失度、久病体虚、饮食不节等原因所致，病因虽多，但总属心神不安、阴不敛阳、阴阳失调所致。故治疗宜协调阴阳、宁心安神。

（二）针灸治疗

（1）取穴

取穴 {
　主穴：皮质下、心、神门、枕、交感
　配穴 {
　　心烦口苦——肝、胆
　　健忘乏力——脾
　　手脚心有潮热感——肾
　}
}

（2）操作　上述耳穴以王不留行子贴压，以手或耳穴按摩棒轻推所选耳穴，压力适中，以有酸胀感为宜，每天按摩3～5次，睡前半小时按摩一次，3～5天更换一次，双耳交替，10天为1个疗程。

（3）方义　通过对耳穴心、肝、脾、肾等的刺激，可以起到宁心安神、疏肝理气、健脾补肾之功效。而对神门、交感、皮质下的刺激，可以镇静、催眠、安神，还可以调节大脑皮质及血管舒缩功能。

（4）注意事项　耳穴贴压法宜长期坚持使用，治疗过程中嘱患者保持乐观心态，规律作息时间，加强锻炼，合理饮食，可逐渐解除患者对安眠药的依赖性或成瘾性。

三、偏头痛（Migraine）

（一）概述

偏头痛是由神经调节功能紊乱或血管舒缩功能障碍引起的以反复发作的、剧烈的单侧搏动性颞侧头痛，常伴有恶心呕吐、畏光畏声等症状。多发于青年女性，在疲劳、紧张、情绪不稳定、睡眠欠佳、月经期及某些特定季节容易发作。本病归属于中医"头风"的范畴，多由肝胆风火上扰，气血不和，经络受阻，不通则痛。

（二）辨证

（1）肝阳上亢型　症见偏头痛呈胀痛，或抽掣样痛，每遇情志郁怒而发作，心烦意乱，夜寐不宁，急躁易怒，口干，脉弦细。

（2）瘀血阻滞型　症见患处胀痛或刺痛，痛处固定不移，昼轻夜重，舌质紫黯或有瘀斑，脉细涩。

（3）气血亏虚型　症见一侧头部隐隐作痛，绵绵不休，伴有面色萎黄，神倦乏力，气短懒言，舌质淡，脉细弱。

（4）肝肾阴虚型　症见头部隐隐作痛，伴有眩晕耳鸣，寐差梦多，口干，舌质红苔少，脉细数。

（三）针灸治疗

（1）取穴

取穴
- 主穴：皮质下、神门、内分泌、交感、脑干、颞、肝、胆
- 配穴
  - 肝阳上亢——耳尖放血
  - 瘀血阻滞——耳中
  - 气血亏虚——脾、胃
  - 肝肾阴虚——肾

（2）操作　耳穴常规消毒后，医者用止血钳夹住图钉式皮内针针柄部，轻轻刺入所选耳穴，再用胶布固定；或用胶布将圆形磁珠固定在上述耳穴上，用手按压并按摩片刻，以患者感到热、胀、微痛为宜，嘱患者每日按压耳穴3～5次。

（3）方义　耳穴神门、皮质下镇静止痛；耳穴内分泌调节内分泌功能；耳穴交感、脑干可调节血管舒缩功能而止血管性头痛；耳穴颞是治疗偏头痛的要穴，可疏通局部气血、通络止痛；耳穴肝、胆疏导少阳气机；耳尖放血可平肝潜阳、清泻内热；耳穴耳中活血祛瘀；耳穴脾、胃补益脾胃、化生气血；耳穴肾补肾益精、充养脑髓。

（4）注意事项　在治疗的同时，嘱患者养成良好的生活习惯，定时起居，保证足够的睡眠时间，忌烟酒辛辣之品，可加强疗效。

四、小儿遗尿（Infantile Enuresis）

（一）概述

遗尿症为儿科常见病之一，是指5岁以上小儿不能自主控制排尿，经常于睡梦中夜尿自遗，醒后方觉的一种病症。患儿遗尿少则数夜1次，多则1夜数次，具有睡眠深沉、不易唤醒的特点。若日久不愈，可有精神不振、食欲减退以及面黄肌瘦等全身症状，给患儿身心健康带来严重影响。祖国医学认为，遗尿的发生主要是肾气不足，膀胱气化功能失常，不能制约水道而致。故治疗以温肾助阳、固摄膀胱为主。

（二）针灸治疗

（1）取穴

$$取穴 \begin{cases} 主穴：肾、膀胱、缘中 \\ 配穴 \begin{cases} 疲倦乏力、食欲缺乏——肺、脾 \\ 性情急躁、小便色黄——肝、胆 \end{cases} \end{cases}$$

（2）操作　双耳郭常规消毒后，用小镊子夹住图钉型皮内针针柄，针尖对准选定的穴位，轻轻垂直刺入，待患者感到疼痛或热胀后，将环状针柄留在皮肤上，然后用胶布贴敷固定。每天用手按压3次（每晚睡前按压1次），3～7天更换1次，双耳交替。

（3）方义　取耳穴肾、膀胱为主，可调补肾气、固摄膀胱；耳穴缘中有抗利尿作用，可增强觉醒中枢的兴奋性；耳穴肺、脾、肝、胆等穴可辨证调整脏腑功能。

（4）注意事项　埋针期间要注意清洁，避免针孔处沾水；天热出汗较多时，埋针时间不宜过长，以防感染。

小　结

1.耳穴疗法的作用特点

2.耳穴疗法治疗更年期综合征、失眠、偏头痛、小儿遗尿的方法及注意事项

第六阶段

得心应手，熟能生巧

第十三周
梅花针，小器具大作用

目的要求：

▶ 熟悉梅花针的作用、临床适应证及操作方法

梅花针又称"皮肤针"，以针头形似梅花而得名，《灵枢·官针》记载："半刺者，浅内而疾发针，无针其内，如拔毛状，以取皮气"，即指浅刺皮肤的针刺方法。梅花针叩刺皮肤可起到激发经络之气、活血祛瘀、清热解毒之功效，具体分述如下。

1.疏经通络

《素问·皮部论》曰："凡十二经脉者，皮之部也。是故百病之始生也，必先于皮毛。"说明皮部与经络、脏腑密切联系，梅花针叩刺皮部，可激发、调整经络脏腑之气，使气血畅通，通则不痛，从而起到疏通经气、通络止痛之作用，临床善于治疗多种皮肤病和疼痛疾患。

2.活血祛瘀

《素问·针解篇》曰："菀陈则除之者，出恶血也。"对于络脉瘀阻的病症，最宜刺络脉、泻恶血、祛邪气、泄热毒。梅花针刺络出血，可宣通瘀滞、活血化瘀，对跌打损伤所致的瘀血肿胀收效显著，同时对于疮疡痈疖有良好的消肿散结作用。

3.清热解毒

梅花针刺血使热毒之邪随血出而泄，火降热清则毒邪可除；对于热毒壅盛之证可起到驱邪外出、清热解毒的功效，临床常用于丹毒、虫蛇咬伤等疾患。

一、神经性皮炎（Neurodermatitis）

（一）概述

神经性皮炎是常见的皮肤疾病，以阵发性剧痒和皮肤苔藓样变为

特征，遇精神紧张、搔抓、饮酒等因素症状加剧，好发于颈部、肘部、腰骶等肢体易受摩擦之处。局限性皮损有一块或数块；播散型皮损多发于四肢、颈项和躯干等部位，常呈对称分布。

（二）辨证

本病属中医"牛皮癣"范畴。多由情志不遂，肝郁化火，热伏营血，复感风邪或风、湿、热三邪阻遏肌肤，日久营血不足，血虚生风化燥，肌肤失于濡养则皮肤干燥、粗糙、瘙痒。根据中医辨证常分为两型。

（1）肝郁化火　心烦易怒，患处皮肤潮红，瘙痒剧烈，精神紧张易诱发或加重。

（2）血虚风燥　面色无华，心悸失眠，皮肤干燥，瘙痒脱屑，搔之则瘙痕遍布，结有血痂。

（三）治疗

1.叩刺部位

（1）患处局部　皮损处及其周围皮肤。

（2）背俞穴　肝郁化火型配肝俞穴、心俞穴；血虚风燥型配肺俞穴、膈俞穴。

2.操作

叩刺部位常规消毒，使用梅花针用腕关节之力叩刺，皮损处施以重叩，以少量渗血为度；背俞穴施以轻刺激，以穴位局部潮红为度。隔日1次，10次为1个疗程。

3.方义

梅花针叩刺皮损处，使之出血，可开泄腠理、驱邪外出；叩刺背俞穴可调理脏腑功能，"肺主皮毛"，故取肺俞穴疏风散邪；"诸痛痒疮，皆属于心"，故取心俞穴宁心安神；"肝主疏泄"，故取肝俞穴疏肝解郁；膈俞穴善治血证，取"治风先治血，血行风自灭"之义。临床还可配合艾灸皮损处等疗法加强其养血、祛风、止痒之功。

4.注意事项

患处局部禁用热水烫洗，嘱患者注意气候变化，使局部免受风湿热邪之侵袭；因本病与精神情绪因素有重要关系，故心理调摄尤为重要，宜解除患者烦躁情绪，树立其战胜疾病的信心，加快疾病康复。

二、三叉神经痛（Trigeminal Neuralgia）

（一）概述

　　三叉神经痛是以三叉神经分布区出现放射样、烧灼样、抽掣性疼痛为主的疾病，疼痛常自发产生，也可由洗脸、吸烟、说话、刷牙等触发，迁延数年不愈，患者异常痛苦。西医主要采用镇静药物或三叉神经阻滞术等方法治疗，但副作用大、并发症多，且复发率较高。

（二）辨证

　　中医认为，"头面为诸阳之会"，三叉神经痛多因风热邪毒熏蒸面部经络，气血凝滞不通，不通则痛，故疼痛反复发作、经久不愈。临床往往分为以下证型。

　　（1）风寒阻络　常由感受风寒等因素诱发，发作时面部呈短暂性抽搐样剧痛，似刀割样，面肌有紧束感，局部喜热敷；舌淡苔白，脉紧。

　　（2）风火上扰　突然发生面部短暂而剧烈的疼痛，有烧灼感，伴目赤面红、口疮、便干溲黄；舌红苔黄，脉弦数。

　　（3）气滞血瘀　骤然发生闪电样短暂而剧烈的面部疼痛，严重者可有面部肌肉抽搐，舌质紫暗苔薄白，脉弦涩。

（三）治疗

1.叩刺部位

　　（1）面部　三叉神经分为眼支、上颌支和下颌支。眼支痛者取太阳穴、鱼腰穴、丝竹空穴；上颌支痛者取四白穴、下关穴、颧髎穴；下颌支痛者取地仓穴、颊车穴、承浆穴。

　　（2）背部　脊柱两侧足太阳膀胱经距脊柱旁开1.5寸及3寸的循行路线；风寒阻络型选风门穴、肺俞穴；风火上扰型选肝俞穴、胆俞穴；气滞血瘀型选肝俞穴、膈俞穴。

2.操作

　　面部穴位以梅花针叩刺至局部潮红，再于叩刺部位行闪罐法。背部先以梅花针沿脊柱两侧的循行路线，往返叩刺2～3遍，以局部潮红为度，再根据辨证分型在相应穴位上重点叩刺，以微微渗血为宜。隔日1次，10次为1个疗程。

3.方义

采用梅花针叩刺面部腧穴可活血止痛、疏通经络，从而达到止痛的效果；在背部足太阳膀胱经循行分布区域叩刺，并重点选取相应背俞穴，可起到调理脏腑气血、扶正祛邪之目的。

4.注意事项

本病与精神因素及劳累、感受风寒有密切关系，故宜嘱病人调畅情志，积极配合治疗，并合理安排饮食起居、避风寒、忌劳累，以增强疗效。

三、假性近视（Pseudomyopia）

（一）概述

假性近视又称"调节痉挛性近视"，高发于青少年时期，近视的发生与长时间、近距离用眼关系密切，长期使用电脑、伏案写作姿势不当都可使睫状肌的功能长期处于调节紧张与痉挛状态，晶状体屈光度增加而形成近视。

（二）辨证

中医认为，近视多由劳伤脏腑，脏腑功能失调，不能化生精气，难以濡养双目，而出现视涩欠明、视近物清晰而视远物模糊之症。青少年近视常见如下两型。

（1）脾胃气虚　视物不清，伴面色微黄无华、消瘦乏力、食欲不振、食后腹胀、便溏，舌淡嫩或带齿印，脉弱。

（2）肾精不足　视物不清，自觉眼睛干涩，伴头晕耳鸣、失眠多梦，舌质淡，脉弦细。

（三）治疗

1.叩刺部位

（1）主穴　眼周穴位（四白穴、太阳穴、睛明穴）、风池穴、颈夹脊穴。

（2）辨证配穴　脾胃气虚配脾俞穴、胃俞穴；肾精不足配肝俞穴、肾俞穴。

2.操作

所取穴位常规消毒后，梅花针叩刺上述穴位，以局部微微渗血为宜（眼周穴位不宜出血，以皮肤潮红为度），隔日1次，10次为1个疗程。

3.方义

梅花针叩刺眼周穴位，可疏通经络、调和气血、缓解视觉疲劳、改善视力；颈夹脊穴临床常用于治疗头颈部疾患，梅花针叩刺颈夹脊穴，配合足太阳膀胱经的背俞穴，可起到调整脏腑功能、荣润双目的作用。

4.注意事项

治疗的同时嘱患者注意用眼卫生，看书写字的姿势要正确，坚持做眼保健操，少看电视，少玩游戏机，少打电脑。

四、带状疱疹（Herpes Zoster）

（一）概述

带状疱疹是由水痘带状疱疹病毒侵害神经根引起的急性炎症性皮肤病，由于其症状特点为皮肤上出现红斑、水疱，如串珠状排列成带，犹如蛇形，故中医又称为"蛇串疮"。

（二）辨证

中医认为本病多由肝胆火盛或脾虚湿盛、复感邪毒，内伤湿热与外感毒邪之火搏结，阻遏于皮肤而成。临床常分为两型。

（1）肝经郁热　皮损鲜红、疱壁紧张、灼热刺痛，伴口苦咽干、烦躁易怒、便干溲黄，舌红苔黄，脉弦数。

（2）脾虚湿蕴　疹色淡红、疱壁松弛，伴食少腹胀、便溏，舌淡苔白腻，脉沉缓。

（三）治疗

1.叩刺部位

（1）主穴　疱疹局部及周围皮肤、患处相应脊髓节段夹脊穴。

（2）配穴　肝经郁热配肝俞穴、胆俞穴；脾虚湿蕴配脾俞穴、胃俞穴。

2.操作

将疱疹部位及周围皮肤常规消毒后，先在疱疹的外端（即疱疹周围上、下、左、右），用梅花针反复轻叩至皮肤出现红晕或轻度出血点，再用梅花针针尖对准疱疹处，反复叩刺，直至疱疹破裂，内液流出。随之叩以火罐，5分钟后取下火罐，用酒精棉球拭去浆液及血液，无须包扎，嘱患者勿洗澡，直至疱疹萎缩干枯结痂。夹脊穴及背俞穴以梅花针叩刺，中等刺激，以局部见明显潮红，但不出血为宜。隔日1次，5次为1个疗程。

3.方义

梅花针叩刺拔罐可使风热毒邪得以随血外泄，有利于炎症和代谢产物的疏散和排泄，而达到消炎止痛的目的；根据夹脊穴与脊髓神经节段的密切关系，叩刺相应脊髓节段夹脊穴，可起到消除神经水肿、抑制神经根及神经炎症、预防后遗神经痛发生的作用。取背俞穴叩刺则可调节脏腑功能，加强疗效。

4.注意事项

嘱患者衣着柔软，健侧卧位，以防疱疹破溃及继发感染；嘱患者调畅情志，清淡饮食，注意休息，保证充足睡眠。

小　结

1.梅花针的作用

2.神经性皮炎、三叉神经痛、假性近视、带状疱疹的概念、辨证、梅花针疗法的操作及注意事项

第十四周
穴位敷贴，三重疗效解病痛

目的要求：

▶ 熟悉穴位敷贴的优势、临床适应证及操作方法

穴位敷贴（Point Application）是中医内病外治的一种独特疗法，早在清代吴尚先所撰外科专著《理瀹骈文》中就大力倡导膏贴的运用，指出"若脏腑病，则视病所在，上贴心口，中贴脐眼，下贴丹田"。目前，穴位敷贴已成为国际上重点开发的给药途径，其具有三大优势。

（1）结合穴位-经络-药物三重功效　既能发挥药物对穴位的刺激作用：协调阴阳，改善和增强机体免疫力，达到降低发病率和缓解症状的目的；又具有药物"归经"和功能效应：药物透皮进入血液循环，直达脏腑经气失调的病所。

（2）穴位给药由于皮肤角质层的贮存作用，避免口服或注射给药的"峰谷现象"；且没有胃及消化道首过作用，可大大提高药物的生物利用度，同时避免胃肠道的不良反应和毒副作用。

（3）使用方便，易于被患者接受，便于长期应用，尤其适用于老人和不能口服药物的患者。

正是由于穴位敷贴的这些优点，使其更适合于小儿及老年人疾病的防治，下面给大家介绍几种常见的适应证。

一、失眠（Insomnia）

（一）概述

失眠是指无法入睡或无法保持睡眠状态，从而导致生活、工作质量受到影响的病症，属中医"不寐"范畴。现代医学认为，失眠的原因与个人的生理、心理、社会等因素关系密切；祖国医学认为，本病

与心、肝、脾、肾等脏腑功能失调相关，心神不安，以致不得入寐。

（二）治疗

（1）处方　五味子、朱砂、吴茱萸按15：15：1的比例配制，将上述药物碾末过筛，适量混匀，每次取3g加适量食醋调成糊状，均分两份，集中涂于5厘米×5厘米大小的医用胶布上。

（2）取穴　涌泉穴。

（3）操作　每晚20：00用温水泡足15～20分钟后擦干，用自制中药贴2枚分别敷贴于双侧涌泉穴，次日8：00揭除，10次为1个疗程，连续观察4个疗程。

（4）方义　中医认为"寐本于阴"，失眠与阴虚阳亢、阳不入阴有关，采用滋阴安神的中药贴敷具有滋补肝肾功效的涌泉穴，对肝肾亏虚之老年人、更年期妇女尤为适宜。

（5）注意事项　每次贴敷时间不宜超过18小时，以免局部出现红肿、水疱、瘙痒等不良反应。

二、小儿腹泻（Infantile Diarrhea）

（一）概述

腹泻是指以粪便稀薄、排便次数增加为表现的一个症状。其病因多样，病情较为复杂。本病属中医中的"痢疾"、"肠风"等范畴，多因湿邪入侵而损伤脾胃所致。

（二）治疗

（1）处方　白胡椒、丁香、肉桂、吴茱萸各等份，研为细末，用凡士林调为膏状。

（2）取穴　神阙穴。

（3）操作　用时取膏3克左右敷于脐中，外用胶布固定。若胶布过敏者可改用肤疾宁固定，每日换药1次，3天为1个疗程。

（4）方义　祖国医学认为，小儿的生理特点为"肝常有余、脾常不足"，肝脾不调、脾失健运则易出现腹泻等症，采用温里健脾、疏肝理气之中药贴敷于腹部要穴神阙穴（脐中）之上，则可起到扶正祛邪、培元固本之功效。现代医学认为，神阙穴为人体皮肤角质层最薄之处，药物由此处最易弥散入血而发挥疗效，且敷脐疗法还可解决小儿打针、吃药难之问题。

（5）注意事项　可配合捏脊（拇指、食指两指沿着脊柱的两旁，将皮捏起，边提捏边向前推进，由尾骶部捏到颈项部，重复3～5遍）等手法按摩，加强疗效。

三、颈椎病（cervical spondylosis）

（一）概述

颈椎病又称"颈椎综合征"，是由于颈椎长期劳损，椎间盘组织或关节发生退行性改变，影响邻近的神经根、脊髓、椎动脉及颈部交感神经等组织而引起的颈肩、上肢及背部出现僵直、疼痛、麻木、功能活动受限及头昏、眩晕等症状为特点的症候群。祖国医学认为本病属"颈强"、"眩晕"等范畴，多以肝肾不足、肾精及气血亏虚、骨体失养为本；以风寒湿邪侵袭、痹阻经络、气血瘀滞为标。

（二）治疗

（1）处方　当归、川芎、威灵仙、透骨草、延胡索、生姜按1∶1∶1.5∶2∶1.5∶1的比例配制，上药研为细末，备用。

（2）取穴　大杼穴。

（3）操作　临用时取药末10克，以姜汁（生姜去皮绞汁过滤）10毫升调和成1厘米×1厘米×1厘米大小的药饼，用5厘米×5厘米胶布分别贴敷于双侧定喘穴上，2小时后撕脱即可。每周2次，4周为1个疗程。

（4）方义　颈椎病与风、寒、湿三邪侵袭人体，局部经络气血运行不畅密切相关，故采用祛风除湿、散寒止痛、活血化瘀之中药贴敷于具有强筋健骨功效的大杼穴处，可起到疏通气血、缓解疼痛之效。

（5）注意事项　贴敷过程中出现局部热、痛、痒等感觉属正常现象，如难以忍受可提前自行撕脱，贴敷2小时后宜及时去除药贴。如局部起水疱者可使用针具挑破水疱，涂以龙胆紫，并予纱布干敷患处，保持局部干爽，一般2～3周后水疱即自行结痂脱落。

四、慢性支气管炎（Chronic Bronchitis）

（一）概述

慢性支气管炎是以反复咳嗽、咳痰为主要症状，常在清晨及夜间加重，秋冬季高发。中医认为本病属"咳嗽"、"痰饮"等范畴，与肺、脾、肾三脏相关。

（二）治疗

（1）处方　细辛、附子、白芥子、苍耳子按1∶1∶1∶1.5比例配制，研为细末，和匀备用，临用前用姜汁和蜂蜜调成饼状。

（2）取穴　定喘穴。

（3）操作　将大小适中之药饼放置于双侧定喘穴上，外用胶布或肤疾宁固定，每次敷1～2小时，微感疼痛即可取下（小儿及皮肤薄嫩者酌情缩短敷贴时间）。于夏季三伏天贴敷，初伏开始，每隔10天贴敷1次，3次为1个疗程。一般经1～2年治疗即可取效。

（4）方义　在夏季三伏天，运用穴位敷贴的方法治疗多发于小儿及老年人的慢性支气管炎、哮喘等呼吸道疾病，称为"冬病夏治"。中医认为，遵循《黄帝内经》"春夏养阳、秋冬养阴"之原则，利用夏季"伏天"人体阳气充盛，此时治疗秋冬寒冷季节易诱发的呼吸道疾病，药物吸收快、疗效高，预防效果也好。

（5）注意事项　一般用于慢性支气管炎、哮喘静止期，发作期仍可敷用，但缓解作用弱，故需配合其他处理。因药物有一定的刺激性，故不宜敷贴过久，以免造成皮肤起泡甚至溃烂，孕妇慎用。敷贴期间忌食辛辣刺激食物及牛羊肉、海鲜等发物。

小　结

1.穴位敷贴疗法的作用及优势

2.失眠、小儿腹泻、颈椎病、慢性支气管炎的穴位敷贴疗法

常读附件胸了然，小心驶得万年船

第十五周 附录

目的要求：

▶ 掌握禁针、禁灸穴位、孕妇禁针穴位及四总穴歌

▶ 熟悉行针指要歌、孙真人十三鬼穴、标幽赋、百症赋等针灸歌诀

一、针灸禁忌不可忘

"禁针"或"禁灸"腧穴是古人的临证经验积累，我们在临证工作中要谨慎操作，以免引起不良反应的发生。但是我们必须承认，由于历史条件的限制，古人的认识存在很大的局限性，故不宜完全照搬，但也不能全盘否定，必须批判地加以吸收，把握"禁用"的内涵，在最大限度内发挥针灸的治疗作用。以下列出《禁针穴歌》、《禁灸穴歌》，并加以讨论，提出目前宜遵循的针灸禁忌原则。

（一）禁针穴歌——《古今医统》

脑户囟会及神庭，玉枕络却到承灵，

颅息角孙承泣穴，神道灵台膻中明。

水分神阙会阴上，横骨气冲针莫行，

箕门承筋手五里，三阳络穴到青灵。

孕妇不宜针合谷，三阴交内亦通论，

石门针灸应须忌，女子终身孕不成。

外有云门并鸠尾，缺盆主客深晕生，

肩井深时亦晕倒，急补三里人还平。

刺中五脏胆皆死，冲阳血出投幽冥，

海泉颧髎乳头上，脊间中髓伛偻形。

手鱼腹陷阴股内，膝膑筋会及肾经，

腋股之下各三寸，目眶关节皆通评。

（二）禁灸穴歌——《针灸大成》

哑门风府天柱擎，承光临泣头维平，
丝竹攒竹睛明穴，素髎禾髎迎香程。
颧髎下关人迎去，天牖天府到周荣，
渊腋乳中鸠尾下，腹哀臂后寻肩贞。
阳池中冲少商穴，鱼际经渠一顺行，
地五阳关脊中主，隐白漏谷通阴陵。
条口犊鼻上阴市，伏兔髀关申脉迎，
委中殷门承扶上，白环心俞同一经。
灸而勿针针勿灸，针经为此尝叮咛，
庸医针灸一齐用，徒施患者炮烙刑。

（三）讨论

综观古人所说的禁针禁灸穴，目前临床只要选择合适的针具，并且运用正确的针刺施灸方法，不但不会造成任何伤害，反而能获得良好的治疗效果，故并不存在绝对禁忌。所以对古代医家所提出的禁针禁灸穴，我们既要引起重视，又不应被其所束缚。对其所谓的"禁"不能单纯理解为禁用，可理解为"慎"、"小心"，只有结合现代解剖和生理知识加以分析，才能在前人认识的基础之上有所前进和突破。以下举例说明。

1.古今均禁针穴

《禁针穴歌》中记载的禁针穴囟会，古人云："小儿囟门未闭者禁针。"从现代针灸临床分析，新生儿颅骨未发育完全，如果在小儿囟门闭合前针刺，可能会引起颅内压增高而危及生命，故同样被现代针灸临床列为小儿禁针穴。《禁针穴歌》中记载的妇女禁针穴为石门穴、合谷穴、三阴交穴，如石门穴，《古今医统》言："石门针灸应须忌，女子终身孕不成"，现代实验研究证实，本穴有干扰受精卵着床、终止早期妊娠的作用，故孕妇应慎针；合谷穴、三阴交穴同样为目前临床孕妇禁（慎）针穴。再如乳中穴，古人提出禁针灸，目前临床一般不针不灸，只做取穴标志。

2.禁深刺穴

由于眼区、胸背部、大血管附近等部位穴下有重要的脏腑组织器官，故古人多列为禁（慎）针腧穴。如缺盆穴、肩井穴、云门穴、冲阳穴，这些穴位并非不能针刺，而是如果针刺过深或刺中动脉会损伤内脏、血管，故这些穴位不应归属于禁针穴的范畴。

3.古禁针、今可针

《禁针穴歌》中大部分腧穴目前临床均不存在禁忌。如古人将脑户穴、神庭穴等头部腧穴列为禁针穴，是因针刺不当易引发事故，但这些穴位目前临床均可针刺。神阙穴为人体角质层最薄的部位，由于在古代，消毒条件并不完善，容易因消毒不彻底而造成感染，但是目前临床上只要进行严格消毒，掌握进针的正确方向和手法，是完全可以针刺的。

4.慎用瘢痕灸穴

古代以产生瘢痕的直接灸作为灸疗的主要方式，故在《禁灸穴歌》中记载的穴位大多位于眼区、关节、颜面、动脉等部位，或穴区深部有重要脏器，灸后可能出现意外。如风府穴、哑门穴深部为延髓和脊髓；人迎穴、委中穴等深部有重要血管；天府穴、周荣穴、渊腋穴、鸠尾穴、腹哀穴等深部有重要的内脏；阳池穴、犊鼻穴等穴正当关节，故这些穴位目前临床上虽可施灸，但同样禁瘢痕灸。颜面部由于肌肤娇嫩易受损伤，同时因为易产生瘢痕而影响美容，故丝竹空穴、攒竹穴、睛明穴、素髎穴、禾髎穴、迎香穴、颧髎穴、下关穴等颜面部、眼区腧穴目前针灸临床也认为不宜灸。

（四）孕妇禁忌

古今临床实践及实验研究均显示，针刺某些腧穴有发动宫缩，甚至导致流产下胎的作用，这在《禁针穴歌》中亦有提及。故孕妇禁（慎）针穴位在临床应用中要引起重视，以免造成不良反应的发生。根据妊娠各期子宫对针刺的敏感性不同，目前一般建议在妊娠中期适当选用妊娠禁针穴，妊娠早期慎用，妊娠晚期除用于催产外，否则禁针。孕妇禁（慎）针穴列举如下。

督脉：腰阳关穴、命门穴、悬枢穴、脊中穴、中枢穴。

任脉：曲骨穴、中极穴、关元穴、石门穴、气海穴、阴交穴。

大肠经：合谷穴。

胃经：缺盆穴、滑肉门穴、天枢穴。

脾经：隐白穴、三阴交穴、府舍穴、腹结穴。

膀胱经：昆仑穴。

胆经：肩井穴。

肝经：大敦穴。

二、针灸歌诀助记忆

历代医家通过临床实践，筛选出具有确切效果的腧穴，然后编纂成歌赋流传。其内容虽不算尽善尽美，却将实践经验各有侧重地保存下来。这些歌赋，便于背诵记忆，对针灸学的发展起了很大的作用。下面列举古代歌赋数篇，以飨读者。

（一）四总穴歌——明·徐凤《针灸大全》

肚腹三里留，腰背委中求，头项寻列缺，面口合谷收。

（二）孙真人十三鬼穴歌——唐·孙思邈《千金翼方》

百邪癫狂所为病，针有十三穴须认，凡针之体先鬼宫，次针鬼信无不应，一一从头逐一求，男从左起女从右。一针人中鬼宫停，左边下针右出针；第二手大指甲下，名鬼信刺三分深；三针足大指甲下，名曰鬼垒入二分；四针掌后大陵穴，入寸五分为鬼心；五针申脉名鬼路，火针三下七锃锃；第六却寻大椎上，入发一寸名鬼枕；七刺耳垂下五分，名曰鬼床针要温；八针承浆名鬼市；从左出右君须记；九针间使鬼营上，十针上星名鬼堂，十一阴下缝三壮，女玉门头为鬼藏；十二曲池名鬼臣，火针仍要七锃锃；十三舌头当舌中，此穴须名是鬼封；手足两边相对刺，若逢孤穴只单通；此是先师真妙诀，狂猖恶鬼走无踪。

（三）行针指要歌——明·高武《针灸聚英》

或针风，先向风府百会中。或针水，水分侠脐上边取。
或针结，针着大肠泄水穴。或针劳，须向膏肓及百劳。
或针虚，气海丹田委中奇。或针气，膻中一穴分明记。
或针嗽，肺俞风门须用灸。或针痰，先针中脘三里间。
或针吐，中脘气海膻中补。翻胃吐食一般医，针中有妙少人知。

（四）百症赋——明·高武《针灸聚英》

百症俞穴，再三用心。囟会连于玉枕，头风疗以金针。悬颅、颔厌之中，偏头痛止；强间、丰隆之际，头痛难禁。原夫、面肿虚浮，须仗水沟、前顶；耳聋气闭，全凭听会、翳风。面上虫行有验，迎香可取；耳中蝉噪有声，听会堪攻。目眩兮，支正、飞扬；目黄兮，阳纲、胆俞。攀睛攻少泽、肝俞之所，泪出，刺临泣、头维之处。目中漠漠，即寻攒竹、三间；目觉䀮䀮，急取养老、天柱。观其雀目汗气，睛明、行间而细推；审他项强、伤寒，温溜、期门而主之。廉泉、中冲，舌下肿疼堪取；天府、合谷，鼻中衄血直追。耳门、丝竹空，住牙疼于顷刻；颊车、地仓穴，正口㖞于片时。喉痛兮，液门、鱼际去疗。转筋兮，金门、丘墟来医。阳谷、侠溪，颔肿、口噤并治；少商、曲泽，血虚口渴同施。通天，去鼻内无闻之苦；复溜，祛舌干口燥之悲。哑门、关冲，舌缓不语而要紧；天鼎、间使，失音嗫嚅而休迟。太冲泻唇㖞以速愈，承浆泻牙疼而即移。项强多恶风；束骨相连于天柱；热病汗不出，大都更接于经渠。且如两臂顽麻，少海就傍于三里；半身不遂，阳陵远达于曲池。建里、内关，扫尽胸中之苦闷；听宫、脾俞，祛残心下之悲凄。久知胁肋疼痛，气户、华盖有灵；腹内肠鸣，下脘、陷谷能平。胸胁支满何疗，章门不用细寻。膈疼饮蓄难禁，膻中、巨阙便针。胸满更加噎塞，中府、意舍所行；胸膈停留瘀血，肾俞、巨髎宜征。胸满项强，神藏、璇玑已试；背连腰痛，白环、委中曾经。脊强分水道、筋缩，目眩分颧髎、大迎。痉病非颅息而不愈，脐风须然谷而易醒。委阳、天池，腋肿针而速散；后溪、环跳，腿疼剌而即轻。梦魇不宁，厉兑相谐于隐白；发狂奔走，上脘同起于神门。惊悸怔忡，取阳交、解溪勿误；反张悲哭，仗天冲、大横须精。癫疾必身柱、本神之令，发热仗少冲、曲池之津。岁热时行，陶道复求肺俞理；风痫常发，神道须还心俞宁。湿寒湿热下髎定，厥寒厥热涌泉清。寒栗恶寒，二间疏通阴郄暗；烦心呕吐，幽门开彻玉堂明。行间、涌泉，主消渴之肾竭；阴陵、水分，去水肿之脐盈。痨瘵传尸，趋魄户、膏肓之路；中邪霍乱，寻阴谷、三里之程。治疸消黄，谐后溪、劳宫而看；倦言嗜卧，往通里、大钟而明。咳嗽连声，肺俞须迎天突穴；小便赤涩，兑端独泻太阳经。刺长强于承山，善主肠风新下血；针三阴于气海，专司白浊久遗精。且如肓俞、横骨，泻五淋之久积；阴郄、后溪，治盗汗之多出。脾虚谷以不消，脾俞、膀胱俞觅；胃冷食而难化，魂门、胃俞堪责。鼻痔必取龈交，癫气须求浮白。大敦、照海，患寒疝而善蹇；五里、臂臑，生瘰疬而能治。至阴、屋翳，疗痒疾之疼多；肩髃、阳溪，消隐风之热极。抑又论妇人经事改常，自有地机、血海；女子少气漏血，不无交信、合阳；带下产崩，冲门、气冲宜审；月潮违限，天枢、水泉细详。肩井乳痛而极效，商丘痔瘤而最良。脱肛趋百会、尾骶之所，无子搜阴交、石关之乡。中脘主乎积痢，外丘搜乎大肠。寒疝分商阳、太溪验，瘕癖分冲门、血海强。夫医乃人之司命，非志士而莫为；针乃理之渊微，须至人之指教。先究其病源，后攻其穴道，随手见功，应针取效。方知玄里之玄，始达妙中之妙。此篇不尽，略举其要。

（五）标幽赋——元·窦汉卿《针经指南》

拯救之法，妙用者针。察岁时于天道，定形气于予心，春夏瘦而刺浅，秋冬肥而刺深，不穷经络阴阳，多逢刺禁；既论脏腑虚实，须向经寻。原夫起自中焦，水初下漏，太阴为始，至厥阴而方终；穴出云门，抵期门而最后。正经十二，别络走三百余支；正侧仰伏，气血有六百余候。手足三阳，手走头而头走足；手足三阴，足走腹而胸走手。要识迎随，须明逆顺。况乎阴阳气血多少为最，厥阴太阳，少气多血；太阴少阴，少血多气；而又气多血少者，少阳之分；气盛血多者，阳明之位。先详多少之宜，次察应至之气。轻滑慢而未来，沉涩紧而已至。既至也，量寒热而留疾；未至也，据虚实而候气。气之至也，如鱼吞钩饵之浮沉；气未至也，如闲处幽堂之深邃。气速至而速效，气迟至而不治。观夫九针之法，毫针最微，七星上应，众穴主持，本形金也，有蠲邪扶正之道。短长水也，有决凝开滞之机，定刺象木，或斜或正；口藏比火，进阳补羸。循机扪而可塞以象土，实应五行而可知。然是三寸六分，包含妙理；虽细桢于毫发，同贯多岐。可平五脏之寒热，能调六腑之虚实，拘挛闭塞，遣八邪而去矣；寒热痹痛，开四关而已之。凡刺者，使本神朝而后入；既刺也，使本神定而气随；神不朝而勿刺，神已定而可施。定脚处，取气血为主意；下手处，认水木是根基，天地人三才也，涌泉同璇玑、百会；上中下三部也，大包与天枢、地机。阳跷阳维并督带，主肩背腰腿在表之病；阴跷阴维任冲脉，去心腹胁肋在里之疑。二陵二跷二交，似续而交五大；两间两商两井，相依而别两支。大抵取穴之法，必有分寸，先审自意，次观肉分；或伸屈而得之，或平直而安定。在阳部筋骨之侧，陷下为真；在阴分郄腘之间，动脉相应。取五穴用一穴而必端，取三经用一经而可正。头部与肩部详分，督脉与任脉易定，明标与本，论刺深刺浅之经；住痛移疼，取相交相贯之迳，岂不闻脏腑病，而求门海俞募之微；经络滞，而求原别交会之道。更穷四根三结，依标本而刺无不痊；但用八法五门，分主客而针无不效。八脉始终连八会，本是纪纲；十二经络十二原，是为枢要。一日取六十六穴之法，方见幽微，一时取一十二经之原，始知要妙。原夫补泻之法，非呼吸而在手指；速效之功，要交正而识本经。交经缪刺，左有病而右畔取；泻络远针，头有疾而脚上针。巨刺与缪刺各异，微针与妙刺相通。观部分而知经络之虚实，视浮沉而辨脏腑之寒温。且夫先令针耀，而虑针损；次藏口内，而欲针温。目无外视，手如握虎；心无内慕，如待贵人。左手重而多按，欲令气散；右手轻而徐入，不痛之因。空心恐怯，直立侧而多晕；背目沉掐，坐卧平而没昏。推于十干十变，知孔穴之开阖；论其五行五脏，察日时之旺衰，伏如横弩，应若发机。阴交阳别而定血晕，阴蹻阳维而下胎衣，痹厥偏枯，迎随俾经络接续；漏崩带下，温补使气血依归。静以久留，停针待之。必准者，取照海治喉中之闭塞；端的处，用大钟治心内之呆痴。大抵疼痛实泻，痒麻虚补，体重节痛而俞居，心下痞满而井主。心胀咽痛，针太冲而必除；脾冷胃疼，泻公孙而立愈。胸满腹痛刺内关，胁疼肋痛针飞虎。筋挛骨痛而补魂门，体热劳嗽而泻魄户。头风头痛，刺申脉与金门；眼痒眼痛，泻光明与地五。泻阴郄止盗汗，治小儿骨蒸；刺偏历利小便，医大人水蛊；中风环跳而宜刺，虚损天枢而可取。由是午前卯后，太阴生而疾温；离左酉南，月朔死而速冷。循扪弹弩，留吸母而坚长；爪下伸提，疾呼子而嘘短。动退空歇，迎夺右而泻凉；推内进搓，随济左而补暖。慎之！大患危疾，色脉不顺而莫针；寒热风阴，饥饱醉劳而切忌。望不补而晦不泻，弦不夺而朔不济；精其心而穷其法，无灸艾而坏其皮；正其理而求其原，免投针而失其位。避灸处而加四肢，四十有九；禁刺处而除六腧，二十有二。抑又闻高皇抱疾未瘥，李氏刺巨阙而后苏；太子暴死为厥，越人针维会而复醒。肩井曲池，甄权刺臂痛而复射；悬钟环跳，华佗刺躄足而立行。秋夫针腰俞而鬼免沉疴，王纂针交俞而妖精立出。取肝俞与命门，使瞽士视秋毫之末；刺少阳与交别，俾聋夫听夏蚋之声。嗟夫！去圣逾远，此道渐坠。或不得意而散其学，或恣其能而犯禁忌。愚庸智浅，难契于玄言。至道渊深，得之者有几？偶述斯言，不敢示诸明达者焉，庶几乎童蒙之心启。

三、针灸学自测试题

试卷（一）

题序	一	二	三				总分
题型样例	单选题	简答题	病案分析				总分
满分	70	20	10				100

一、单选题（最佳选择题。每一道考题下面均有五个备选答案，只需从中选择一个最合适的答案。每题1分，合计70分。）

1. 明代针灸大发展，被称为第三次针灸学总结的著作是：
   A.《针灸大全》 　　　　　 B.《针灸大成》
   C.《针灸资生经》 　　　　 D.《铜人腧穴针灸图经》
   E.《针灸聚英》

2. 《针灸甲乙经》的作者是：
   A.元·滑伯仁 　　　　　　 B.南宋·王执中
   C.明代·杨继洲 　　　　　 D.魏晋·皇甫谧
   E.北宋·王惟一

3. 足三阴经从开始部位至内踝上8寸段的分布是：
   A.厥阴在前，少阴在中，太阴在后
   B.厥阴在前，太阴在中，少阴在后
   C.太阴在前，厥阴在中，少阴在后
   D.太阴在前，少阴在中，厥阴在后
   E.少阴在前，厥阴在中，太阴在后

4. 经络系统中具有加强十二经中表里两经联系的部分为：
   A.奇经八脉 　　　　　　　 B.十二经脉
   C.十五络脉 　　　　　　　 D.十二经别
   E.十二经筋

5. 十二经脉交接规律中，在目内眦衔接的经脉为：
   A.一对表里经 　　　　　　 B.一对同名阴经
   C.一对同名阳经 　　　　　 D.一阴经一阳经
   E.以上都不对

6. 奇经八脉中有其所属输穴的经脉是：

A.冲脉   B.任脉
C.带脉   D.阳跷脉
E.阳维脉

7.下面符合十二经脉流注次序的是：
A.手太阴肺经、足太阴脾经、足阳明胃经、手阳明大肠经
B.手厥阴心包经、手少阳三焦经、足少阳胆经、足厥阴肝经
C.手太阴肺经、手阳明大肠经、足阳明胃经、足少阴肾经
D.手少阴心经、足少阴肾经、手太阳小肠经、足太阳膀胱经
E.手少阴心经、手太阳小肠经、足少阴肾经、足太阳膀胱经

8.以下不符合"气街"理论的为：
A.胸气有街   B.胫气有街
C.腹气有街   D.膺气有街
E.头气有街

9.下列哪条经脉的名称是正确的：
A.手少阳大肠经   B.手阳明小肠经
C.足少阳三焦经   D.足少阴肾经
E.手少阴心包经

10.下列经脉，不上行至头面部的为：
A.肝经   B.阴跷脉
C.督脉   D.任脉
E.脾经

11.腘横纹至外踝尖的骨度分寸为：
A.12寸   B.13寸
C.16寸   D.18寸
E.19寸

12.分布在十二经循行路线上的穴位是：
A.经穴   B.经外奇穴
C.阿是穴   D.天应穴
E.不一定

13.以下关于"一夫法"的定义，哪项正确：
A.患者食指、中指、无名指、小指并拢，以无名指中节横纹
为准，四指的宽度作为3寸
B.患者食指、中指、无名指、小指并拢，以中指中节横纹为
准，四指的宽度作为3寸

C.医生食指、中指、无名指、小指并拢，以中指中节横纹为准，四指的宽度作为3寸

D.医生食指、中指、无名指、小指并拢，以无名指中节横纹为准，四指的宽度作为3寸

E.患者食指、中指、无名指、小指并拢，以食指中节横纹为准，四指的宽度作为3寸

14.以下哪项不属于腧穴的远治作用：

A.外关穴治疗耳鸣耳聋　　B.大敦穴治疗疝气

C.太溪穴治疗头痛、目眩　D.委中穴治疗腰痛

E.列缺穴治疗咳嗽

15.妇科病宜选用下列哪些经脉的腧穴治疗：

A.足阳明、足太阴、足厥阴　B.手阳明、足阳明、足少阴

C.足太阴、足少阴、足厥阴　D.手厥阴、足厥阴、足太阴

E.手太阴、足太阴、足阳明

16.位于四肢腕踝关节附近的穴位是：

A.络穴　　　　　　　　　　B.原穴

C.荥穴　　　　　　　　　　D.合穴

E.募穴

17.以下哪个穴位位于膝部，且属于足太阴脾经：

A.丰隆穴　　　　　　　　　B.梁丘穴

C.阴陵泉穴　　　　　　　　D.阳陵泉穴

E.公孙穴

18.位于肩部，可用于治疗乳痈的穴位是：

A.肩髃穴　　　　　　　　　B.肩髎穴

C.肩贞穴　　　　　　　　　D.肩井穴

E.少泽穴

19.下列哪个穴位既可以治疗崩漏，又可以治疗各种皮肤病：

A.承山穴　　　　　　　　　B.复溜穴

C.次髎穴　　　　　　　　　D.血海穴

E.至阴穴

20.以下适合直刺的穴位是：

A.神庭穴　　　　　　　　　B.中府穴

C.心俞穴　　　　　　　　　D.膻中穴

E.神门穴

21.以下既是井穴，又善治头晕、失眠的穴位是：

    A.太溪穴   B.至阴穴

    C.隐白穴   D.少商穴

    E.涌泉穴

22.下列关于腧穴定位的描述，哪项正确：

    A.环跳穴位于股骨大转子最高点与骶管裂孔的外2/3与内1/3
的交点上

    B.水沟穴位于人中沟中点处

    C.委中穴位于腘横纹，股二头肌肌腱与半膜肌肌腱的中间

    D.后溪穴位于第5掌指关节后尺侧的近侧掌横纹头赤白肉际

    E.劳宫穴位于掌横纹中，第2、第3掌骨中间

23.孕妇不宜针刺的穴位是：

    A.太溪穴   B.太冲穴

    C.阴陵泉穴   D.昆仑穴

    E.大椎穴

24.以下关于悬钟穴的描述，哪项不正确：

    A.归属于足少阳胆经

    B.位于外踝高点上3寸，腓骨前缘

    C.与三阴交穴相对

    D.可用于治疗月经不调、痛经等妇科疾患

    E.直刺0.5～0.8寸

25.在胸部距离前正中线6寸，腹部距离前正中线4寸的经脉为：

    A.胆经   B.脾经

    C.胃经   D.膀胱经

    E.肾经

26.位于耳屏上切迹前，下颌骨髁状突后缘，张口呈凹陷处的为：

    A.听宫穴   B.完骨穴

    C.率谷穴   D.耳门穴

    E.听会穴

27.下列哪项不是气海穴的主治范畴：

    A.虚脱、乏力   B.风疹、湿疹

    C.腹泻、便秘   D.月经不调、痛经

    E.小便不利、遗尿

28.关于神门穴的表述，哪项不正确：

    A.输穴，原穴

    B.位于腕横纹尺侧端，尺侧腕屈肌腱的桡侧凹陷处

    C.主治失眠、心烦、心悸等心疾

    D.直刺0.3～0.5寸

    E.归属于手厥阴心包经

29.Which is not the indication of Dazhui（DU14）：

    A.Cough   B.epilepsy

    C.dysmenorrhea   D.high fever

    E.pain and rigidity of the head and neck

30.Which is wrong of the following meridial distribution：

    A.Quchi-Large Intestine Meridian

    B.Dadun-Liver Meridian

    C.Laogong-Lung Meridian

    D.Huantiao-Gallbladder Meridian

    E.Xuehai-Spleen Meridian

31.采用背俞穴治疗风疹、皮肤瘙痒，应首选：

    A.肝俞穴   B.膈俞穴

    C.脾俞穴   D.三焦俞穴

    E.心俞穴

32.位于面部瞳孔直下处的腧穴为：

    A.睛明穴   B.四白穴

    C.下关穴   D.颊车穴

    E.颧髎穴

33.可用于治疗难产的足太阳膀胱经的腧穴为：

    A.承山穴   B.委中穴

    C.昆仑穴   D.攒竹穴

    E.大肠俞穴

34.治疗半身不遂取井穴刺出血，其意在：

    A.接续经气   B.阴中求阳

    C.阳中求阴   D.扶助正气

    E.以上皆非

35.四神聪穴可用于治疗除哪项外的各项病症：

    A.失眠、健忘   B.头痛、眩晕

C.癫狂痫　　　　　　　　D.视物模糊

E.面瘫

36.关于哑门穴的描述，哪项不正确：

A.归属于督脉

B.位于第2颈椎下，后发际正中直上1寸处

C.主治舌强不语、颈项强痛

D.针刺时嘱患者正坐位，头微前倾，项部放松

E.向下颌方向缓慢刺入0.5～1寸

37.下列除哪项外，均为相对穴（位置相对）：

A.三阴交穴-悬钟穴　　　　B.曲池穴-曲泽穴

C.内关穴-外关穴　　　　　D.阴陵泉穴-阳陵泉穴

E.太溪穴-昆仑穴

38.以下哪项不属于针具的范畴：

A.竹针　　　　　　　　　B.毫针

C.砭石　　　　　　　　　D.太乙针

E.骨针

39.关于双手进针法，哪项不正确：

A.刺手与押手互相配合将针刺入腧穴的方法

B.针刺气海穴宜选用舒张进针法

C.针刺承泣穴宜选用夹持进针法

D.针刺睛明穴宜选用指切进针法

E.针刺膻中穴宜选用提捏进针法

40.同时针刺中府穴、孔最穴、足三里穴、三阴交穴四穴时，宜
选用：

A.俯卧位　　　　　　　　B.仰卧位

C.俯伏坐位　　　　　　　D.侧伏坐位

E.侧卧位

41.提插补泻法中的泻法操作正确的是：

A.重插轻提、幅度小、频率慢

B.轻插重提、幅度大、频率快

C.重插轻提、幅度大、频率快

D.轻插轻提、幅度小、频率慢

E.以上都不是

42.呼吸补泻中的补法操作正确的是：

A.医生吸气时进针，呼气时出针

B.病人呼气时进针，吸气时出针

C.医生呼气时进针，吸气时出针

D.病人吸气时进针，呼气时出针

E.病人吸气时进针，呼气时出针

43.以下不属于行针辅助手法的是：

A.循法　　　　　　　　B.指切法

C.摇法　　　　　　　　D.震颤法

E.飞法

44.“透天凉”法可用于治疗除哪项外的各种病症：

A.急性痈肿　　　　　　B.冷痹顽麻

C.目赤肿痛　　　　　　D.热痹

E.高热不退

45.疮疡初起、虫毒咬伤常用哪种灸法：

A.隔姜灸　　　　　　　B.隔蒜灸

C.隔盐灸　　　　　　　D.隔附子饼灸

E.雀啄灸

46.下列哪项不是导致滞针的因素：

A.精神紧张　　　　　　B.体质虚弱

C.单向捻针　　　　　　D.行针手法过重

E.留针时间过长

47.以下哪项不是针刺得气的临床表现：

A.患者局部产生酸、麻、重、胀的感觉

B.医生感到手下有沉紧涩滞、针体颤动的感觉

C.患者自觉有不同程度感觉传导和扩散

D.针刺部位出现循经皮疹带

E.患者腧穴局部出现明显的疼痛

48.关于天灸的说法，哪项不正确：

A.又称“药物灸”、“发泡灸”

B.常使用对皮肤有刺激性的药物敷贴穴位

C.常用药物如白芥子、斑蝥、蒜泥

D.常用于治疗关节痹痛、哮喘

E.常用于治疗小儿疟腮、脐风

49.患者肌力、肌张力基本正常，但不能解纽扣、拾硬币，若用头针治疗，宜刺：

  A.运动区中2/5   B.感觉区中2/5

  C.胃区   D.平衡区

  E.晕听区

50.用于治疗痤疮、扭伤、乳痈等疾病时，拔罐多选用：

  A.闪罐法   B.刺络拔罐法

  C.走罐法   D.留针拔罐法

  E.药罐法

51.针刺双侧风池穴时患者体位应为：

  A.仰卧位   B.侧卧位

  C.仰靠坐位   D.俯伏坐位

  E.侧伏坐位

52.下列不宜使用三棱针放血的病症为：

  A.高热惊厥   B.中风脱证

  C.中暑昏迷   D.急性腰扭伤

  E.急性扁桃体炎

53.下列哪项不是耳穴神门的主治范畴：

  A.面瘫   B.高血压

  C.失眠多梦   D.癫痫

  E.神经衰弱

54.下列电针操作中哪项是错误的：

  A.通电前各旋钮调至零位

  B.治疗痿证、关节扭伤可选用疏波

  C.正极接主穴，负极接配穴

  D.电流输出宜逐渐增大

  E.心脏病患者，避免电流回路通过心脏

55.下列除哪个穴位外均不宜用瘢痕灸法：

  A.迎香穴

  B.天枢穴

  C.颧髎穴

  D.下关穴

  E.神门穴

56.以下哪项不属于确定针刺深度的因素：
  A.患者体质　　　　　　　B.季节气候
  C.腧穴部位　　　　　　　D.患者体位
  E.患者病情

57.急性胃痛宜首选下列哪个穴位治疗：
  A.天枢穴　　　　　　　　B.犊鼻穴
  C.梁丘穴　　　　　　　　D.孔最穴
  E.地机穴

58.下列善于治疗胃心胸疾患的穴位是：
  A.后溪穴、申脉穴　　　　B.列缺穴、照海穴
  C.公孙穴、内关穴　　　　D.列缺穴、外关穴
  E.后溪穴、内关穴

59.女性，47岁，平素身体健康，与他人发生口角后，头痛剧烈，伴眩晕、面红目赤、烦躁易怒、舌红、苔黄、脉弦数，治疗选取下列哪组穴位为宜：
  A.印堂穴、内庭穴、合谷穴、率谷穴
  B.太阳穴、外关穴、气海穴、足三里穴
  C.内关穴、太冲穴、中脘穴、丰隆穴
  D.风池穴、后溪穴、阿是穴、头维穴
  E.百会穴、风池穴、头维穴、太冲穴

60.着痹的治疗除在病变局部选穴外，可再加：
  A.阴陵泉穴、足三里穴　　B.风池穴、风府穴
  C.大椎穴、曲池穴　　　　D.肾俞穴、关元穴
  E.膈俞穴、血海穴

61.男性，61岁，近年来常因劳累头晕，昨晚突然仆倒，人事不知，现面色潮红，牙关紧闭，呼吸气粗，喉中痰鸣，身热躁动，两手握固，脉弦滑而数，宜选用下列哪组针灸处方治疗：
  A.内关穴、水沟穴、关元穴、气海穴、神阙穴
  B.内关穴、水沟穴、十二井穴、太冲穴、合谷穴
  C.内关穴、水沟穴、三阴交穴、尺泽穴、委中穴
  D.内关穴、水沟穴、太溪穴、风池穴
  E.内关穴、水沟穴、丰隆穴、曲池穴

62.女性，28岁，浴后感寒，全身不适，次晨发现右眼闭合不全，嘴角左歪，且感面部肌肤麻木不仁，微恶风寒，舌淡苔白，脉浮。宜

首选下列哪些经脉为主治疗：

    A.手足少阳经、手足阳明经   B.手足少阳经、手足太阳经

    C.手足阳明经、手足太阳经   D.手足阳明经、手足厥阴经

    E.手足太阳经、手足厥阴经

63.女性，48岁，常感头晕，近日来因劳累头晕益甚，伴乏力，面色苍白，唇甲不华，舌淡，脉细。宜首选下列哪组处方治疗：

    A.风池穴、百会穴、中脘穴、丰隆穴、阴陵泉穴

    B.风池穴、百会穴、肾俞穴、关元穴、悬钟穴

    C.百会穴、头维穴、合谷穴、曲池穴、大椎穴

    D.百会穴、风池穴、气海穴、脾俞穴、胃俞穴

    E.百会穴、头维穴、行间穴、太冲穴、太溪穴

64.女，19岁，3天前受凉发热，热退后突然出现两臂麻木无力，逐渐进展为四肢软弱无力、麻木，大小便不能自行排出，伴心烦口渴，小便短黄，舌红苔黄，脉细数，诊断为格林-巴利综合征。下列说法哪项不正确：

    A.中医诊断为痿证

    B.治则为祛邪通络、濡养经脉

    C.宜选用手足阳明经、夹脊穴为主治疗

    D.辨证配穴为阴陵泉穴、内庭穴

    E.可使用皮肤针叩刺治疗肢体麻木

65.针灸治疗不寐，下列哪项不正确：

    A.治则为调理跷脉、安神利眠

    B.主穴为水沟穴、百会穴、内关穴、神门穴、太冲穴

    C.痰热内扰型配穴为丰隆穴、内庭穴

    D.耳针治疗可选用皮质下穴、心、神门

    E.对于较重的不寐患者，四神聪穴可留针过夜

66.哮喘发作期，声高气粗，呼吸深长，呼出为快，体质较强，脉象有力。宜首选下列哪组穴位治疗：

    A.风池穴、大椎穴、太阳穴、列缺穴、合谷穴

    B.中府穴、肺俞穴、列缺穴、合谷穴

    C.中府穴、肺俞穴、太渊穴、三阴交穴

    D.肺俞穴、定喘穴、膻中穴、尺泽穴、列缺穴

    E.肺俞穴、定喘穴、膏肓穴、太渊穴、太溪穴

67.治疗月经不调，主要选取的经脉是：
    A.任脉、督脉　　　　　　B.任脉、足太阴经
    C.督脉、足阳明经　　　　D.督脉、足太阴经
    E.任脉、足太阳经
68.关于针灸治疗呃逆，下列哪项不正确：
    A.主穴为中脘穴、内关穴、足三里穴、膈俞穴、膻中穴
    B.胃寒积滞型可加用艾条灸或隔姜灸
    C.肝气郁滞型加肝俞穴、脾俞穴
    D.耳针治疗呃逆以膈、胃、神门为主穴
    E.本病病位在膈，故膈俞可用于治疗各种原因引起的呃逆
69.针灸治疗蛇串疮的操作方法，下列哪项不正确：
    A.局部阿是穴围针
    B.局部阿是穴刺血拔罐
    C.疱疹后遗神经痛局部用皮肤针叩刺
    D.疱疹后遗神经痛局部加用艾条灸
    E.相应夹脊穴毫针补法
70.针灸治疗郁证，下列哪项不正确：
    A.治则为调神理气、疏肝解郁
    B.主穴为印堂穴、四神聪穴、神门穴、照海穴、申脉穴
    C.肝气郁结型配穴为期门穴、膻中穴
    D.心脾两虚型配穴为心俞穴、脾俞穴
    E.针灸治疗过程中，可配合暗示疗法

二、简答题（仔细阅读以下试题，并根据要求认真回答。每题5分，合计20分。）

71.请写出十二经脉的循行走向规律（5分）
72.请写出一个常用于治疗落枕的十四经穴，并简述其归属经脉、定位、刺灸方法。（5分）
73.简述晕针的处理措施。（5分）
74.简述针灸治疗肝气犯胃型呕吐的治法、主穴、配穴。（5分）

三、病案分析（根据题目要求，请系统回答下列问题。合计10分。）

75.A male of 52.The patient has the history of hypertension，and always suffered from headache，vertigo and numbness of limbs.Fifteen days ago，the patient suddenly felt weakness of the left limbs and deviation of the mouth as well as aphasia.The diagnosis was Cerebral Infarction.Being treated with Chinese and Western medicine，the patient improved to some extent.Then the patient came specially to receive the acumox therapy.Manifestation：numbness and paralysis of the left limbs，aphasia，accompanied by irascibility，insomnia，dream-disturbed sleep，dizziness and vertigo，red tongue with yellow coating as well as stringy pulse.

试析本病的中医诊断（2分）、证型（1分）、治则（1分）、针灸处方（主穴、配穴）（3分）及方义（3分）。

试卷（一）参考答案

一、单选题

1.B	2.D	3.B	4.C	5.C	6.B
7.B	8.D	9.D	10.E	11.C	12.E
13.B	14.C	15.C	16.B	17.C	18.D
19.D	20.E	21.E	22.E	23.D	24.D
25.B	26.D	27.B	28.E	29.C	30.C
31.B	32.B	33.C	34.A	35.E	36.B
37.B	38.D	39.C	40.B	41.B	42.B
43.B	44.B	45.B	46.B	47.E	48.E
49.A	50.B	51.D	52.B	53.A	54.C
55.B	56.D	57.C	58.C	59.E	60.A
61.B	62.C	63.D	64.D	65.B	66.D
67.B	68.C	69.E	70.B		

二、简答题

71.请写出十二经脉的循行走向规律。

答：手三阳经，从手走头；手三阴经，从胸走手；足三阳经，从头走足；足三阴经，从足走胸（腹）。

72.请写出一个常用于治疗落枕的十四经穴，并简述其归经、定位、刺灸方法。

列出以下5个腧穴中的任意一个即可。

（1）后溪穴

① 归经：手太阳小肠经。

② 定位：微握拳，第5掌指关节前尺侧，掌指横纹头赤白肉际。

③ 刺灸法：直刺0.5～1.0寸。

（2）悬钟穴

① 归经：足少阳胆经。

② 定位：外踝高点上3寸，腓骨前缘。

③ 刺灸法：直刺0.5～0.8寸。

（3）外关穴

① 归经：手少阳三焦经。

② 定位：腕背横纹上2寸，尺骨与桡骨正中间。

③ 刺灸法：直刺0.5～1寸。

（4）肩井穴

① 归经：手太阳小肠经。

② 定位：肩上，大椎穴与肩峰连线的中点。

③ 刺灸法：直刺0.5～0.8寸。孕妇禁针。

（5）风池穴

① 归经：足少阳胆经。

② 定位：胸锁乳突肌与斜方肌之间的凹陷中，平风府穴。

③ 刺灸法：针尖微下，向鼻尖方向斜刺0.8～1.2寸。

73.简述晕针的处理措施。

答：处理措施：①立即出针，去枕平卧；②给饮温开水或糖水；③重者指压或针刺人中穴、内关穴等穴，艾灸气海穴、关元穴等穴；④仍不省人事者，可考虑采取其他急救措施。

74.简述针灸治疗肝气犯胃型呕吐的治法、主穴、配穴。

答：治法：和胃降逆、理气止呕。以手厥阴经穴、足阳明经穴及相应募穴为主。

主穴：中脘穴、内关穴、足三里穴、胃俞穴。

配穴：期门穴、太冲穴。

三、病案分析

75.中医诊断：中风。

证型：中经络（肝阳上亢）。

治则：醒脑调神、疏通经络。

针灸处方：①主穴为水沟穴、内关穴、三阴交穴、极泉穴、尺泽穴、委中穴。

②配穴为太冲穴、太溪穴。

方义：心主血脉藏神，内关穴为心包经络穴，可调理心神，疏通气血；脑为元神之府，督脉入络脑，水沟穴为督脉穴，可醒脑调神导气；三阴交穴为足三阴经交会穴，可滋补肝肾。极泉穴、尺泽穴、委中穴疏通肢体经络。

试卷（二）

题序	一	二	三	四			总分
题型样例	单选题	多选题	简答题	病案分析			总分
满分	55	15	20	10			100

一、单选题（每道题下面有A、B、C、D、E五个答案，其中只有一个正确答案。每题1分，合计55分。）

1. 《铜人腧穴针灸图经》的作者是：
   A. 南宋·王执中　　　　　B. 晋代·葛洪
   C. 元·滑伯仁　　　　　　D. 明代·杨继洲
   E. 北宋·王惟一

2. 足三阳经在下肢部的分布规律是：
   A. 太阳在前，少阳在中，阳明在后
   B. 阳明在前，少阳在中，太阳在后
   C. 阳明在前，太阳在中，少阳在后
   D. 太阳在前，阳明在中，少阳在后
   E. 少阳在前，阳明在中，太阳在后

3. 在经络系统中，是十二经脉别行深入体腔的支脉，起到加强十二经脉与体腔脏腑联系作用的是：
   A. 奇经八脉　　　　　　　B. 十二经脉
   C. 十五络脉　　　　　　　D. 十二经别
   E. 十二经筋

4. 足厥阴肝经与手太阴肺经衔接于：
   A. 胸部　　　　　　　　　B. 足部
   C. 手部　　　　　　　　　D. 面部
   E. 头部

5.十二经脉交接规律中，在心中衔接的经脉为：

    A.一对表里经   B.一对同名阴经

    C.一对同名阳经   D.一阴经一阳经

    E.以上均不对

6."一源三歧"是指：

    A.任脉、督脉、阳维脉   B.任脉、阴维脉、带脉

    C.任脉、督脉、冲脉   D.督脉、冲脉、带脉

    E.任脉、督脉、带脉

7.手三阴经循行走向的规律为：

    A.从手走头   B.从胸走手

    C.从足走腹   D.从头走足

    E.从足走胸

8.以下不属于"四海"的为：

    A.气海   B.血海

    C.水谷之海   D.髓海

    E.阳脉之海

9.前发际至大椎穴的骨度分寸为：

    A.12寸   B.15寸

    C.18寸   D.19寸

    E.9寸

10.张口取耳门穴、听宫穴、听会穴运用的是：

    A.骨度分寸法   B.活动标志定位法

    C.固定标志定位法   D.手指同身寸法

    E.简便取穴法

11.以下关于"中指同身寸"的定义，哪项正确：

    A.以医生中指中节桡侧两端纹头之间的距离作为1寸

    B.以患者中指中节尺侧两端纹头之间的距离作为1寸

    C.以患者中指中节桡侧两端纹头之间的距离作为1寸

    D.以患者无名指中节桡侧两端纹头之间的距离作为1寸

    E.以医生无名指中节尺侧两端纹头之间的距离作为1寸

12.五输穴位于：

    A.四肢部和躯干部   B.四肢腕踝关节附近

    C.相关脏腑所处部位   D.四肢肘膝关节以下

    E.以上均不对

13.以下哪项不属于腧穴的近治作用：
    A.天枢穴治疗腹痛　　　　　　B.率谷穴治疗偏头痛
    C.昆仑穴治疗外踝扭伤　　　　D.后溪穴治疗腰扭伤
    E.曲池穴治疗网球肘

14.咽喉肿痛实热证的首选腧穴为：
    A.合谷穴　　　　　　　　　　B.太溪穴
    C.少商穴　　　　　　　　　　D.太渊穴
    E.孔最穴

15.以下哪个穴位位于眼周，且属于足阳明胃经：
    A.晴明穴　　　　　　　　　　B.四白穴
    C.光明穴　　　　　　　　　　D.地仓穴
    E.攒竹穴

16.位于腕横纹处，常用于治疗神志疾病的穴位是：
    A.外关穴　　　　　　　　　　B.太渊穴
    C.后溪穴　　　　　　　　　　D.内关穴
    E.神门穴

17.以下不宜直刺的穴位是：
    A.中府穴　　　　　　　　　　B.伏兔穴
    C.大肠俞穴　　　　　　　　　D.曲池穴
    E.肩髃穴

18.以下既是井穴，又具有催乳作用的穴位是：
    A.少商穴　　　　　　　　　　B.涌泉穴
    C.肩井穴　　　　　　　　　　D.少泽穴
    E.大敦穴

19.夹脊穴的定位方法是：
    A.第1胸椎至第4骶椎各椎棘突下旁开0.5寸
    B.第1胸椎至第5腰椎各椎棘突下旁开0.5寸
    C.第1胸椎至第12胸椎各椎棘突下旁开1寸
    D.第7颈椎至第12胸椎各椎棘突下旁开1寸
    E.第1颈椎至第5腰椎各椎棘突下旁开0.5寸

20.孕妇不宜针刺的穴位是：
    A.大椎穴　　　　　　　　　　B.曲泽穴
    C.太溪穴　　　　　　　　　　D.太冲穴
    E.三阴交穴

21.以下关于环跳穴定位的描述，哪项正确：

A.位于股骨大转子最凸点与髂前上棘连线的外1/3与中1/3的交点

B.位于股骨大转子最凸点与骶管裂孔连线的外2/3与内1/3的交点

C.位于股骨大转子最凸点与髂前上棘连线的外2/3与内1/3的交点

D.位于股骨大转子最凸点与骶管裂孔连线的外1/3与中1/3的交点

E.以上均不正确

22.在胸部距离前正中线4寸，腹部距离前正中线2寸的经脉为：

A.胆经   B.脾经

C.胃经   D.膀胱经

E.肾经

23.任脉循行经过下列哪个部位：

A.足外侧   B.足内侧

C.腰部   D.下肢内侧

E.腹部

24.位于第3胸椎棘突下、旁开1.5寸的背俞穴是：

A.膈俞穴   B.胃俞穴

C.肾俞穴   D.肺俞穴

E.心俞穴

25.下列哪项不是委中穴的主治范畴：

A.腹痛、吐泻   B.丹毒

C.痛经   D.下肢痿痹

E.小便不利

26.关于太冲穴的表述，哪项不正确：

A.输穴，原穴

B.归属于足厥阴肝经

C.位于第2、第3跖骨结合部之前凹陷中

D.可用于治疗月经不调、痛经、闭经等妇科疾患

E.直刺0.5～0.8寸

27.Which is the indication of Zhiyin（BL67）：

A.constipation   B.astham

C.malposition of the fetus   D.toothache

E.sorethroat

28.Which belongs to the Gallbladder Meridian of Foot-Shaoyang：

  A.Yinlingquan   B.Jianliao

  C.Jianjing   D.Dadun

  E.Chengshan

29.以下哪项不属于针具的范畴：

  A.砭石   B.雷火针

  C.骨针   D.毫针

  E.磁针

30.关于睛明穴的刺灸法操作，下面哪项是错误的：

  A.宜用指切进针法

  B.进针前，嘱患者闭目，左手将眼球向外侧推开并固定

  C.进针时，针沿眶缘缓慢进针

  D.进针后，可使用提插捻转等行针方法以促使得气

  E.刺入0.5～1寸，最深不宜超过1.5寸

31.徐疾补泻中的补法操作正确的是：

  A.缓慢进针，疾速出针，少捻转

  B.缓慢进针，缓慢出针，多捻转

  C.疾速进针，疾速出针，少捻转

  D.疾速进针，缓慢出针，多捻转

  E.缓慢进针，疾速出针，多捻转

32.关于晕针的处理，哪项不正确：

  A.患者平卧，头部垫高

  B.立即停止针刺，将针全部拔出

  C.给饮温开水

  D.重者指压人中穴、内关穴，艾灸关元穴、气海穴

  E.可采取吸氧等急救措施

33.以下关于提插法的表述，哪项不正确：

  A.从浅层向下刺入深层谓之"插"

  B.指力要均匀，幅度不宜过大

  C.为方便操作，可适当改变针刺角度、方向

  D.频率不宜过快，60次/分左右

  E.刺激量大小与频率的快慢、操作时间的长短有关

34.呼吸补泻的泻法是：

  A.医生吸气时进针，呼气时出针

B.患者呼气时进针，吸气时出针

C.患者吸气时进针，呼气时出针

D.医生呼气时进针，吸气时出针

E.医生吸气时进针，吸气时出针

35.下列病症中，适用于隔姜灸的是：

A.瘰疬　　　　　　　　　　B.风寒感冒、呕吐泄泻

C.肺痨　　　　　　　　　　D.溃疡初起

E.中风脱证

36.温针灸的正确操作方法是：

A.用艾条灸所针刺部位　　　B.施灸后针刺

C.针刺延长留针时间后出针　　D.使用太乙针施灸

E.针柄上穿置长度适宜的艾条施灸

37.下列关于灸法的说法，不正确的是：

A.顺序先阳后阴　　　　　　B.部位先上后下

C.艾炷从小到大　　　　　　D.灸法不存在补泻的方法

E.颜面、大血管部位不宜用直接灸

38.头针额中线位于：

A.百会穴至前顶穴之间的连线

B.神庭穴起，向前引一条长1寸的线

C.眉冲穴起，向前引一条长1寸的线

D.头临泣穴起，向前引一条长1寸的线

E.前神聪穴至悬厘穴的连线

39.在面积较大、肌肉丰厚处拔罐时，多选用的方法是：

A.闪罐法　　　　　　　　　B.走罐法

C.药罐法　　　　　　　　　D.刺络拔罐法

E.留针拔罐法

40.下列不适宜拔罐的部位是：

A.肌肉丰满　　　　　　　　B.毛发稀少

C.骨骼凹凸不平　　　　　　D.皮下组织丰富

E.腰背部

41.下列哪组穴位需慎用电针治疗：

A.肺俞穴与大杼穴（同侧）　B.环跳穴与次髎穴（同侧）

C.乳根穴与膻中穴（左侧）　D.双侧阴陵泉穴

E.关元穴与天枢穴

42.皮肤针不宜用于治疗：

　　A.痛经　　　　　　　　　　B.皮肤溃疡

　　C.腰痛　　　　　　　　　　D.神经性皮炎

　　E.便秘

43.与内脏相应的耳穴分布于：

　　A.耳垂　　　　　　　　　　B.耳舟

　　C.对耳轮上、下脚　　　　　D.耳甲

　　E.对耳轮体部

44.下列可进行针刺操作的情况是：

　　A.孕妇的下腹部

　　B.小儿囟门未合时，头顶部的腧穴

　　C.皮肤感染、溃疡部位

　　D.体质虚弱的患者

　　E.自发性出血患者

45.下列属于原络配穴法的是：

　　A.内庭穴、梁丘穴　　　　　B.神门穴、少海穴

　　C.太渊穴、列缺穴　　　　　D.太溪穴、涌泉穴

　　E.劳宫穴、内关穴

46.面瘫初起时，治宜：

　　A.取穴宜少，轻浅刺激　　　B.深刺重泻

　　C.深刺平补平泻　　　　　　D.配合电针

　　E.使用透穴刺法

47.行痹的治疗除在病变局部选穴外，可再加：

　　A.膈俞穴、血海穴　　　　　B.阴陵泉穴、足三里穴

　　C.大椎穴、曲池穴　　　　　D.肾俞穴、关元穴

　　E.风池穴、百会穴

48.针灸治疗面瘫所选取的主要经脉应是：

　　A.手足少阳经　　　　　　　B.手足阳明经

　　C.手足太阴经　　　　　　　D.手足厥阴经

　　E.手足少阴经

49.治疗痰湿中阻型眩晕，可在基本处方上加：

　　A.行间穴、侠溪穴、太溪穴　B.气海穴、脾俞穴、胃俞穴

　　C.肾俞穴、悬钟穴、三阴交穴　D.合谷穴、曲池穴、太阳穴

　　E.中脘穴、丰隆穴、阴陵泉穴

50. 以面色苍白、二便失禁、气息短促、脉散或微为主症的中风患者，宜选用下列哪组针灸处方：

    A.内关穴、水沟穴、关元穴、气海穴、神阙穴

    B.内关穴、水沟穴、十二井穴、太冲穴、合谷穴

    C.内关穴、水沟穴、三阴交穴、尺泽穴、委中穴

    D.内关穴、水沟穴、太冲穴、太溪穴

    E.内关穴、水沟穴、大椎穴、曲池穴

51. 下列穴位除哪个外，均可用于治疗肝火扰心型不寐：

    A.行间穴   B.侠溪穴

    C.四神聪穴   D.足三里穴

    E.神门穴

52. 下列哪个不是三伏天灸治疗哮喘常用的腧穴：

    A.肺俞穴   B.膏肓穴

    C.膻中穴   D.定喘穴

    E.列缺穴

53. 中风脱证宜选取下面哪组穴位：

    A.关元穴、足三里穴、人中穴

    B.水沟穴、十二井穴、气海穴

    C.十二井穴、水沟穴、内关穴

    D.内关穴、水沟穴、神阙穴

    E.以上均不对

54. 胃脘胀满疼痛，嗳腐吞酸，呕吐或矢气后痛减，宜选取下列哪组针灸处方：

    A.中脘穴、内庭穴、三阴交穴、太溪穴

    B.中脘穴、关元穴、天枢穴、太冲穴

    C.天枢穴、水分穴、阴陵泉穴、足三里穴

    D.脾俞穴、胃俞穴、大肠俞穴、神阙穴

    E.中脘穴、内关穴、足三里穴、天枢穴

55. 以下关于双手进针法的内容，哪项不正确：

    A.刺手与押手互相配合将针刺入腧穴的方法

    B.针刺膻中穴宜选用提捏进针法

    C.针刺环跳穴宜选用夹持进针法

    D.针刺气海穴宜选用舒张进针法

    E.针刺中府穴宜选用指切进针法

二、多选题（每道题下面有A、B、C、D、E五个答案，其中有多个正确答案。每题1分，合计15分。）

56.现存最早的针灸学文献为：

A.《内经》   B.《灵枢》

C.《足臂十一脉灸经》   D.《阴阳十一脉灸经》

E.《针灸甲乙经》

57.下列哪些经脉的名称是错误的：

A.手厥阴三焦经   B.手太阳大肠经

C.手少阴心包经   D.足少阴脾经

E.足厥阴肝经

58.有关奇经八脉的叙述错误的是：

A.不直接隶属于脏腑   B.均左右对称地分布于身体两侧

C.无所属腧穴   D.均上下循行

E.均起于胞宫

59.以下属于特定穴的是：

A.五输穴   B.奇穴

C.八会穴   D.八脉交会穴

E.交会穴

60.有固定名称和固定位置的是：

A.经外奇穴   B.阿是穴

C.十二经穴   D.任脉穴

E.督脉穴

61.以下关于血海穴的叙述，哪项正确：

A.位于屈膝时，髌骨外上缘上2寸处

B.归属于足阳明胃经

C.善治月经不调、痛经、经闭等月经病

D.直刺1～1.5寸

E.善治瘾疹、湿疹、丹毒等血热型皮肤病

62.大椎穴可用于治疗：

A.感冒、发热   B.癫狂痫

C.颈项强痛   D.耳鸣耳聋

E.痤疮

63.捻转补泻的泻法操作正确的是：

A.捻转角度小，用力轻，频率慢，操作时间短

B.拇指向前，食指向后，左转为主

C.拇指向后，食指向前，右转为主

D.捻转角度大，用力重，频率快，操作时间长

E.捻转角度小，用力轻，频率快，操作时间长

64."烧山火"法多用于治疗：

A.热痹 B.冷痹顽麻

C.实热性疾病 D.急性痈肿

E.虚寒性疾病

65.关于针刺深度的说法，哪项正确：

A.体质壮实者，宜深刺 B.头面、胸背部宜浅刺

C.阳证、新病宜深刺 D.年老体弱宜深刺

E.寒冷季节宜浅刺

66.导致滞针的因素有：

A.精神紧张 B.体质虚弱

C.单向捻针 D.过度劳累

E.留针时间过长

67.关于针灸治疗痛经，下列哪项正确：

A.次髎是治疗痛经的经验穴

B.虚证痛经可加用灸法

C.气滞型加肝俞穴、太冲穴

D.耳针治疗痛经可选内生殖器、内分泌、皮质下等穴

E.穴位注射法治疗痛经常用当归注射液

68.针灸治疗小儿遗尿的基本处方包括：

A.肾俞穴、命门穴 B.肺俞穴、脾俞穴

C.百会穴、神门穴 D.关元穴、中极穴

E.膀胱俞穴、三阴交穴

69.针灸治疗前额头痛，宜选取下列哪些腧穴：

A.印堂穴 B.合谷穴

C.内庭穴 D.太阳穴

E.外关穴

70.针灸治疗耳鸣耳聋伴头胀、面赤、烦躁易怒，宜选取哪些经脉的腧穴治疗：

A. 足少阳胆经　　　　　　　B. 手少阳三焦经
C. 足少阴肾经　　　　　　　D. 足厥阴肝经
E. 足阳明胃经

三、简答题（仔细阅读以下试题，并根据要求认真回答。每题5分，合计20分。）

71. 请写出十二经脉的流注次序。（5分）

72. 请写出一个常用于治疗漏肩风的十四经穴，并简述其归属的经脉、定位、刺灸方法。（5分）

73. 何谓得气，如何分析判断是否得气？（5分）

74. 简述针灸治疗肾虚腰痛的治法、主穴、配穴。（5分）

四、病案分析（根据题目要求，请系统回答下列问题。合计10分。）

75. 宋××，女，19岁，工人。患者于2004年12月4日，夜受风寒，清晨出现流涕、发热、无汗等感冒症状，第三天热退后突然出现项部疼痛，两臂麻木无力。遂到门诊就医，给予口服去痛片、理疗等。晚上8时许，出现肢体麻木加重，四肢无力，有尿意感，但不能自行排尿。遂收住神经内科病房治疗。入院查体：神清，应答切题。四肢肌张力降低，双上肢肌力3级，双下肢肌力0级，下肢感觉减退。诊断为格林-巴利综合征。给予持续吸氧、导尿、激素、营养神经等治疗。12月12日邀针灸科会诊，见病人仰卧病榻，肢体软弱无力，伴心烦口渴、舌红、苔薄黄、脉细数。

试析本病的中医诊断（2分）、证型（1分）、治则（1分）、针灸处方（主穴、配穴）（3分）及方义（3分）。

试卷（二）参考答案

一、单选题

1.E	2.B	3.D	4.A	5.E	6.E	7.B
8.E	9.B	10.B	11.C	12.D	13.D	14.C
15.B	16.E	17.A	18.D	19.B	20.E	21.D
22.C	23.E	24.D	25.C	26.C	27.C	28.C
29.B	30.D	31.A	32.A	33.C	34.C	35.B
36.E	37.D	38.B	39.B	40.C	41.C	42.B

43.D   44.D   45.C   46.A   47.A   48.B   49.E
50.A   51.D   52.E   53.D   54.E   55.E

二、多选题

56.CD   57.ABCD   58.BCDE   59.ACDE
60.ACDE   61.CDE   62.ABCE   63.CD
64.BE   65.AB   66.ACE   67.ABCDE
68.DE   69.ABC   70.ABD

三、简答题

71.请写出十二经脉的流注次序。

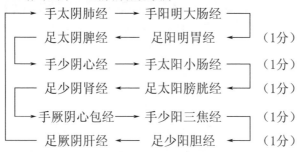

72.请写出一个常用于治疗漏肩风的十四经穴，并简述其归经、定位、刺灸方法。

答：列出以下5个腧穴中的任意一个即可。

（1）肩髃穴

①归经：手阳明大肠经。

②定位：肩峰端下缘，当肩峰与肱骨大结节之间，三角肌上部中央。臂外展或平举时，肩峰前下方的凹陷处。

③刺灸法：直刺或向下斜刺0.8～1.5寸。

（2）肩井穴

①归经：手太阳小肠经。

②定位：肩上，大椎穴与肩峰连线的中点。

③刺灸法：直刺0.5～0.8寸。孕妇禁针。

（3）肩髎穴

①归经：手少阳三焦经。

②定位：肩峰后下方，上臂外展时，当肩髃穴后寸许凹陷中。

③刺灸法：斜刺0.5～1.0寸。

（4）肩贞穴

① 归经：手太阳小肠经。

② 定位：臂内收，腋后纹头上1寸。

③ 刺灸法：直刺1～1.5寸，不宜向胸侧深刺。

（5）天宗穴

① 归经：手太阳小肠经。

② 定位：肩胛冈下窝中央凹陷处，约当肩胛冈下缘与肩胛下角之间的上1/3折点处。

③ 刺灸法：直刺或斜刺0.5～1.0寸，遇到阻力不可强行进针。

73.何谓得气？如何分析判断是否得气。

答：得气又称"针感"，是指毫针刺入腧穴一定深度后，施以提插捻转等行针手法，使针刺部位获得经气感应。针下是否得气，可以从两个方面分析判断：①患者感到针刺部位有酸、麻、重、胀等感觉；②医生手下有沉紧涩滞或针体颤动等反应。

74.简述针灸治疗肾虚腰痛的治法、主穴、配穴。

答：（1）治法　行气止痛、温补肾阳。以局部阿是穴及足太阳经穴为主。

（2）主穴：阿是穴、大肠俞穴、委中穴。

（3）配穴：肾俞穴。

四、病案分析

75.中医诊断：痿证

辨证分型：肺热津伤

治则：祛邪通络、濡养筋脉。

针灸处方：①主穴　上肢：肩髃穴、曲池穴、合谷穴、颈胸段夹脊穴。

下肢：髀关穴、伏兔穴、阳陵泉穴、足三里穴、三阴交穴、腰部夹脊穴。

② 配穴：尺泽穴、肺俞穴、二间穴。

方义：阳明经多气多血，故选取上下肢阳明经腧穴为主，可疏通经络、调理气血。夹脊穴与膀胱经第1侧线的脏腑背俞穴相通，可调理脏腑、运行气血。阳陵泉穴为筋会，可疏调经筋。三阴交穴为肝、脾、肾三阴经交会穴，可健脾益肾、濡养筋脉。配穴尺泽穴、肺俞穴、二间穴清热生津。

参考文献

[1] 石学敏.针灸学[M].北京：中国中医药出版社，2002.

[2] 胡玲.经络腧穴学[M].上海：上海科学技术出版社，2009.

索 引

穴位索引

病症索引